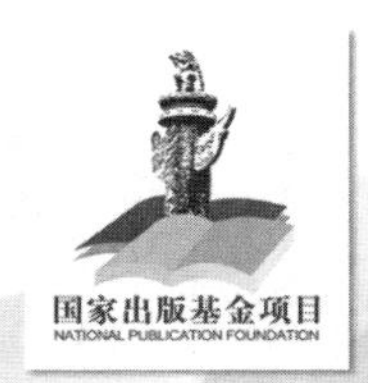

OVERSEAS TCM RESEARCH

海外中医研究

主编 李振吉
副主编 徐春波

日本汉方医学与中医学

——江户医案纵横谈

秋叶哲生 平马直树 对谈
戴昭宇 王凤英 译著

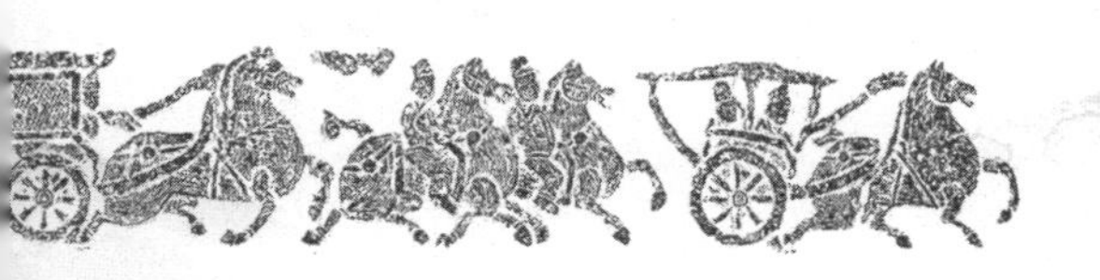

求真出版社

图书在版编目（CIP）数据

日本汉方医学与中医学. 江户医案纵横谈 / 戴昭宇，王凤英译著. —北京：求真出版社，2023.6（2024.3 重印）
ISBN 978-7-80258-297-2

Ⅰ.①日… Ⅱ.①戴… ②王… Ⅲ.①中国医药学—研究—日本
Ⅳ.①R2

中国国家版本馆 CIP 数据核字（2023）第 085522 号

本书正文内容的中文版翻译出版，获得原日文版编辑制作机构日本东洋学术出版社的同意与授权。在此谨向日本东洋学术出版社的山本胜司会长和井上匠社长，表示衷心的感谢！

日本汉方医学与中医学——江户医案纵横谈

对 谈 者：平马直树　秋叶哲生
译　　著：戴昭宇　王凤英
出版发行：求真出版社
社　　址：北京市西城区太平街甲 6 号
邮政编码：100050
印　　刷：三河市新科印务有限公司
经　　销：新华书店
开　　本：680×960　1/16
字　　数：304 千字
印　　张：27.25
版　　次：2023 年 6 月第 1 版　2024 年 3 月第 3 次印刷
书　　号：ISBN 978-7-80258-297-2/R · 88
定　　价：82.00 元
销售服务热线：（010）83190520

《海外中医研究丛书》序

随着中国改革开放的不断深入，中医药学作为中华民族优秀传统文化的代表，由于其卓越的疗效和安全性，在世界各地得到广泛传播。一批国内中医药专家、学者，在海外开设诊所、开展专业教育，为当地民众提供医疗保健服务，用现代科技方法总结治疗经验，赢得了良好的国际声誉，逐步融入当地社会。

在海外，现代医学作为主流医学，在疾病的预防、治疗、康复、保健中发挥着主体作用。但是由于其局限性，在一些重大疑难病症、慢性病痛、自身免疫性疾病、亚健康状态等领域，尚无有效的治疗方法。中医药作为一门研究人体生理健康和疾病防治的医学科学，具有独特的生理观、病理观和疾病防治观，注重从整体联系角度、功能角度、运动变化角度来把握生命规律和疾病演变，为解决上述领域的难题，提供了崭新的视角和防治思路。中医药在临证实践中体现的个性化的辨证论治、求衡性的防治原则、人性化的治疗方法、多样化的干预手段、天然化的用药取向和临床疗效确切、用药相对安全、服务方式灵活、费用比较低廉的优势，逐渐为当地患者接受，并得到学术界认可。中西医学优势互补、各取所长，已经成为当地民众医疗保健的最佳选择。

海外中医师，大都在国内接受过中医药院校的正规教育，又曾广拜名师，中医基础理论扎实，临床经验丰富。他们在多年从事海外中医教育、临床实践的基础上，及时归纳总结，不仅对中医理论有独到的见解，积累了大量医案，而且积极利用现代信息技术对临床资料进行分析、归纳、凝练，逐渐汇集了中医临床疗效的科学证据。

由世界中医药学会联合会组织策划的《海外中医研究丛书》面世，并获国家出版基金资助。丛书记载了中医在英国、美国、日本等国的发展现状，总结了当地著名中医教育者、中医师的思考与临床经验。丛书的出版、发行，不仅对中医药临床科研成果的国际化推广、国际名医的培育发挥桥梁作用，而且对推动中医药的国际传播，弘扬中华民族优秀传统文化都有重要意义。

世界中医药学会联合会创会副主席兼秘书长
国家中医药管理局原副局长
2020 年冬

王庆国序

2008年秋，余率国内《伤寒论》研究的专家学者赴日本参加“2008日中仲景学术高端论坛”学术交流。当时受时任日本东洋医学会副会长的秋叶哲生先生与东京临床中医学研究会会长的平马直树先生邀请，参加了一次通过江户时期名家医案来探讨日本汉方界学术源流与学术特色的座谈论道。这次座谈给我留下了深刻的印象。

说起秋叶先生与平马先生的座谈，本人深为两位先生以传统医学发展为己任、摒弃门户之见、开诚布公地交流各自流派的观点、互相取长补短的博大胸怀所感动。

正如大家所知的那样，日本汉方医学与我国的中医学渊源甚深。早在1500年前的隋朝，中医学就已传入日本，一直到公元1600年，当时的日本主要处于学习、应用中国医学的阶段。但在公元1600年之后的江户时期，日本当局采取了闭关锁国的政策，中日之间的交流因之中断，日本的医学才进入了独立发展的阶段，并逐渐形成了颇具特色的汉方医学体系。

说来十分有趣的是，在吉益东洞的古方派兴起之前，日本的医学界主要受中国金元医学（主要是李东垣、朱丹溪等学说）的影响，所以金元时期的医学理论占据着主导地位。而后来吉益东洞、吉益南涯父子，高举古方派的大旗，大力倡导应用仲景之古方，并进而创造出“方证相对论”“万病一毒说”“气血水说”等理论，一时间古方派似有扫荡群雄、一统医界天下之势。之后，虽相继又出现了折衷派、考证派等，但是从江户时代以降，古方派一直占据着日本汉方医学的主导地位。近 50 年来，由于中日两国医学交流的增加，许多日本留学生来中国学习中医，现代中医学的理论与经验也对日本的汉方界产生了深远的影响。

在近代的日本汉方界，各个学术流派之间的学术争鸣与学术割据，与中国相比似乎更为显著。尽管学术争鸣较多，但是各学派间的交流却甚少，这种状态其实不利于汉方医学的发展与提高。

秋叶先生与平马先生，实际上分属于不同的学派。秋叶先生作为古方派大家藤平健先生的弟子，学验俱丰，又热心于学术交流，当属于古方派；而平马直树先生，早年虽然师从现代古方派代表人物大塚敬节先生并得其真传，但是其后转而潜心研究中医学的理论并长期勤于实践。平马先生作为日本中医学界的代表而德高望重，从 2011 年日本中医学会（现改名为“日本中医药学会”）创立伊始，就一直被拥戴为会长，当属于中医学派。针对汉方医学的问题，二人能够坐在一起，开诚布公地从不同的角度发表意见，互相学习与交流。他们求同存异的博大胸怀及发展汉方医学的坚持与努力是令人崇敬的，也是值得我国中医界同仁认真学习的。

由于本人的参与，再加之我的校友、北京中医药大学毕业的戴昭宇先生（时任东京有明医疗大学保健医疗学部副教授）的现场口译，此次座谈就由秋叶先生与平马先生的双人谈，变成了中日两国之间的三人谈。此次座谈的时间虽然只是短短的两三个小时，但是，由于秋叶哲生与平马直树先生都是学贯古今、中西融通的学者，而我本人也对中医学的学术流派下过一番研究的功夫，再加上对日本汉方医学的源流与发展有较为深入的了解，故而大家相谈甚欢。虽然是从病案切入，但是对病案所反映出来的日本古方派的独特理论，学术特色，发展源流等，都作了较为深入的交流。此次座谈对于本人进一步深入了解日本汉方医学也大有裨益。

日月如梭，时光飞逝，不觉 14 年过去了。在此期间，我与秋叶先生、平马先生也有过几次交流，也均从二位先生处学到了新的东西。不过，当年在东京初次见面的交流，确给我留下了最为深刻的印记。

14 年后的今天，戴昭宇先生将秋叶先生与平马先生 21 次座谈（也包括本人参加的那一次）的内容加以译著，并约余作序。本人认真阅读并学习了全书，深为此书广博的内容，讨论问题的角度，分析问题的水平所震撼。虽说切入点是江户时期汉方名家的一个个医案，但是座谈所涉及的内容却关系到日本汉方医学发展的各个层面以及中日两国医学的纵横比较。因此，作为一个中医学人，欲了解日本汉方医学的过去、现在与未来，欲了解日本汉方界后世派、古方派、折衷派、考证派以及现代中医派之间的关系，欲了解江户时期著名汉方医家的理论与学术观点，甚至欲从日本汉方医学界汲取有益的营养以补我们自身之不足，都可以本书为切入点，并拓展出一个崭新的领域。我相信，读过本书之后，读者一定会有所收获。

是为序。

北京中医药大学原副校长
终身教授、博士生导师
国医大师、首届全国名中医
全国中医药高校教学名师
2022 年 10 月 29 日

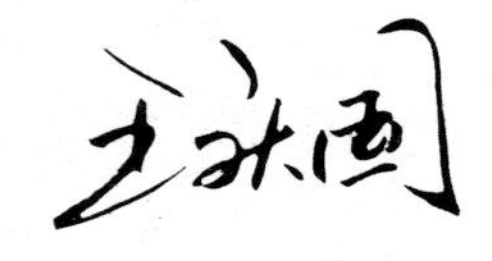

平马直树寄语

十分高兴秋叶哲生先生与我本人的系列对谈得以翻译、整理为《日本汉方医学与中医学——江户医案纵横谈》并在中国出版。江户时代日本汉方医家们所遗留下来的大量医案，对今天的临床实践来说是一座足资借鉴的璀璨宝库。我们从中医学辨证论治的观点出发，对江户时期汉方名医医案中所蕴涵的至今仍具有普遍性以及指导意义的遗产，重新加以挖掘并继续加以活用。

这是一项非常有趣也非常有意义的工作。我和秋叶先生对于江户医家的尊崇之情是相同的，每次对谈我们都乐在其中、乐而忘归。

伴随着本书中文版的刊行，希望中国的同道也能关注到此书的内容，也期待能听到中国朋友对于江户医案的评价，以及对于我所解说内容的指正。

日本中医药学会会长

日本平马医院院长

医学博士　平马直树

2022 年 5 月 28 日

秋叶哲生寄语

纵观日本最近 500 年的汉方医学历史，我们可以从中找出几个转折点。通过讨论江户时代医家先哲们的医案，反思现今的汉方医学发展状况，这是我们当初在酝酿本书的日文底本《读江户医案》并开始一系列对谈时的基本意图。从结论而言，我自豪地认为，我们已经在一定程度上实现了上述目标。

15 世纪末，日本汉方后世派的鼻祖田代三喜（1465—1537），从正值明朝的中国归来，带回以李东垣的补土派为中心的金元医学体系知识。他的门人曲直濑道三（1507—1594）在 16 世纪的京都，对其学说进行了实践并将其发扬光大。同时期，由传教士引进的兰医学也已经开始在日本传播。从那时起，源自东西方的两大医学体系得以在日本并存。也就是说，15 世纪末 16 世纪初是传统医学与现代医学共存的雏形时期，也是奠定了日本此后东西方两种医学体系共存基础的时期。

17 世纪初期开始的江户时代，最初以曲直濑流派的学术为核心，宋朝《和剂局方》与明代《万病回春》等所收载的方剂在日本被广泛应用，这类方剂也就是所谓的“后世方”。在医学理论方面，则以《黄帝内经》为主，中国的传统医籍倍受重视。由于中医学理论与当时的实权统治者德川幕府定位为官学的朱子理学同根，二者都以阴阳五行学说为基础，所以，那时文人或武士等统治阶层都熟悉和亲近此学说。

不过，进入 18 世纪以后，之前已经萌芽的对朱子理学的批判，伴随着兰医学而流入的解剖学知识，以及来自当时中国对《伤寒论》再评价的影响，导致日本医界怀疑《黄帝内经》医学理论的思潮日渐抬头，例如吉益东洞（1702—1773）否定《黄帝内经》中所有学说的主张，一时间几乎颠覆了整个日本的医学界。

东洞之说，可详见其门人所整理的《医断》一书。他独尊《伤寒论》的许多武断主张，对众多医家形成了刺激和影响。1773 年东洞辞世后，在医术上各怀己见的医家辈出于日本各地。与此相应，像多纪家族所主宰的江户医学馆那样，对以《伤寒论》《金匮要略》为首的包括《黄帝内经》在内的中国传统医学的整体源流，运用考据学手法加以研究的动向非常引人注目，并且取得了许多值得注目的成果。他们的业绩，至今依然在海内外受到高度评价。

令人遗憾的是，伴随着 1867 年的“大政奉还”，江户幕府的统治终结，汉方医学不得不在日本社会中让位于西洋医学。这也导致累积到江户时代末期的汉方医学知识体系开始急速地崩溃。

其间，伴随着文明开化的美名而成为日本医学界主流的欧洲医学，在内科临床领域表现出捉襟见肘的局限性，招致了国民的不满。在以“脱亚入欧”作为维新目标的明治政府执行新政的40余年后，医师和田启十郎（1872—1916）于1910年出版了《医界之铁椎》一书，就汉方医学是卓越的治疗医学这一观点，向日本知识阶层加以广泛宣扬。

由此，当时众多受到启发的医家，以及一些从江户末期以来犹然健在的汉方学家，就在社会舆论之中为引起国民对汉方的关注和期待其疗效与复兴，构筑起一隅阵地。在该时期，具有代表性的汉方医家有木村博昭（1866—1931）、森道伯（1867—1931）、汤本求真（1876—1941）、奥田谦藏（1884—1961）等人。

不过，需要说明的是，在《医界之铁椎》一书中，作者和田所依据的是江户时代中期吉益东洞所倡导的狭义古方派的医学理论以及诊疗方法论。当然，如果我们考虑到明治这一时代背景，就不难想象，当时如若提倡阴阳五行理论，也是近乎不可能的事情。

汤本求真，私淑和田，也是一位突出的吉益东洞崇拜者。他们的影响持续存在，他们的观点成为了20世纪日本汉方医学的主流。

最后，我想列举一下日本现代汉方医学的几个特点，以作为考察其今后发展方向的理据，而这其实也正是我们围绕着先哲医案展开系列对谈的目的。纸短笔长，对我简略的己见陈述，在此还请读者海涵。

其一，现代汉方医学，主体是在日本全民共享的医疗保险制度下，依据西医病名而运用汉方制剂（浸膏、颗粒冲剂）加以治疗的体系。

其二，传统的四诊在现今的诊疗中所用不多，四诊之中仅仅偏重于吉益东洞派腹诊的应用。

其三，在医疗保险涵盖的 148 种医疗用汉方制剂中，出自《伤寒论》与《金匮要略》的经方占据了半数。不过，能够适用于医保的适应证范围狭窄而有限，这无疑限制了汉方方药作用的发挥。

其四，对既已作为成药的汉方制剂处方，不像汤药能临证加减，所以对汉方医家而言，就几乎丧失了基于本草学、方剂学理论知识进行随证加减的临床磨炼机会。

篇幅所限，挂一漏万。在反刍本书的对谈内容时，我再次感到：对于汉方医学，我们应该重视其作为传统医学的本来面貌，只有将其置于中国传统文化之中，我们才可能把握其大成的业绩。以先哲们的遗存绝无赘余之物为前提，我们需要一直保持着面对传统的心态。

日本千叶大学和汉诊疗学客座教授
日本东亚医学协会理事长
日本秋叶传统医学医院院长
医学博士　秋叶哲生
2022 年 6 月 13 日

前　言

中医学从 1500 多年前传入日本，在日本闭关锁国的江户时期（1603—1867）进入独自发展的阶段，产生出许多与中国中医学不同的学术观点和流派，也出现了活跃的学术争鸣与人才辈出的名医群体。可以说，与中国中医学有所不同的日本“汉方医学”就形成于这一时期，日本医学与中国中医学的分流也开始于这一时期。

近年来，在日本的医疗中，约 90%的西医医师或多或少地依照不同的临床思维和方法论而应用中药（汉方药），有 148 种汉方成药制剂以及构成这些制剂组方的 137 种中药饮片可以纳入日本医保体系而被使用，这可以说是展现在中国域外的一幅独特的“中医学”景致。

要了解日本汉方医学的应用特点、现状以及成因，需要溯流从源地梳理和考察日本接受中医药的历史及其演进的流变过程。而从考察古今的名医医案入手，不失为最为便捷的一条路。

本书的主体内容，原本是由日本东洋医学会副会长秋叶哲生先生与日本中医学会会长平马直树先生这两位学贯中西、治学严谨并且在临床上辛勤实践了数十年的临床大家关于日本江户时代名医医案的系列对谈讨论汇编而成的。他们遴选了尾台榕堂、山田业广、山田业精、津田玄仙、本间枣轩、和田东郭、原南阳、竹田定加、半井瑞策、今大路玄鉴（道三）、中山三柳、曲直濑道三、曲直濑玄朔、冈本玄冶等富于特色和代表性的日本古代名医的医案，总共21回的座谈，话题主要涉及14位医家，63则医案，60多种病症，80多种方剂的应用。

秋叶哲生先生，早年师承千叶古方派大家藤平健先生学习汉方医学，又经自己数十年孜孜不倦的学术研究与实践之后，成为日本汉方医学界的领军人物之一。

平马直树先生，早年曾经师事现代日本古方派的临床大家大塚敬节先生、藤平健先生和后世派的大家矢数道明先生，其后转而钻研中医。他多年来潜心研究中医学的古今理论并勤于实践，积极与中国同道交流，是日本中医学界公认的学术领袖。

这两位学贯古今、学验俱丰的临床医家以对谈的形式就江户时代许多精彩纷呈的名医案例加以解读，将各个医案的诊疗思路、相关医家的学术观点以及方药的运用特色等等娓娓道来，加以评析。通过对一个个具体案例诊疗内容深入浅出的解说，他们的话题从古至今，从汉方到中医，从日本到中国，可以说是纵横无尽，妙趣横生。

2008年，中国的伤寒学专家、时任北京中医药大学副校长的王庆国教授带领中华中医药学会仲景学说专业委员会代表团赴日交流时，曾应邀参与其中一次特别座谈会，就尾台榕堂的医案展开研讨，其内容也被收录到本书之中。

这一系列的座谈讨论，原本是秋叶哲生、平马直树为日本学习汉方的西医医师提供通俗易懂的医案史话以期开展传统医学普及教育为目的展开的。2007 年 6 月至 2012 年 10 月期间，座谈内容先在日本《传统医学》（后改名为《汉方与诊疗》）杂志上连载，之后其文字版和音频版（包括杂志连载结束之后的后续内容）又都被收载于网页“汉方 SQUARE”之上，从 2014 年 6 月开始向读者和听众公开。

此外，上述内容还在“日经 FM”（RADIO NIKKEI）的医学节目“今日汉方”（KAMPO TODAY）中以音频形式反复连播了多年。两位专家的现场对谈，犹如脱口秀，通过音频形式更显得生动活泼、引人入胜。江户名医们的医案诊疗过程往往一波三折，悬念迭起，而两位现代名医站在不同学派角度的交流和解说则是深入浅出、娓娓动听。无论是读还是听，都能使人感受到江户名医们不同的个性，以及各自的学术风格，所以至今仍深受众多日本同道和听众的追捧与好评！与此同时，想必读者也能深切地感受到两位解说者在汉方医学领域广博深厚的学力和造诣，以及他们彼此对于学术虔诚且谦逊的态度，对于日本汉方学术界加强和拓展同中国中医学界交流的拳拳热望与努力推动日本汉方医学发展的良苦用心。

鉴于近代以来日本汉方医学也对中国的中医学产生了许多反馈和影响，加之中国中医界对于日本汉方的了解除了经方、腹诊和方证相对等标签之外还缺乏全面、深入的把握，以及近年来中国国内再次出现的经方热，越来越多的中医学者对日本汉方医学也抱有兴趣，本书所提示的内容及其所具有的参考价值将是不可多得的。

为便于中国同道的阅读和理解，本次译著由长期在日本从事中日两国传统医学的比较研究、留心江户时期以来汉方医学主要流派学术发展轨迹的中医专家戴昭宇和王凤英两位博士执笔完成，对需要向中国读者加以说明之处或提示相关参考内容之处，在每篇章之后以“译著缀语”形式加以必要的补注。在译著中，对于原作连载的篇章次序略有调整。而各篇的标题，也是由译著者所加。

本书堪称了解日本汉方医学古今源流和临床特点的一个窗口，是打开中日传统医学理论与临床交流大门的一把钥匙，是中日两国同道彼此进一步温故知新、取长补短地探索汉方的临床诊疗方法、法则和思路与规律的一部反思录，也是通过中日两国传统医学的纵横比较而探寻汉方医学与中医学术今后发展之路的一本参考书。对于热心于经方研究以及对日本汉方医学感兴趣的读者来说，对于探索和比较中日两国传统医学的异同、思考中医学术发展的方法与方向的同道们来说，日本古今名医们在诊疗上的许多独特见解和经验，也足资借鉴。

2022 年 5 月 10 日

目　　录

开篇语

秋叶平马言简意长　温故知新交流展望

秋叶：我们为什么现在来探讨江户时代的医案

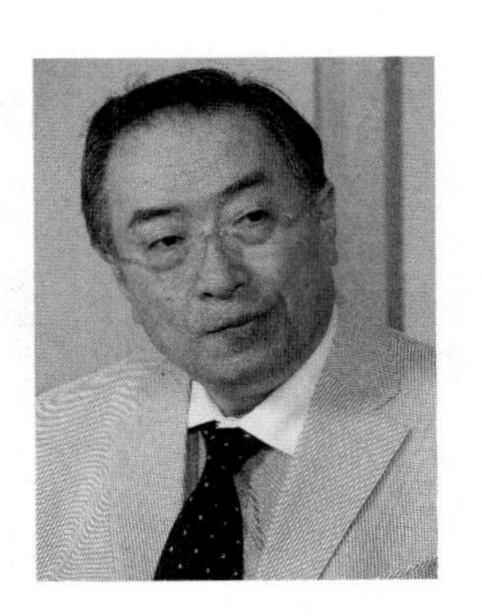

秋叶哲生先生

在日本江户时代，汉方与兰方（最初由荷兰传入的西方医学）、和方（源于日本本土的民间医疗）体系的医疗是并立的。尽管兰方那时开始显露出在外科手术与一部分内科疾病诊疗方面的特长，但是当时几乎所有的内科诊疗依然主要依赖于汉方医药。有关这一点，从当时《解体新书》日文版的翻译者，被视为将西方医学正式引入日本进而掀起一场医学革命的巨人杉田玄白，在晚年病重时所服用的方药是麻黄汤、九味羌活汤、柴胡加龙骨牡蛎汤等记载，就可以充分理解。方才提到的和方，则主要指由日本乡村的农民、渔夫以及民间知识分子，用民间疗法治疗头痛脑热之类日常轻症的经验积累。

也就是说，唯有汉方医学才是江户时代日本医疗的主体。江户时代日本汉方名家辈出，为我们留下了众多医著。其中，有作为当时临床诊疗鲜活记录的大量医案，其宝贵价值是难以估量的。

我们可以看到，在那时的医案中有许多用现今日本的所谓汉方理论难以理解的内容。不过，如果能将之视为众多医界先贤为我们后人所留下的遗产，就会使之成为我们调整思路、重审学术的一个良好契机。

我们今天重读并探讨江户时代医案的意义，也正在于此。

我与平马先生彼此间在学术观点和诊疗方式上各有特点和侧重。本次有机会坐在一起探讨这一话题，令人十分高兴。我感觉话虽可能过头，但或许可以说，这标志着日本的汉方医学正走向一个不同学派之间能够相互交流并坦诚切磋的新阶段。

平马：探寻先贤的丰富智慧，可以让我们温故知新

日本江户时代，以和平的环境与文化的发展为基础，民众的生活水平得到提升。汉方医学也实现了由原本专为特权阶层服务的贵族医学向承担平民百姓医疗责任的转变，成为当时支撑国民医疗的唯一正规医学体系。不过，由于当时的江户幕府采用了闭关锁国政策，汉方医学同其学术源头中国的交流几乎断绝，在学术上可以见到其有别于中国和朝鲜半岛而独自发展的特色。

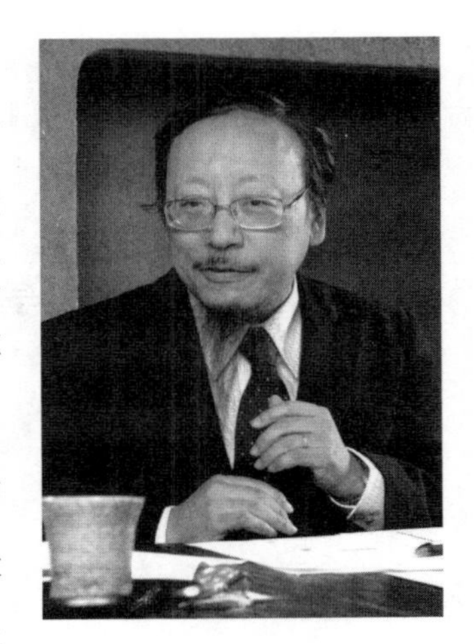
平马直树先生

从江户时代的医案中，我们可以感受到汉方医学作为正规医疗体系在面对当时所有疑难病症时的气度。这些医案所记录的内容，比起一般的常见病与多发病，更多的是集中于对各种疑难病症的诊疗。其中既夹杂有作者独到的经验与观点披露，也可见到诊后反思的独语。其中所包含的诊疗智慧与单刀直入式的果断，对于今天的汉方医学来说，也是十分值得参考和汲取的。

本次，我有幸与秋叶先生一起解读江户时期系列医案并与读者分享，这实属一个难得的向江户前辈医家学习的良机。我们的讨论是为了抛砖引玉，谨此希望能得到广大读者的批评和反馈。

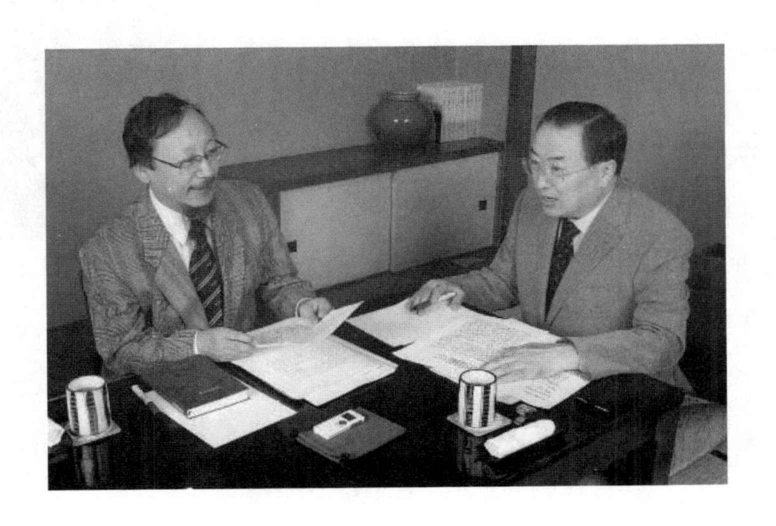

第 1 篇

知古鉴今医案分享　尾台榕堂用承气汤

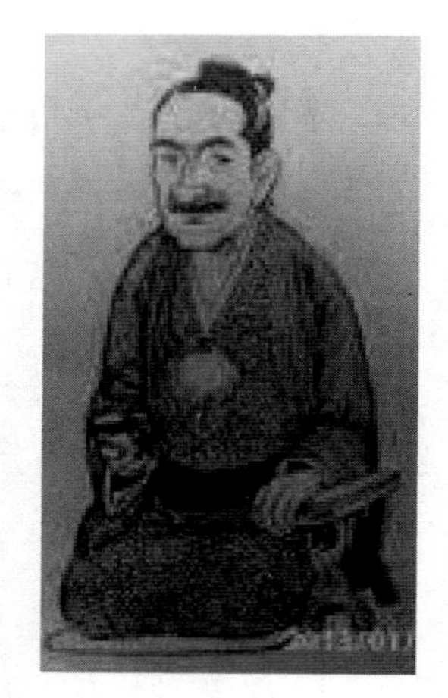

医家简介：尾台榕堂，1799 年（日本宽政十一年）出生于新泻县鱼沼郡中条村的小杉家，1816 年（日本文化十三年），入江户医家尾台浅岳之门习医。后成为第 14 代将军德川家茂的侍医。从其著书《类聚方广义》《重校药征》可以看出，他师承的是古方派吉益东洞一宗的学术。《方伎杂志》一书，收录了作者的诊疗经验和论考、随笔等内容。此外，他还有《橘黄医谈》《疗难百则》《医余》《井观医言》等著作。1870 年（日本明治三年）殁。

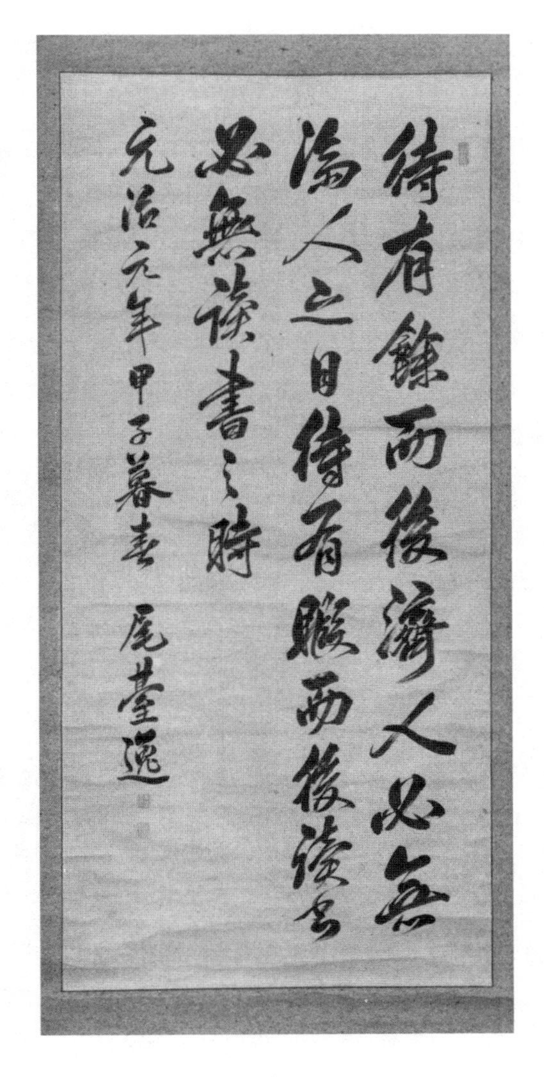

尾台榕堂亲笔手书的座右铭：“待有余而后济人，必无济人之日；待有暇而后读书，必无读书之时。”一般认为，此警句出自与榕堂同时代的中国清朝文学家王永彬（1792—1869）所编的《先正格言集句》中。

腹痛案

杉浦庄藏妇乞诊。余至其家，呻吟声动四邻。家姑云，三月以来经水滞，时时腹痛。挨至八月，请医诊视。服药之后，下有瘀血。然其后腹痛又发，数日不止，日益加剧，且药未再效。前医束手辞治，故乞先生诊察。

余诊其腹，拘满挛急而及于胸胁；小腹满，苦痛甚而困惫。食则仅能进糜粥少许。余对此告其服药会现瞑眩，以桃核承气汤配合当归建中汤与之，每日用两方各三帖。药后腹痛加倍，下利日三四行。服至三日，腹痛戛然而止。病家悦甚，但腹满挛急依然如前。继用前剂三十日许，腹中变软，饮食大进。病家言或因中寒而腹腰俱冷，两脚麻痹。因之将前方中当归建中汤变更为当归四逆加吴茱萸生姜汤。其后病人日渐轻快，岁末沐浴也未见症状复发，遂令其再进三十余剂。

次春正月，母子相携，来访余居。再诊其腹，手感柔软，业有儿胎隆然可见。余告之已身孕四月，母子皆大喜而归。

——近世汉方医学书集成（58） 尾台榕堂（二）《方伎杂志·橘黄医谈》名著出版 pp. 131—133

平马：边想象，边阅读，乐在其中
秋叶：读医案能考虑到多种可能性

秋叶：我们的首次对谈，从尾台榕堂《方伎杂志》中的医案开篇。

原文“杉浦庄藏妇乞诊。余至其家，呻吟声动四邻”说的是尾台榕堂出诊到杉浦庄藏氏家，其夫人正痛苦地呻吟以至于扰动到四邻。

“家姑云，三月以来经水滞，时时腹痛。挨至八月，请医诊视。服药之后，下有瘀血。”患者的婆婆诉说病人闭经数月，时时腹痛。到了 5 个月后的 8 月份，请过医生来看，服药后有瘀血下出。

“然其后腹痛又发，数日不止，日益加剧，且药未再效。前医束手辞治”是说继续用药，却无寸效，以至于前医束手无策，不再继续医治了。

秋叶：这“前医束手辞治”非常有趣，是昔日常有的事。意思是“我无能为力了，您另请高明吧”。

平马：这种情况在中国也应该不足为奇的，包括是否能够治好，以及对患者预后的准确判断，都需要良医的功力。

秋叶：“故乞先生诊察”中的“先生”，是指尾台榕堂；“余诊其腹，拘满挛急而及于胸胁”，记述言简意赅。说的是尾台当即为病人腹诊，见有“拘满”征象，亦即腹部痉挛而紧张的状态；而“挛急”是指腹直肌紧张进而牵涉到胸胁，表明患者全腹部都是紧绷绷的；“小腹满，苦痛甚而困惫。食则仅能进糜粥少许”，这“小腹”是指从脐部到耻骨之间的部位。对其苦于小腹胀满，仅能容少量糜粥下咽的窘困状态，诊疗应该如何考虑呢？

平马：对现代读者而言，读古代医案时经常会遇到这样不知其为何病的例子，这是由于古今对于疾病的观察方法有所不同。我们如果能在想象着各种可能性的同时进行阅读欣赏，就会感到许多乐趣。从上面的叙述中我们也可以考虑到多种情形：患者停经不久出现腹痛，服过医生的药后阴道出血，其后症状加剧。从这一经过，我们可以联想到流产或不全流产，也难以排除有罕见的葡萄胎等可能性。当然，还有可能是与妊娠无关的病症，如子宫内膜异位症。要想确诊还真非易事。

秋叶：的确如此。仅以上信息，我们就需要考虑到多种多样的可能性！

平马：通过这样的医案可以学到的不是“对某某病用某某方有效”这样的经验，而是名医如何根据患者的临床表现以及病情变化进行诊疗的思路与方法。

秋叶：是的，我认为阅读医案的乐趣也正是在这里。我们的脑中要随同名医的诊疗过程，描绘出一幅思维导图，从中寻找和厘清诊疗思路。

秋叶：为什么要桃核承气汤与当归建中汤并用
平马：把握好虚实的平衡成为治疗之中的关键

秋叶：下面我们就来看看榕堂先生当时是如何治疗的吧。

“余对此告其服药会现瞑眩，以桃核承气汤配合当归建中汤与之，每日用两方各三帖。”这段话说的是什么意思呢？

平马：患者虽然有明显的虚弱和消耗状态，但榕堂作为以重视攻邪除积的泻法应用为特点的古方派代表医家，优先考虑的是必须攻除邪气。而攻泻实邪有可能带来一些副作用，所以要事先告知病家，以取得患者在治疗中的配合。

秋叶：“瞑眩”一词来源于中国吧？

平马：“瞑眩”最早来源于中国的《尚书》，“若药弗瞑眩，厥疾弗瘳。”江户时代的医家吉益东洞在日本对此加以强调，认为“瞑眩”是药物为了起效而必然会出现的初期反应。

秋叶：听您这样一说，就能够理解为什么吉益东洞在其著书《建殊录》中提到他每当要动手选用峻烈的攻泻疗法时，病人就会因惧怕而去转求别的医家，但其后由于病总也不好，患者又不得不返回他那里的缘由了。

平马：阅读中国的医案，也能见到类似情形。以往在中国，学过四书五经等典籍的人往往也具有一些医学知识。所以，民间流行有“秀才学医，笼里抓鸡”的谚语。医生对这样有文化知识的病人要先说明治疗方案，而患者及其家人也会参与到诸如是否可以接受峻下疗法或是否可以在出现高热的感染状态时接受麻黄那样的虎狼之剂等重要问题的讨论中。

秋叶：提到经方中常用的麻黄和独尊经方的古方派，我听说江户时代之前，赴明朝留学后返回日本的田代三喜，在古河（今天毗邻千叶和东京的茨城地区）创立足利学校（日本第一所医校）时，就已经在教育中引入《伤寒论》内容了。田代三喜历来也被认为是在日本引入金元和明代医学“后世派”的先驱与鼻祖。

平马：田代三喜原本是一位僧侣。在日本的中世纪（镰仓—室町时代，12世纪末—16世纪终），僧侣往往兼任医师。那是个佛教医学的时代，所以和尚在寺庙中也需要学习医学。

秋叶：言归正传，要理解本医案中所使用的方药并非易事。桃核承气汤与当归建中汤的合用，是基于什么样的思考呢？

平马：桃核承气汤是小承气汤的发展方，一般是针对热邪和瘀血蓄结于下焦而采用的逐瘀泻热方剂。关于其适应证的具体病位，虽有“热结膀胱”之说，但通常会扩大解释，认为邪聚部位不仅仅局限于膀胱，下焦的子宫、小肠和大肠也可考虑在内。此外，即使没有热邪，桃核承气汤也可使用。桃仁和桂枝温通经脉、改善血行且可温暖身体。本例患者的表现不仅未见热邪存在，而且是伴有寒凝血瘀的状态。从病机上看，寒则经脉挛急，导致气血凝滞、血瘀由生。不过，如果仅用桃核承气汤，毕竟其中的大黄、芒硝药性寒凉，对虚实夹杂的患者来说，治疗就过于偏颇了。为了兼顾虚实与寒热的平衡，所以从最初开始就并用了当归建中汤。借助桃核承气汤的化瘀和泻下作用，温经和中的当归建中汤能缓解从腹直肌到胸胁部的挛急，并温散寒邪。这一思路对于当今的日本医界来说也不是谁都能考虑出来的，其诊疗确实可圈可点！阅读和理解古代医案的奥妙，不是也正在于此处吗？

秋叶：在记忆中，我的老师、千叶古方派大家藤平健先生晚年也有类似的临床应用。不过，对于两方合用我得到的传授不多。从六病位（注：日本古方派对太阳病、厥阴病等称为“六病”而不言“六经”）而言，桃核承气汤的适应证属于阳明病，而当归建中汤的适应证属于太阴病。榕堂先生这种大胆的组合运用，似乎有违古方派的常理和常规，有难以理解之处。我感觉，在今天的日本，自认为是现代古方派的医家，能从理论上对此加以阐释者不多。不过，尾台榕堂的本例医案，向我们提示了桃核承气汤与当归建中汤合用的实际效验。

平马：是的，这是一个实例。或许榕堂先生考虑到了小建中汤的方意。因本例患者瘀血内结而兼虚耗，比起小建中汤，应用具有养血作用的当归建中汤自然更为适宜。我们可以从医案中读出，榕堂先生对此有着细致的思忖。

秋叶：本处方居然连用了 30 天，守方不移
平马：经方研究，堪称江户医学的重大成果

秋叶：若问上述治疗的反应如何，接下来的内容是这样的——“药后腹痛加倍，下利日三四行。服至三日，腹痛戛然而止”，长时间持续的痛苦，一下子就得到改善了。

“病家悦甚，但腹满挛急依然如前。继用前剂三十日许，腹中变软，饮食大进。”这一处方居然连用了 30 天以上，令人感叹。刚才，平马先生从中医学病因分析谈到患者的证候与寒邪相关。而我从日本汉方的角度看，对有寒邪存在的此例病人，桃核承气汤的使用或许并无大碍，但居然如此大胆地连用一个月，有难以理解和想象的感觉。

平马：恐怕最初虽然给患者以一日 3 帖的汤药大量服用，其后想必是要减为小量而继续服用的吧。

秋叶：医案中“腹中变软”，意思是腹肌挛急完全缓解了。

平马：正像刚才我们谈到的那样，桃核承气汤的适应证是热与瘀血互结。张仲景的经方在中日两国不仅仅被应用于外感病，也被

广泛应用于多种慢性疾病与疑难杂症。特别是在江户时代的日本，有像尾台榕堂一样的众多医家在临床中通过对经方的实践与体悟，而使经方的应用得到发展，可以说这也成为江户医学的一大特征与重大成果。

不管病因上是否属于寒邪为患，尾台榕堂首先抓住血瘀主证，就胸有成竹地连用桃核承气汤达一个月之久，这种勇气和定见非常值得我们学习。

秋叶：汉方药的应用原则可以说是人尽皆知，汗、吐、下三法也都各自具有祛积逐邪的明确目标。不过，像榕堂先生这样一认定有应该攻下的病邪存在，就不达目的不罢休地持续守方治疗，如此大刀阔斧的用药特点还是堪称典范的。我感觉，这也正是今天的汉方界所需要的精神。

秋叶：现代的颗粒冲剂也可同样应用吗
平马：去承气汤而换用桂枝茯苓丸配合

秋叶：说到桃核承气汤和当归建中汤，目前在日本都有现成的浸膏颗粒制剂，只要与证相符，是否也可以同样用于上述病例的治疗呢？

平马：是的，只要把握好各自的方义与适应证，浸膏颗粒剂理应可以选用的。

秋叶：至今在日本已经开发出众多的浸膏颗粒剂，但对其临床应用的研究还远远不够。将桃核承气汤和当归建中汤以颗粒冲剂加以运用时，用量与汤剂相比较，应该如何考虑呢？

平马：本医案在榕堂先生初诊时，于屋外就闻听病人痛苦呻吟，声动四邻，病情已近危重。在这种情况下，如果按照颗粒剂的每日常规药量使用，一定会因病重药轻而难以取效。需要加大药量，使之真正能够药至病所，发挥功效。

秋叶：那么，将引起腹泻反应也作为预期的目标之一吗？

平马：是的，最初的超量应用势必会引起下泻。

秋叶：这样做也是由于病情急重，不得不如此。

平马：是的。根据患者的临床表现，尾台榕堂先用药物投石问路，观察病人的药后反应，并观察当初向患者及其家属预先交代过的“瞑眩反应”是否会出现，然后才决定下一步的治疗。墨守成规，同样的药方一开就是一星期剂量的做法，在此显然是不合时宜的。

秋叶：这是既需要胆大又必须心细的治疗！

平马：病人开始服药后，果然腹痛倍增，每天腹泻 3—4 次。这是在尾台榕堂预想范围内的反应。向患者说过这属于“瞑眩”，在榕堂本人看来，则是方药开始起效的反应。

秋叶：3 天之后疼痛消失了，尾台榕堂的治疗达到了预期的目标。只是，我们今天应用汉方治疗如此重症病例的机会并不多。

平马：其后继用桃核承气汤，目的是为了将体内的寒邪和瘀血从下焦排出，但已经没有必要让病人继续腹泻了。

秋叶：那就要把方中的大黄、芒硝进行减量或去除。现在大多数日本医生的汉方处方都是以颗粒剂的成药为主，我的临床处方中颗粒剂也占到 60%。一些运用汤药的患者，或因长期服药感到麻烦，或因家人讨厌煎药气味而难以持续，于是就会换用颗粒剂。不过，颗粒剂临床应用中存在着棘手的加减问题：难点在于可加难减，也就是可以加味或合方使用，但却无法从方中减去不想使用的个别药物。比如在想使用承气汤类方时，对于排便无异常的患者，就不能减少或去掉其中的大黄、芒硝。

平马：对于本例，如果使用汉方颗粒剂，可行的方法是先将承气汤逐步减量，加用渐消缓散的桂枝茯苓丸。

秋叶：以桂枝茯苓丸换用桃核承气汤，继续活血化瘀而逐步减少泻下作用，巧妙地把握好补与泻之间的平衡是非常重要的。如此说来，本例中应用的当归建中汤的用量应该如何考虑呢？

平马：当初与桃核承气汤同用而攻补兼施，医案中的记载是“每日用两方各三帖”，都是大量应用的。

秋叶：经过初期治疗，到了患者的痛苦得以缓解、食欲也得以改善的阶段，当归建中汤的用量或许也就应该减量了。

平马：观察腹满挛急的程度变化，应该也是当时决定当归建中汤用量的一个指标。

秋叶：换用当归四逆加吴茱萸生姜汤的用意
平马：关键在把握病情变化，改善气血循行

秋叶：“病家言或因中寒而腹腰俱冷，两脚麻痹。”医案读至此处，可以确认正如尾台榕堂先生所述，他早已认识到此例患者中寒邪的存在。当时他治疗选用的原本是有泻下瘀热功效的桃核承气汤，

但是应用该方时他并没有太拘泥于“热”(热邪与热证) 这一点，读来令人饶有兴味。

平马：是的，患者表现出的是腹腰俱冷，两脚麻痹的“中寒”之证。所谓“中寒”，是指寒邪越过体表而直中经络或脏腑的状态。

秋叶：“因之将前方中当归建中汤变更为当归四逆加吴茱萸生姜汤。”是说让患者继服桃核承气汤，但却将当归建中汤变更为当归四逆加吴茱萸生姜汤。为什么要这样？其用意何在呢？

平马：当归建中汤与当归四逆加吴茱萸生姜汤两方，都是以桂枝汤为基础发展出来的桂枝汤类方。两方的药物组成相似，当归都成为其中的关键。当归建中汤以饴糖为君药，芍药和甘草共同和中、缓急止痛。拘挛缓解而腹部变软后，饴糖也就不再需要。应当补充说明的是，当归建中汤不仅仅适用于胃肠等消化系统病变，对于子宫挛急也有功效。

在当归建中汤基础上，当归四逆加吴茱萸生姜汤去掉了饴糖，而加入细辛、通草、生姜、吴茱萸等药。对于腹腰俱冷、两足麻痹的状态，该方较当归建中汤更强化了温阳的功效。

秋叶：“其后病人日渐轻快，岁末沐浴也未见症状复发，遂令其再进三十余剂。”重病或久病初愈后的入浴，古来被认为是非同小可之事，因为会有可能引起复发。不过，结果是此患者入浴而无碍。至此，桃核承气汤与当归四逆加吴茱萸生姜汤应该还在继续服用吧。

“次春正月，母子相携，来访余居。再诊其腹，手感柔软，业有儿胎隆然可见。余告之已身孕四月，母子皆大喜而归。”非常喜人的治验结果！想必应该是在服用桃核承气汤期间怀孕的吧。

平马：从日期推论，或许是在桃核承气汤与当归四逆加吴茱萸生姜汤合用不久后就怀孕的。

秋叶：了不起！在今天临床上，医生们一得知患者妊娠，就像遇到肿瘤一样。无论使用什么药物，都会担心和顾忌其毒副作用，必欲以全部停药方始安心。而本例显示的却是在积极治疗中得以圆满妊娠的良好结果。

平马：江户时代的汉方，曾经是正规医学
秋叶：对其成果避而不学就无法传承发展

秋叶：扯一点儿偏离上述医案的话，在此我想问问平马先生，您平时在什么情况下使用桃核承气汤呢？

平马：一般而言，对于承气汤类的泻下剂长久而持续使用的情形是不多的。不过，对于下焦瘀血等邪气蓄结而难以清除的时候，以通导大便的方法祛邪外出就成为一条便利的捷径。我们知道，对于水湿之邪可以凭借利小便而通利膀胱促其排泄；但对于停滞于子宫、小肠或大肠的顽固宿邪，往往就需要从大便通导。妇产科疾患中因瘀血与其他邪气互结而引起者是相当多的，在治疗之初，就可选用化瘀通腑的桃核承气汤。

秋叶：《伤寒论》论述桃核承气汤适应证的条文中有“其人如狂”的记述，对于表现出精神症状的患者，该方应该如何应用呢？

平马：原文论述的应该是邪入血分，扰乱精神而发狂的状态。

我自身对此还缺乏临床经验。不过，阅读现代中国文献，针对精神分裂症或躁病等精神疾患出现的亢奋状态，有不少运用桃核承气汤的例证。

秋叶：说到底，桃核承气汤一般是应用到病情急重之时，通过泻下快速扭转和改变病势。待急重的病情缓解后，正像刚才平马先生所说的那样，可以考虑转换为桂枝茯苓丸那样日常易用的平和缓消之剂，以杜绝副作用的出现。峻猛方药的使用往往会令人有所担心，不过我们应该明白，汉方药也具有如此冲锋陷阵的威猛之力。

平马：的确如此！以前，我在北里大学东洋医学综合研究所的病院管理住院病人时，有过一些在现代医学的基础治疗之上，加用汉方药后促进患者痊愈的亲身经验。在目前日本病院的病房中，患者能够服上汤药的机会还不多。我衷心地期待日本民众能了解到，汉方的适用范围非常广泛，可以应用到多种多样的病症，希望这一认识能够在社会上得以普及。

数十年来，汉方药在中国或韩国的现代医疗机构中已经得到广泛应用，而且这一做法随着中医院在欧美的建立，业已走向世界。在许多国家和地区，越来越多的急性病患者利用中医诊疗也变得理所当然，我祈愿日本不要成为一个孤单的落伍者。

今天的日本汉方医疗，在地位上与现代西医学相比，就如同是一个难有入场机会、奔跑于场外的捡球球童。而在江户时代，汉方曾经是正规医学，那时无论什么病都要依赖汉方治疗。所以，我们回顾当时的名家经验以温故知新，是很有意义的。

秋叶：我完全认同你的观点。正如平马先生所说，江户时代的医学所要面对和承担的是涉及救死扶伤的所有医疗问题。其中蕴含着对于今后日本汉方医学发展和提高来说具有重要参考价值的丰富信息。我们如果避此不学，就无法继续迈步前行。

通过本例医案的探讨启发，我还想到以下几个问题：一是榕堂先生向我们提示了要明确地意识到补与泻的目的；二是榕堂先生并非以固化的思维来看待六病位。他用于治疗的主方桃核承气汤是阳明病的代表方之一，阳明病是反映“体力充实的实证”患者之适用方药所集中的病位所在。

此外，当归建中汤又如何呢？在现代古方千叶派的大家藤平健与小仓重成先生合著的《汉方概论》一书中，当归建中汤所适用的病位被归于太阴和少阴。无论怎样看，它都不是阳明病的适用方药。也就是说，当归建中汤所面向的应该是“体力虚弱的虚证”患者。

与我们共同思考到这里的广大读者或许都存在这样一个困惑，即把身强力壮的人所用的药用于身体羸弱的人是否恰当。关于这一点，汉方大家奥田谦藏先生在其《伤寒论梗概》一书中提示了“若某方在某种情形下有效，那种情形就是该方的适用证”的观点。既然存在着有效的事实，榕堂先生的本例医案也在启发我们，对于至今的汉方“六病位”以及“虚实”等概念，是否也应该调整认识？

本次我们就讨论到这里，敬请您继续关注此后的医案讨论。

译著缀语

1. 说说汉方医学流派之间的交流

秋叶先生在开篇语里提到，他与平马先生彼此间在学术观点和诊疗方式上各有所重，本次能坐在一起各抒己见，标志着日本的汉方医学正走向一个不同学派之间能够相互交流并坦诚切磋的新阶段。此言是对谈者在 2007 年所说，译著者认为该表述恰如其分，绝无夸张。

在中国，医之门户分于金元；而日本汉方医学的流派，则起于江户时代。从那时以来，后世派、古方派、考证派、折衷派等流派在日本先后涌现，各派的余绪流传至今。20 世纪 70 年代以来，又有中医学派在日本医界重新抬头。不过，说到日本传统医学界各流派之间至今的关系，有时却并不融洽。

非常具有历史责任感的现代汉方医学代表人物矢数道明先生（1905—2002），为汉方医学的复兴、为推进汉方各流派以及日中两国之间的传统医学交流而付出了一生的心血与孜孜不倦的努力，因而德高望重。他晚年曾多次对嫡孙矢数芳英医师语重心长地谈起汉方各学派之间应加强交流与携手合作的重要性、迫切性与必要性。

本对谈系列的两位著者兼主角秋叶和平马先生，曾经在 20 世纪 80 年代共事于北里大学东洋医学综合研究所，秋叶先生主要师从于汉方古方派的大家藤平健先生（1914—1997），平马先生则同时追随过大塚敬节（1900—1980）、藤平健及矢数道明先生。藤平先生与秋叶先生都出身于日本的千叶县，那里的古方派学术传承具有相应的区域性特点，因而被视为古方派的一个分支——“千叶古方派”。

其后，秋叶先生长期以日本东洋医学会作为自身学术活动的主要基地，曾担任该学会的副会长等职，成为日本现代古方派的代表医家。而平马先生于20世纪80年代后期赴中国留学进修，致力于中医学术的研究与实践，并先后参与创立东京临床中医学研究会与日本中医学会等中医学团体，在日本中医学会（现已改名为“日本中医药学会”）创会以来，他一直担任会长，积极推动日中两国间的中医学术交流，是日本中医学派的领军人物。

这两位医家交情深厚，彼此间对于不同学派之间的学术交流以及日本传统医学整体的发展方向和前途，都抱有强烈的忧患意识。为此，他们一直在酝酿和等待着能够开诚布公地促膝切磋、交流并发声的时机。

本书译著者戴昭宇，曾于1993—2004年间，在日本的中医学专业出版机构东洋学术出版社日文版杂志《中医临床》编辑部工作，并先后与平马和秋叶先生结识，与平马先生一起长期参与相同学术团体的活动，并多次一起筹划中日之间的学术项目，或到中国各地参与交流。

秋叶先生为打破日本不同学派之间相对封闭和对立的局面，长期以来一直也在谋求着与中医学者和中国的中医学界进行深入交流。戴昭宇清晰地记得，1995年秋叶先生在第一次约见自己时，曾经开门见山地说过如下的话：如果有人得知我今天来见中医戴先生，想必一定会有所怪罪的。可见，在日本当时的学术环境中，不同学派之间的交流和切磋，还无形中受到人为因素的掣肘。

斗转星移，进入 21 世纪以来，伴随着日本汉方医学界的世代交替以及社会民众的强烈期待，业界内希望打破学派之间隔阂以推进学术发展的呼声也越来越高。于是，各自以谦逊、磊落的君子胸怀和学者气度，站在不同学派立场上均臻于学验俱丰并在日本传统医界都受到广泛尊敬的秋叶哲生与平马直树，2007 年开始能够公开地坐到一起发声，评点汉方的古今风流，讨论不同学派医家的临床特色，共同思考日本汉方医学与中国中医学的异同，探讨今后的交流和发展课题，促膝切磋的时机终于成熟了！

2. 日本汉方界重视"瞑眩"反应

医案中提到的"瞑眩"一词，出于《尚书》，自古以来被认为是在药物治疗开始时可能会见到的一种初期反应。

药物作为一种外源性刺激，作用于人体会引起应激反应。心身敏感者或心身处于敏感状态时，在服药初期就容易呈现出多种多样的一过性反应，包括原有症状的短暂加剧或新症状的出现，也可能会包括一些副作用表现。在临床上这类"瞑眩反应"时常可见，不能简单地都将其与副作用等同视之。针灸治疗也是如此，也可能会出现"晕针"以外的一过性"瞑眩"反应。所以，日本的医者常会在治疗开始之际，向患者提示瞑眩反应出现的可能性，以取得患者的理解和配合。

不过，江户时代的医家吉益东洞认为该反应是一种普遍现象，他对瞑眩加以强调的背景是有特殊性的。作为皮肤外科出身的医生，东洞所处的时代梅毒正在日本流行，当时形形色色的病人被认为“十之七八”与梅毒相关。对这一有着特定病因和多种并发症的疾病，常规疗法与中医辨证论治的诊疗都是缺乏疗效的。与此相应，吉益东洞提出了“万病一毒”的病因说，治疗力倡“以毒攻毒”的方法，常选用大黄、巴豆、甘遂、轻粉、水银等峻下攻逐的泻药或毒剧之品。为此，接受治疗的患者多会出现剧烈反应，而东洞也因之祭出中国《尚书》中“若药弗瞑眩，厥疾弗瘳”的名句，作为挡箭牌。

与“万病一毒”的学术见解相应，东洞在强调应用峻泻之法“以毒攻毒”的同时，还主张“药无补益”之论。他认为补虚当用五谷或果蔬等食物，药物则是用来排毒祛邪的。所以，东洞流的古方派医家，多以大刀阔斧地应用泻法而著称，尾台榕堂也不例外。

3. 日本的医院和病院

在日本，所谓“医院”是指以门诊医疗为主而没有住院设施，或虽有病房但床位少于20张的医疗机构，也常常被称为“诊疗所”。而“病院”，是指具有20张以上住院床位的医疗机构。

由此而言，日本所称的“病院”相当于中国国内规模较大、科室齐全的“大医院”。在日本，可以同时接纳100名以上患者进行住院治疗，并且包含有内科、外科、眼科、妇产科等科室，具备检查设备、解剖室及急救车等的医疗机构，可以被认定为“综合病院”。

第2篇

承气汤原本顺气方　古方派用法析短长

医家简介：尾台榕堂，详见前文。

1. 蛔痛、痔与淋证、中风案

有名高知直次郎者，与余十八九岁许结为好友。素体脆弱，久苦于蛔痛。平素胸膈高张，心下硬，腹中实满而便秘。先人疗此，蛔痛时以鹧鸪菜汤逐除蛔虫；若胸腹烦满，大便燥结，则用调胃承气汤、大承气汤等。患者为信古方者，因坚持服药，最终脱出少时痼毒而健壮。年届四十岁时，又缠绵于痔与淋证。其时，余用大黄牡丹汤加七宝丸、伯州散使之康复。

年逾五十，再因种种劳心之事发生，五七年间但以杜康放散忧愁。且饮量渐增，终日杯不释手。由是家业自然慵懒，时运渐差。家人恐其酿为痱偏之病，故凡事亦不敢过多烦劳之。

年六十二，不出所料，发卒中风，昏倒不省人事。冷汗如油，半身不遂，双眼合闭如死人。近旁医人相议施救，但神气不复。此时因其与余所居之下谷路遥，日暮差人至宅求助。余不在，故长子右膳随即赴诊。云患者彼时毫无神识，遂与三黄泻心汤，同时针刺尺泽、委中以放血，然神识依然未复，因辞归。

翌日晨，余诣诊，尚如昨日。余亦别无良策。以其身热烦闷，手足不遂，喘鸣，脉浮大故，选越婢加术附汤并兼用泻心汤。尽管其家族业亦觉悟，再告知难治而归。翌朝，其家差遣一介来报：今晨患者有二便三四行，烦闷喘鸣稍安。余又往诊，一时间坐于病人枕侧，详览其状，傍观其已稍有开眼及似可辨物之态。半身虽不可动，但亦可见有屈伸之机，因再投前方与之而归。由此诸症渐退，约一月后在人扶持下可站立并能入厕。继用前方约半岁许，至于可独自登厕，家人甚欢。

服药一年许，休药将息。一年后余作媒妁，将其第三女嫁与出身于会藩之门人川村谦益。其时与之相携由下谷至柴井町，礼毕而归。对其病后复出，人皆惊叹。其后患者移住至本所原庭地区，糊口经营一如壮年之时。

安政丁卯（1866年）春三月，此友言至巢鸭寻访兔裘而顺便来访，余惊而迎之与其对酌谈笑，觉其比病前更为神气清爽。留宿一夜，翌日掘园中竹笋，令其带归本所之居。今年戊辰三月又来，适余不在，家人劝酒。独酌尽醉，即日归家。从其原庭住宅至巢鸭往返五里许，酒后亦不为所苦而可归。今年其已六十九岁，小余一岁，洵可谓多福之人。

——近世汉方医学书集成（58） 尾台榕堂（二）《方伎杂志·橘黄医谈》名著出版 pp. 56—61

秋叶：尾台榕堂的《类聚方广义》等著作非常有名，对于日本学习古方的人来说，一直是最初的必读之书。我师事藤平健先生时，开始学的教材也是《类聚方广义》。榕堂因其治疗用药不以阴阳五行理论为依据的特点而被视为古方派。他是一位基于自己的独特见解而运用《伤寒论》与《金匮要略》方药的人。

平马：尾台浅岳是榕堂的养父，也是他的老师，乃是岑少翁的门徒。岑少翁则是吉益东洞的学生。当时在日本医学界流传“西有村井琴山，东有岑少翁”，可以说尾台榕堂是一位师出名门的高徒。从吉益东洞算起，尾台榕堂属于古方派的第三代传人，是该学派中水平较高的学者，对东洞的诊疗之术运用得十分娴熟，应该能够给今天的我们带来许多启示和教益。

秋叶：在尾台榕堂的著作中，《方伎杂志》因汉字与日文假名混用，十分易于通读。本次，我们与本系列第一篇所探讨的内容相接续，再次从其中选择医案进行讨论。第一例是运用了越婢加术汤与泻心汤的案例。

秋叶：调胃承气汤与大承气汤，都是仲景古方
平马：尽管是针对体弱的患者，却能长期使用

秋叶：医案中首先介绍了患者与榕堂本人系青年时代的好友。患者“素体脆弱，久苦于蛔痛。平素胸膈高张，心下硬，腹中实满而便秘。先人疗此，蛔痛时以鹧鸪菜汤逐除蛔虫；若胸腹烦满，大便燥结，则用调胃承气汤、大承气汤等。患者为信古方者，因坚持服药，最终脱出少时痼毒而健壮”。这里提到的鹧鸪菜汤，具体而言是个什么样的方剂呢？

平马：该方是江户时代常被应用到的驱下蛔虫的方药，由鹧鸪菜、大黄、甘草组成。

秋叶：其中也提到调胃承气汤和大承气汤的应用，这两个方子都是仲景方。医案中还特意提到“患者为信古方者”，不过《方伎杂志》中也对当时一些患者讨厌并拒绝用古方的事例有所记载。

平马：这种情况在中国也是类似的。在以往的中国医籍里就记载了医生想使用麻黄，但是患者家属却对此感到畏惧并拒绝的例子。本例病人体质素虚，见有胸膈隆起变形（鸡胸），应该是曾经有过发育障碍。不过，对此体弱之人却长期应用峻猛的攻疾逐邪之泻药，这也确实有赖于患者的信赖才可坚持下来。

秋叶：同时，这也正是本医案中富于特色并值得玩味之处。

平马：东洞一派使用承气汤类逐步祛除腹中之毒，所秉承的是“令邪去而正安，体质自可强壮”的思路与做法吧？

秋叶：是的，按照如上方法，年轻时患者“因坚持服药，最终脱出少时痼毒而健壮”。

下面又提到“年届四十岁时，又缠绵于痔与淋证。其时，余用大黄牡丹汤加七宝丸、伯州散使之康复”。这大黄牡丹汤与大承气汤是非常类似的方剂。七宝丸则是出自村井琴山校定的《东洞家塾方》。

平马：在《东洞家塾方》里，同时收录有伯州散与七宝丸。

秋叶：这伯州散与七宝丸是在什么情况下使用的方剂呢？我们知道，痔疮发病，血瘀是病理基础。

平马：大黄牡丹汤在此主要是针对痔疮而用的。该方在《金匮要略》中原本治疗肠痈。一般而言，肠痈是指阑尾炎之类的化脓性疾病。而七宝丸，东洞经常以之治疗梅毒所致周身骨节疼痛，伯州散则是排脓解毒的方子，由蝮蛇、蟹壳、鹿角炭化炮制而成。

秋叶：这些都是针对难治性的化脓性疾病而使用的方药。

平马：所谓“淋证”，包含多种多样的泌尿系统疾病，从本医案中我们无法判断患者当初都有哪些症状，推测应该是炎症性病变吧。

秋叶：“年逾五十，再因种种劳心之事发生，五七年间但以杜康放散忧愁。且饮量渐增，终日杯不释手。由是家业自然慵懒，时运渐差。家人恐其酿为痱偏之病，故凡事亦不敢过多烦劳之”。说的是五十多岁时就白天饮酒而杯不释手，其家人担心他由此生病，但当时总算是平安无事。

平马：所谓“痱偏之病”，应该是指风痱、偏枯一类的脑中风之症。

秋叶：意识障碍乃源自心热内闭
平马：越婢汤加泻心汤散水泻火

秋叶：“年六十二，不出所料，发卒中风，昏倒不省人事。冷汗如油，半身不遂，双眼合闭如死人。近旁医人相议施救，但神气不复。此时因其与余所居之下谷路遥，日暮差人至宅求助。余不在，故长子右膳随即赴诊。云患者彼时毫无神识，遂与三黄泻心汤，同时针刺尺泽、委中以放血，然神识依然未复，因辞归”。

这里说的是年过六十，脑卒中终于出现了。患者意识丧失，病情危重。其家人前来求助，榕堂先生的长子立即出诊而去，使用了泻心汤。

平马：泻心汤以黄连、黄芩、大黄泻心之热而得名，出自《金匮要略》。原书中所记载的是针对心火上炎导致的吐血或衄血等出血性疾病而用。不过，对于心火上炎所致的脑卒中初期的急性状态，该方也是可以活用的。

秋叶：此时要以“昏倒不省人事”的意识障碍作为心热内闭的一个重要指征。当此之际，我考虑也应该当机立断地果敢加大药量。

平马：只是，因为有意识障碍，药物需要一点点经口灌入。

秋叶：当时的治疗，也应用了针刺放血。

平马：位于肘部内侧的尺泽，是手太阴肺经的穴位，可以调整肺气；针对突发的意识障碍所导致的呼吸困难等症状，尺泽还具有清热功效。

秋叶：一箭双雕！

平马：委中是位于膝窝部的足太阳膀胱经的穴位。它也有清热功效，还可以疏通经络，是治疗中风所致半身不遂的一个常用穴。泻心汤加用尺泽穴、委中穴放血，是应急的处置。不过，榕堂的长子右膳应用了这一急救方法，却未能见到改善。

秋叶：下面的内容是“翌日晨，余诣诊，尚如昨日。余亦别无良策。以其身热烦闷，手足不遂，喘鸣，脉浮大故，选越婢加术附汤并兼用泻心汤”。说的是第二天榕堂本人亲自出诊，但也无马上能令患者苏醒的良策。他所施用的是越婢加术附汤与泻心汤，可以说是非常大胆的方法。

平马：榕堂当时一定是细致地观察过病人的。我推测热与喘鸣应该是他为该患者选用泻心汤的指征。此外，还应该有水液代谢的失调并与热相结的状态存在。一般而论，越婢加术附汤不能在脉浮大时使用，但是他为逐水湿而在越婢汤基础上加用了白术和附子，使方剂成为越婢加术附汤，或许正因为脉浮而选择了越婢汤为主方。越婢加术汤再加附子而成为越婢加术附汤，在中国唐代孙思邈所著的《千金方》中，最初是用于治疗风湿之邪导致步行困难的方剂。到了日本的江户时代，该方则常用于治疗脚气病而致的痿弱。为了达到宣肺利水而宣通阳气以达四肢的目的，方中加入了附子。

秋叶：对于此中深意，斟酌起来很有意思！

平马：对尾台榕堂的这一处方，我们也可以理解为越婢汤与泻心汤这两首方剂的并用，榕堂以之祛除体内因阴阳失调而出现的病理性的水邪与火邪。

秋叶：越婢汤与泻心汤为什么不合方而用
平马：瞄准两方的适应证，却要分别使用

秋叶：按医案中的记载，在使用越婢加术附汤的基础上，“兼用”泻心汤。也就是说，两方并没有被合在一起使用。这是为什么呢？

平马：原因在于这两方的功效与作用方向明显不同，如果合方混在一起使用就要乱套了。尾台榕堂当时的用法可能是对上述两方分别煎汤，错开时间而给病人灌服。这样的话，逐肺水、泻心火的治疗就可以分头展开，左右开弓。

秋叶：一般认为，越婢加术附汤的适应证是浮肿。那么，对于医案中所提示的病人，其应用是否合适呢？

平马：医案中提示第二天早晨患者排出大小便 3—4 次，说明他在意识障碍的同时，存在小便不利等水液代谢异常。作者认为越婢加术附汤发挥了功效，那么患者原本也应该存在浮肿的症状，如此理解或许才显得合理吧。

秋叶：包括您本人在内，以中医学思路选方用药的医师们临床上也采用这种“兼用”的方法吗？

平马：一般是不用的。尽可能将患者的病机归为一条主线而得出辨证结论，并进而选方用药，这是日本的后世派与中国的中医学诊疗的主要方法。与此不同的是，日本古方派常常重视特定的“方证”，强调“有是证而用是方”。

秋叶：如同“人格”一样，日本的古方派重视“方格”，也就是以适应证为核心的每个方剂的个性特征。

平马：如果两方之证（适应证）兼备，治疗时希望同时改善的话，两首处方也会在同一天的不同时间分别使用，这是日本古方派的做法。

秋叶：噢，为此而“兼用”的。不久前，我再次阅读对日本产生了巨大影响力的中国明代的《万病回春》一书时，注意到作者龚廷贤在其治验中也提到了这一治法。他有让患者早晨服用补中益气汤，傍晚则以归脾汤送服六味地黄丸的案例。

平马：是的，汤药之外，一些丸、散、膏、丹等成药在中国也是常备之品。这样便于出诊时应用。从前登门诊疗之际，从随身携带的药箱中取出丸药或散剂，就可以先令病人早晨服用这个、晚上服用那个。其后，再让病人家属去调配汤药。这在古代或许是比较普遍的诊疗方式。

秋叶：病情一旦有所稳定如何进行下一步
平马：或补气或疏通经络，对因图本以治

“尽管其家族业亦觉悟，再告知难治而归。翌朝，其家差遣一介来报：今晨患者有二便三四行，烦闷喘鸣稍安。”

秋叶：告知其家属病情的危重性，以使之在出现不测时有所思想准备后，榕堂先生便回家了。第二天早上有使者来报，患者出现了治疗反应，排出了大小便，喘鸣症状也有减轻，危重症状有所

缓解。

平马：烦闷稍安说明热邪减少，喘鸣减轻提示痰量也有所减少。

秋叶：如此说来，是泻心汤发挥出功效了。

“余又往诊，一时间坐于病人枕侧，详览其状，傍观其已稍有开眼及似可辨物之态。”

秋叶：患者已经开始苏醒，意识水平有所恢复了。

“半身虽不可动，但亦可见有屈伸之机，因再投前方与之而归。由此诸症渐退，约一月后在人扶持下可站立并能入厕。继用前方约半岁许，至于可独自登厕，家人甚欢。”

秋叶：榕堂先生自信地继续给予患者同样的处方！就如医案中所述“继用前方约半岁许”，说明是一直在沿用相同的处方。

平马：也说明在此阶段一直持续着以清热、祛痰为目标的治疗。

秋叶：如果是在中国，患者病情一旦有所稳定了，下一步的治疗会如何考虑呢？

平马：“急则治标，缓则治本”。过了危重的急救阶段，恢复期自然要重新把握患者全身的状态，调其寒热、虚实的平衡。如果依然有热邪存在，就应该继续清热；如果有气虚或血瘀，就会采用补气或活血通经之法进一步辨证治疗。

秋叶：越婢加术附汤与泻心汤都是纯泻无补之剂，长期使用的话可能会引起阴虚。

平马：两方都是可以救急而起死回生的方药。急救期之后的一个用法是减为小量而继续使用。根据患者的病情变化，一旦浮肿等水液代谢失常的表现以及热象等消退，就可以改弦更张而换用其他方药了。此时，需要细审排尿状态、咽喉是否干渴以及有无浮肿等情况。

秋叶：对于榕堂先生医案中患者当初的舌象，是否可以推想呢？

平马：当初的舌色应该是相当鲜明的红色吧。

秋叶：这红舌所提示的并非阴虚，而应该是以热盛为主的病理状态吧？

平马：我想也应该是如此的。

“服药一年许，休药将息。一年后余作媒妁，将其第三女嫁与出身于会藩之门人川村谦益。其时与之相携由下谷至柴井町，礼毕而归。对其病后复出，人皆惊叹。其后患者移住至本所原庭地区，糊口经营一如壮年之时。

安政丁卯（1866 年）春三月，此友言至巢鸭寻访兔裘而顺便来访，余惊而迎之与其对酌谈笑，觉其比病前更为神气清爽。留宿一夜，翌日掘园中竹笋，令其带归本所之居。”

平马：病人至此，完全康复了。

秋叶：患者重新能够与友人对酌谈笑，还能带着竹笋回家，说明恢复得很不错。

“今年戊辰三月又来，适余不在，家人劝酒。独酌尽醉，即日归家。从其原庭住宅至巢鸭往返五里许，酒后亦不为所苦而可归。今年其已六十九岁，小余一岁，洵可谓多福之人。”

平马：患者战胜了大病，并争得当时少见的长寿遐龄。这一案例记述了患者从 18 岁到将近 70 岁的漫长岁月中，数次跨越重症危机的经过。每次都因为有尾台榕堂的恰当诊疗而妙手回春，真是非常珍贵的记录！

秋叶：古方派的吉益东洞，推崇“万病一毒”“药无补法”学说。榕堂的风格也是只要有必要，就会有胆有识地应用泻药。对于本例中风而致的危重患者，由无论是谁看过都会觉得棘手的状态而至完全康复，确有可圈可点之处。

2. 腹胀案

两国柳桥村田屋久右卫门妻，乞诊曰：妾患鼓胀已两年，药治无效至今。然则月事依旧顺利，心情亦与平常无异而度日。唯正月之后经水不来已有三月，心绪也变非常，自觉腹胀亦有所增。余诊之，妊娠也，因告其由。病人云：患处已如斯，此上若胎儿逐月纵长，恐可至举动不能。愿垂爱而救。

余乃与大承气汤，连日得快利三四行。小便通利不畅时，随证兼用当归芍药散、真武汤等。服药半岁许，腹胀大减，然因胎儿渐长，卧起均变难涩。唯胎儿发育无碍，母子均健，岂不奇哉？产后再与前方，未见显效。期间，余移住于巢鸭。距离既远，故而辞治。其后三年，据云今尚如故。

余诊病疗疾已五十余年，所遇奇病怪疾，其数难知，此其一也。

——近世汉方医学书集成（58） 尾台榕堂（二）《方伎杂志·橘黄医谈》名著出版 pp. 93—94

秋叶：灵活地应用少阴之药与太阴之药
平马：比起寒热虚实，更重视如何排毒

秋叶：下面我们来讨论一下第二个有关大承气汤应用的医案吧。本例内容短小，但却非常有趣。

“两国柳桥村田屋久右卫门妻，乞诊曰：妾患鼓胀已两年，药治无效至今。然则月事依旧顺利，心情亦与平常无异而度日。唯正月之后经水不来已有三月，心绪也变非常，自觉腹胀亦有所增。余诊之，妊娠也，因告其由。病人云：患处已如斯，此上若胎儿逐月纵长，恐可至举动不能。愿垂爱而救。”

秋叶：村田屋久右卫门的妻子求诊而来，诉说从两年前开始腹胀，服过多种药物却未见改善。其间月经调顺如常，心绪如故。不过，今年正月以来月经不至已经 3 个月，情绪变得不稳定，腹胀亦有所增。由此可见，患者自己也开始对自身是否怀孕而有所担心。当榕堂先生告知她确实是怀孕时，患者遂央求医生说：“我腹中已有痼疾，所怀的胎儿如果也在其中长大，结果将会不可收拾。无论如何要救救我！”

平马：病人所说的“愿垂爱而救”，弦外之音或许还包含有想要堕胎流产之药的意思。但是经榕堂先生的治疗，最终出现顺利生产、母子均健的可喜结果，我想这是本例医案很了不起的地方！

秋叶：应该是在诊过脉，牢牢地把握了患者全身状态的基础上，榕堂先生施用了大承气汤。

平马：我觉得，榕堂先生对于大承气汤的应用，当时主要是为了下气，或许并未顾及什么寒热的问题。因为患者苦于肠胀气所致的腹胀，而以大承气汤通胃肠腑气，也因此而“连日得快利三四行”。

秋叶：其药量调整得非常精准。不过，我感觉更有意思的是“小便通利不畅时，随证兼用当归芍药散、真武汤等”一节。能将少阴的方药与太阴的方药如此灵活巧妙地加以应用者，榕堂先生也算是首屈一指了。这样的用法，在日本或许也只有榕堂先生了吧！

平马：我认为，古方派医家比起对寒热或虚实的鉴别，他们更重视的是方证问题。体内有毒邪滞留而致患者苦于肠胀气，那么应该如何使这毒邪排出呢？此时，通利二便就成为一个重要方法。榕堂先生选用大承气汤并配合当归芍药散或真武汤的目的，也应该就在于此。

秋叶：其附子用量应该很小。因为此时不宜过多地促进新陈代谢。

平马：恐怕是按照“随证”原则而调节用量的吧。

秋叶：作者记述治疗结果后，发表了“岂不奇哉？”的感想，说明就连他本人也对此结果感到了意外。

秋叶：此例的魅力在于诊疗充满动态变化
平马：求全责备没有意义，需要学其长处

平马：“产后再与前方，未见显效。”是说产后也有使用大承气汤的必要性。也就是说，分娩之后肠胀气所致的腹胀又表现出来了。

只是，那时再用承气汤却效果不明显了。

秋叶：这是一个令人费解之处。

平马："其后三年，据云今尚如故。"应该是指患者的生活中一直还存在肠胀气的问题。孕期以至于分娩阶段使用承气汤疗效很好，应该是患者当时的证与承气汤加当归芍药散或真武汤非常吻合的缘故吧。

秋叶：在此过程中，选方用药以及疗效反应都具有一系列的动态变化，实在引人注目。

平马：我们看来，榕堂在当时无视寒热、不顾虚实，选方用药并不符合常规。只是，这样的批判意义不大。我们在此可以学习的是，榕堂如何使用排邪调气的方法，以及他的治疗最终带来了何种效果。

秋叶：尾台榕堂具有大刀阔斧的治疗风格。此外，他还留有白天运用桃核承气汤、傍晚使用当归建中汤等与此病例治法相类似的医案。

平马：承气汤类方的功效是宣通肠道腑气
秋叶：应理解承气汤原本的方意恰当应用

秋叶：今天，无论大承气汤还是调胃承气汤，在日本现代医疗保险的适用范围内，它们的适应证都缩小到一个便秘症了。不过，承气汤类方原本的方意、功效和适用范围，与单纯的便秘应该是大相径庭的。

平马：承气汤及其类方的主要功效应该是宣通肠道之气。

秋叶：也就是通调气机吧？即使是邪热上蒙导致心气朦胧之时，运用承气汤釜底抽薪、通调腑气，也是可以改善神态的。在今天日本的临床上，我们也期待着能有这样的运用方法与运用空间。

平马：承气汤类方是可以在急救中应用的。只是，急救时要让病人通腑泻下，才能显示疗效。不过，我们一般在调整胃肠气机时，需要运用承气汤类方而又不使病人频繁腹泻，就必须调控药量至恰到好处，如此才能调整体内的气机平衡。

秋叶：回顾《伤寒论》，承气汤是用于阳明病的药方。它针对阳热炽盛的发热而急下存阴，以令患者生还。患者还可能见到谵语、精神错乱等急重症状，承气汤也是治之有效的。

平马：阳明胃热炽盛之际，需要运用白虎汤清泻阳明，也就是祛除弥漫于胃与大肠的热邪，可以令病情立刻得到改善。

秋叶：近代汉方大家浅田宗伯，在其著作《勿误药室方函口诀》中也提到："承气汤是顺气方。"现今日本的汉方应用，在临床中受到西医诊断病名以及国家医疗保险制度的束缚，许多时候令人很无奈。不过，我们必须清楚，如果仅仅知道承气汤是治疗便秘的方药，那就太令人痛惜了。

平马：大黄、枳实、厚朴是组成承气汤类方的核心药物，都是下气之品。比起调整气机的平衡，这些药的作用则是在于使无法下行的气机得以通降。在中医学或日本后世派医家看来，此类方药一般不宜长期应用。不过，日本古方派的吉益东洞则认为，治病就要不断地"排毒"，除恶务尽。只有令腹中的毒邪持续排出，病人才可能逐步恢复健康。这是东洞流派独特的观点和方法。

平马：应用泻法要以体内存在实邪作为前提
秋叶：重新反省虚实概念，重视祛邪很重要

秋叶： 说到喜用泻法以攻邪祛疾的吉益东洞，对其“万病一毒”说的提法，近年来有学者认为应该是以当时流行猖獗的梅毒为核心和前提的。承气汤类方要在临床上持续地、恰当地应用，把握好“虚实”的概念至关重要。在日本，目前常常以有无体力作为虚证和实证的判别标准。体力低下者为虚、体力强盛或充实者为实，这与中医学所认识的“邪气盛则实”在概念上大有不同。试想：把体力强盛或充实者作为“实证”看待，并进而应用承气汤，是否合乎逻辑呢？运用泻法，针对的应该是病毒或病邪亢盛的状态，令邪气从下排出或由体表发散出去。我最近越来越痛切地感到，如果对虚实等概念不加以认真反省的话，日本汉方的发展前景就实在令人担忧了。

平马： 以体内有实邪为前提，泻法分为以下几种祛邪途径。其中有通过发汗而祛邪者，有通过利尿而祛邪者，也有运用半夏泻心汤或小柴胡汤通过和解法以改善机体的平衡状态而祛邪者，承气汤类方则是通过下气而从肠道祛除实邪的。

秋叶： 临床上，仅用补法以及补益剂当然是远远不够的。对于具有实邪内滞的患者，祛邪疗法确实非常重要。

平马： 以往，对于由湿热邪气等所引起腹泻症状的痢疾，有时也会使用承气汤类方，此乃“通因通用”之法，目的是为了祛邪。

不过，此法如果误用或过用，有可能引起病情加重，邪气内陷于太阴或少阴，也可能会导致阴虚状态的出现。中国清代医家吴鞠通著述《温病条辨》，创制了增液承气汤等新方，是一种将滋护阴津与通腑泻下融为一体的新疗法。

秋叶：汉方的颗粒制剂在日本广泛应用于临床已经30多年了，要想很好地对它们以及整个汉方医药体系加以运用，我觉得就需要大家不断地温故知新，对古代医籍中的知识、方法与经验，也需要重新加以学习，并使之真正消化、吸收而成为自身临床应用时的“武器”。

平马：我也是如此考虑的。

译著缀语

1. 与其说是“医案”，其实是充满趣味的“医话”

随着阅读的深入，或许不少读者会注意到：本书中所讨论的江户“医案”，从体例而言，大多应该划归为“医话”。因为严格说来，所谓医案，是医疗上的专业病历档案，是医生书写并留存下来的关于患者病情与诊疗经过的记录。其程式大致固定，内容要言不烦，可以体现出医生冷静、理性、客观诊疗的严谨；而“医话”，作为诊疗的随笔、札记，其内容则不局限于仅仅对患者病情与诊疗经过的记录，往往还会夹杂有医者感性的考察与评议，富于人情味的思考与体悟，读来也更富于故事性与趣味性。所以，医案可以被称为“医疗病历”，而医话则更多地具有“人文病历”的特点，是感性与理性的结合，也更多地体现了在诊疗以及养生等领域中，医学的科学理性与人文感性相结合以及身、心并重的特色。如果说医案是支撑病历的骨架，那么医话就是在医案骨架上增添的血肉和灵气。

在这一点上，近年来于心理学治疗领域异军突起的“叙事医学”的研究及其在科普和教育方面的应用，与中医学以及汉方医学于古今的医疗实践中所积累的大量医案、医话的存在，具有殊途同归之趣。

前贤对于中医的学习与研究，强调“读医不如读案”。因为“听其言，不如观其行”，医案和医话最能体现医者真实的诊疗理念、思路和方法，解读医案或医话则是把握相关医家理论观点和实践方法特点及其水平的一条捷径。所以，前贤认为医案与医话的学习与研究，如同“倒啃甘蔗，越嚼越甜”。

无论是读者对于古今医案的解读，还是本书对谈者以及译著者对于日本医案、医话及其相关内容的解说，都属于医话的范畴，也可以说是中医学及汉方医学的一种独特的教育、普及和应用实践吧。

2. 汉方的“虚实”概念

中医学以《素问・通评虚实论》中“邪气盛则实，精气夺则虚”的观点为依据，对于实证的定义强调邪气的存在，对于虚证的定义则重视正气的不足。不过，可以补充的是：单纯的“实证”，应该有正气不虚这样的一个前提；单纯的“虚证”，也必须具备邪气不盛这样一个条件。也就是说，虚与实的概念都应当兼顾正气与邪气这两个方面。

日本古方派的代表人物之一吉益南涯（1750—1813，吉益东洞的养子）对虚实则有如下定义："虚实以精气言之，非谓之元气旺衰也。《医范》又曰：虚者亏而不足，实者盈而有余之谓也。"可见吉益南涯对于虚与实的定义都是从精气而言的。他的见解影响到其后的日本医家，继而在日本又出现了以体格和体力论虚实的见解，以至于影响到今天。

目前，古方派依然占据着日本汉方界的中心。现代汉方界对于虚实的主流认识是：所谓"实证"，指体格丰盈和体力充实与旺盛的状态；所谓"虚证"，是指体格欠丰与体力下降或衰弱的状态。这一对于虚实的定义，是与中医学有所不同的。

对于虚实概念的源流和各家学说，秋叶哲生先生及其团队有多年深入细致的研究，也早有专论发表。他在本节的相关医案讨论中，也谈到了自己的一些反思。

特别篇

中日专家共聚一堂　谈古论今切磋经方

医家简介：尾台榕堂，详述见前文。

1. 腰脚痛案

板仓藩斋藤铁之助，乞诊曰：九月以来，腰脚疼痛，无以步行。求治于藩医，被视为疝而施治。服药三十余日未效，故寻他医再诊。此强调气血水之医家，称病为气血之滞，所谓干脚气是也。施术又三十余日，虽服其药，更无寸效。又换一医施诊，问有无跌打损伤过往。自思年少之际，修行弓马枪剑、柔术，曾屡屡引现腰脚之痛，或许真属宿疾发动，遂受其药。有亲戚亦言，疗跌打，宜热熨。外治以温热，内服助气血循环之剂，应可早愈。依此双方之见，至昨日止受诊七次，然五十日已过，也毫未见效。

余诊之，其以伏枕日久，身体明显脱肉，故腰股痛甚。余与之乌头汤，兼用七宝承气丸。服五六日后，诉痛感稍轻。因病人问病名，余戏之曰：一人两名，违天下之禁令也。然则至今或疝或脚气或跌打等已被数度命名，余已无名可赠。病人大笑不止。此因病名不清，病人用药见效，故追问也。连服十日，告知大便因丸药变少，遂转方为芍药甘草大黄汤，每次开药处方六天。用药二十日许，得知可凭杖坐起。病人自年轻时起，精勤侍于君侧（注：君，此处指地方诸侯），早有传言今冬将被招为藩政总理，故锐意努力服药。疼痛渐去，筋痉松弛。年终之际，大抵痊愈，至廿四五日已可下地。如愿年末得以奉召，受命执政，可谓多福之人。

——《完译·方伎杂志》 尾台榕堂原著 寺泽捷年注释、解说 谷口书店 pp. 403—404

平马：气血水理论可以说是东洞理论的“修正主义”
王庆国：这应该是与当时环境相契合的一种补充和发展

秋叶：本次我们的“江户医案纵横谈”迎来北京中医药大学副校长王庆国先生，将成为一节“特别篇”。王先生是《伤寒论》的研究专家，临床上又擅长于消化系统疾病和风湿病的中西医结合诊疗。本次他率领中华中医药学会仲景学说专业分会代表团，来日参加“2008日中仲景学术高端论坛”，我们特意邀请他也来出席这一“特别篇”的交流。

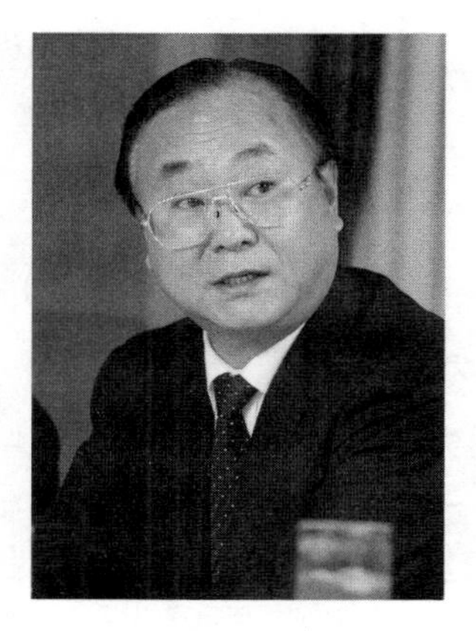

王庆国先生

王庆国：能得到这样一个机会同二位先生一起就江户时代的名医医案加以讨论交流，我感到十分荣幸。以往我也曾经关注过日本的汉方医学，1992年还在中国出版过《日本汉医名方选》一书。当时也就日本致力于《伤寒论》研究的古方派进行过探讨，该流派与中医学还是有许多相通之处的，彼此间有许多可以相互参考和借鉴之处。我非常希望能够以本次交流为契机，今后同日本的汉方医学专家加强交流。

秋叶：本次我们从尾台榕堂的《方伎杂志》和《井观医言》中选读2则医案。首先从《方伎杂志》的医案谈起。

在榕堂接诊之前，病人已经接受过3位医生的诊疗。最初被诊断为疝，继而是干脚气，后来又被诊断为跌打之宿疾，病名各不相同。我们对此应该如何看待呢？

平马：本例是顽固而难治性的腰腿痛，几位先后出场的医生从不同角度尝试进行治疗，但却未能见效。其中谈到的“疝”，也就是“疝气病”，应该是以寒邪所引发的痉挛性剧痛作为临床表现特点。

秋叶：这“疝气”的病因是寒邪侵袭吗？

平马：最初的藩医（藩主的御医。当时的日本诸藩割据，藩主即诸侯，日语称为“大名”）是如此判断的，并据此采用温散之法，但未见成效，所以换为第二位医生。诊断继之变为“干脚气”，也就是不伴有浮肿的脚气病。当时，江户的庶民以白米为主食，由于维生素不足罹患脚气病者甚多。只是，那时对于其他多种难治性疾病也常常诊之为“脚气”，所以同今天我们狭义使用的脚气病概念相比，江户时期的脚气病中实际上混杂有多种不同的病症。

秋叶：原来如此！江户时代的脚气病盛行，有着如此的时代背景。医案里还提到“气血水家”，那是一个流派吗？

平马：信奉“气血水学说”者，应该是在吉益东洞之后，秉承了吉益南涯所倡导的理论。南涯是东洞的直系血脉，他提出了许多修正东洞观点的学说。算起来，尾台榕堂可以说是东洞传承到第四代的弟子，可以说他比南涯更为固守东洞原来的学说。所以就榕堂来看，所谓“气血水家”，或许应该属于“修正主义分子”吧。

秋叶：这样的比喻很有意思。医案中第三位医生的诊断是跌打宿疾所致。

平马：陈旧性的跌打损伤，是多种骨伤科痼疾的原因。这一观点无论是在过去和现在，都是容易令人理解的。

秋叶：有关此案，我想征询一下王庆国先生的意见。您是怎样看的呢？

王庆国：对于东洞所倡导的“万病一毒”说，其子南涯则提出气血水理论，刚才平马先生称之为“修正主义”。我认为南涯的理论是在东洞学说基础上的一个补充，应该是与当时日本汉方界所处的环境背景相契合的一种发展状态。

本病例的主诉是腰痛和步行困难，进而因久病而肌肉衰少。如果从今天看来，本病是容易给出一个明确诊断的。最初的医生给出的诊断是疝气，但是依照寒疝的诊断加以治疗却未能解决问题，这就表明患者并非单纯的寒疝。寒疝的疼痛一般集中于腹部，与腰痛的部位是不同的。第二位医生认为是干脚气，这恐怕是根据足腿麻木的症状而作出的诊断。说到脚气，确实有脚气冲心等各种类型，但就本患者的整体表现来看，脚气病名也是难以被认同的。第三位医生曾就跌打病史进行问诊，跌打损伤也确实常与运动型的腰痛相关，所以当时的考虑就显得顺理成章了。

秋叶：的确如此。前后出场的 3 位医生，他们的诊断也可以说是各有其理。

王庆国：是的。不过，他们各自看到的仅仅是一个侧面，并没有能把握住整体，所以也就未能最终取效。

平马：以排毒为目的而多用泻下药和利尿药
秋叶：兼用方是那时代用方之法的一个余波

秋叶：终于轮到尾台榕堂诊疗了。通过诊察，他选择乌头汤并兼用七宝承气汤。一个主方配合一个兼用方，这样的选方用药方式是江户时代古方派的惯用手法，平马先生对此是如何看待的呢？

平马：在当时的慢性疾病之中，梅毒最为多见。为将其毒驱出体外而选用攻击的泻法就成为东洞学派的明显特征，他们经常使用泻下剂和利尿药。特别是常常将张仲景的经方与制成丸剂的泻下药配合使用，榕堂也继承了这一方法。村井琴山在《东洞先生家塾方》一书中曾经归纳东洞使用过的方药，本书收载了东洞独家自制的丸药和散剂 24 种，大多是含有大黄的泻下剂，七宝丸与承气汤也在其中。虽然我们还搞不清这与榕堂所用的七宝承气汤之间的关系，但可以推测，七宝承气汤是七宝丸与承气汤的合方，或者是两方的合用。

王庆国：我也翻阅了一下手边的文献，可以查到七宝丸与承气汤，但是查不出七宝承气汤的出处与组成，推想它可能是七宝丸与承气汤的合方。

秋叶：我想在此请教一下王先生，榕堂所在的时代正值 19 世纪中叶，当时中国是怎样治疗梅毒的呢？是否也应用了含汞的药物呢？

王庆国：中国当时治疗梅毒以排毒为治疗目的，主要使用轻粉、土茯苓、萆薢、铅丹等药。因为梅毒由西方传入，之前在中国没有此病，所以也缺乏相应的治疗手段，能够使用的药物不过如此之类。今天，像轻粉这种含有重金属的毒性药物在中国已很少再用了。当然，我们对此类药物也并非一概否定。我们所秉持的态度是，确定其有效剂量与中毒剂量的关系非常重要。例如，近些年来应用含有砒霜成分的制剂治疗白血病，在中国取得了可喜的进展。

平马：《东洞先生家塾方》一书中用于治疗梅毒的七宝丸，其中也确实有含水银成分的轻粉。为了避免轻粉的毒副作用出现，连服七宝丸 6—7 天后，需要服用“后七宝丸”。对这样的服用方法，村井琴山还特意加了注释。这“后七宝丸”，是由巴豆、丁香、大黄 3 味药组成的处方。吉益东洞一派用七宝丸不仅针对梅毒，而且用于多种难治性的慢性疾病，且常常与仲景的经方配合而同施并行。他们的思维是，首先要让病出现变动，促使陈旧的病邪排出。

秋叶：在日本，选用主方的同时也选用少量兼用方药的做法至今依然存在，这恐怕是江户时期古方派选方用药形式的一个余波。我的老师藤平健先生在临床上就经常运用针对主病而从侧面着手进行治疗的方法。

平马：吉益东洞独家自制的丸散方剂，在进入昭和时代（1926—1989）以来几乎就无人再用了。不过，大黄牡丹汤或桃核承气汤等泻下剂与其他仲景经方配合兼用的方法，在临床上倒是变得经常可见了。

平马：加用了七宝承气汤的峻猛攻下法进行治疗
王庆国：用乌头汤本应足够，兼用是一种习惯

秋叶：接下来，我们分析一下案例中出现的另一首方剂乌头汤吧。该方由麻黄、芍药、黄芪、甘草、乌头、白蜜等药物组成，可以说是一首来自张仲景的具有代表性的经方。我想就此方剂的特点请教一下王先生的看法。

王庆国：乌头汤出自《金匮要略》中风历节病篇。所谓“历节”指的是以关节疼痛为主要特征的一种病症，其疼痛剧烈就好像被老虎咬了一样，所以也称“白虎历节病”。此病被认为是由寒邪、湿邪、风邪侵入人体而致，乌头汤的应用主要针对历节病的疼痛与关节的屈伸不利。为此，我考虑在本医案中发挥了主要治疗作用的应该是这首乌头汤，而七宝承气汤起到的是辅助功效。

就我看来，乌头汤在药物配伍方面有 4 个特点：其一，主药是

乌头。乌头有祛风、散寒、止痛以及通经的功效，其中所含的乌头碱具有很强的镇痛作用。其二，方中有芍药和甘草的组合。二药配伍在《伤寒论》里以芍药甘草汤的形式出现，善于缓解各种肌肉的拘挛、疼痛。后来，以芍药和甘草的配伍为基础，还有名方“去杖汤”被创制出来。

秋叶：“去杖汤”的方名，寓意该方能够祛除不得不拄杖而行的剧痛吧？

王庆国：是的。乌头汤组成的第三个特点是含有麻黄。麻黄具有发汗、解表、宣肺、平喘、利尿等功效，但在本方中它所发挥的最为重要的作用应该是通行十二经气血。此外，麻黄与补气的黄芪和白蜜相配，会更加有利于促进周身气血的循行，这是本方的第四个特点。

平马：患者因长期卧床，变得相当消瘦，虚弱状态是显而易见的。乌头汤中尽管有黄芪、芍药、甘草、白蜜等温阳益气并同时补阴之药，但是该方毕竟是以乌头和麻黄为主药的，其治疗的主要目标归根结底是为了祛寒逐湿。所以说乌头汤是一首以泻法为主的祛邪之剂。在此基础上又兼用了攻下剂七宝承气汤，进一步增强了攻击祛邪的功效。对于尾台榕堂如此的选方用药疗法，很想听听王先生是怎样评价的。

王庆国：我认为这应该是当时医界所沿袭的一种习惯方法。如果是我的话，对此患者就不会使用七宝承气汤。乌头汤尽管以泻法为主，但其中也含有扶正的药物。黄芪补气，芍药补血，甘草也可扶助正气。以张仲景的甘草泻心汤为例，甘草作为其中的主药是按照益气扶正的意图而应用的。此外，白蜜甘缓，具有缓急止痛、扶助正气的功效，在大陷胸丸里白蜜与甘遂和芒硝配伍而用。因为有乌头、麻黄和芍药等的存在，所以在此单用乌头汤就可以期待其发挥出与兼用七宝承气汤相类似的功效。

秋叶：通过王先生的解说，我们对乌头汤精妙的配伍有了进一步的理解。不过，乌头汤中的乌头大辛大热、毒性很强，考虑到这一点，它的临床应用也就受到了限制。如果将乌头换用为附子，该方的功效就会消失吗？

王庆国：如果以附子取代乌头，该方的止痛效果会大打折扣。仲景时代使用生乌头，目的是为了镇痛和散寒。我在临床上也经常使用乌头，一般每日用量为 6 克。比如治疗偏头痛，我常用川乌、草乌、乳香、没药各 6 克相配合，每每能取得满意的疗效。我们从尾台榕堂的案例中也可以看到，服用乌头汤后患者的症状旋即改善。附子与乌头相比，其药性温和，温阳作用强。生附子用于手足厥冷，炮附子善祛里寒，但是镇痛作用比起乌头就逊色许多了。

平马：您清楚地指出了二者的不同，非常具有参考价值。

秋叶：因为疼痛缓解了，所以转方
王庆国：如果继续用黄芪就更好了

秋叶：本例在后来的治疗中，转方改用芍药甘草附子大黄汤了。

王庆国：患者服用乌头汤 10 天，症状大有改善。因为大便的量减少，推测榕堂认为体内的毒邪已经大致被排出，所以换用了芍药甘草附子大黄汤。如果比较芍药甘草附子大黄汤与乌头汤的药物组成，芍药和甘草依然未变，乌头则变成了附子。附子的功效以祛寒为主，但也具有一定的止痛作用，比乌头更加温和与安全。

秋叶：这些正如我们刚才分析过的内容一样，因为疼痛缓解，所以就转方了。

王庆国：于是原方中的麻黄、黄芪、白蜜就不用了。麻黄发汗力强，已经服用 10 日以上，所以不宜继续使用。不过，对于黄芪，我认为从扶正的角度考量，还是应该继续使用的。另外，大黄在此用意是为了替代七宝承气汤，我感觉这是因为榕堂固守东洞的“万病一毒”说，所以始终重视泻下剂的应用。回顾他的整个治疗过程，选方用药的核心与基本治疗方针可以说是具有一贯性的，最终也取得了很好的疗效。依我来看，针对患者的虚弱状态，如果继续使用黄芪，就可以期待其发挥出补脾益气、生肌长肉的功效，并进一步提高疗效。

秋叶：王先生如果在此情况下使用黄芪，您的用量大致是多少呢？

王庆国：听说日本的常用药量比中国少，对此患者我考虑可以每天使用 20 克。此外，如果使用大黄，我会选择酒大黄，在煎法上不是大黄后下，而是与其他药同煎。这样有助于推陈致新。“推陈致新”，也就是促进新陈代谢，在《神农本草经》里仅对大黄和柴胡提到有这样的功效。

秋叶：我们的读者之中，或许会出现想如法尝试的人。平马先生，为了让大家有所参考，您能否也提示一下自己对黄芪的用量？

平马：通常情况下，我使用黄芪的量为 9—12 克。

2. 鼻渊、腹痛案

笠间侯之侧室桂林院，年五十余。患鼻渊半岁，众治无效。臭水脓涕滴沥不止，几如脑漏。头痛郁冒，意思昏昏。且手臂麻痹，时而作痛，腕尤甚。脉沉微数。其云，比年来，时有腹中挛急，连及胸肋而痛不止，殆至难忍。或阴中多下白物，淋漓疼痛；或小腹膨满，小便频数，夜间殊甚；大便二三日一行。

诊其腹，脐左旁有一条大筋，上入胸肋，下连血海。脐下亦有物，鞭鞕相交。余进葛根加术附汤，兼用七宝承气汤。腹痛作，则转用当归四逆加吴茱萸生姜汤。若下白物多，淋漓而痛甚，则兼用大黄牡丹汤。由四月至八月，大筋和解而腹痛未发，小腹柔软而不再膨胀。小便频数，白物淋痛之诸症渐次去除，然脓涕依然如故。麻痹也未痊愈，病人频乞转方，余确执前策而不动。一日，忽然自鼻中脱出形如天门冬者之物八枚；次日，又有如葡萄肉者数个落下，皆灰白色也。自此臭水脓涕日减，至冬十月诸症皆愈，唯鼻梁微陷。

——近世汉方治验选集（11）　尾台榕堂《井观医言》　名著出版 pp. 190—191

秋叶：患者是笠间侯的侧室，年过 50 岁的女性。主要症状是“臭水脓涕滴沥不止”，总有鼻涕流出。由此而“头痛郁冒，意思昏昏。且手臂麻痹”，伴有关节痛。并呈现出“脉沉微数”的特点。

平马：本例能够考虑的主要病名应该是鼻窦炎、鼻息肉之类。因缠绵不解又伴发了臂腕麻痹以及妇科或泌尿系统的炎症。

秋叶：从尾台榕堂的诊疗伊始，就提示了腹诊信息。这可以说是日本汉方的一个特点。平马先生能谈谈您对本案中的腹诊情况是怎样理解的吗？

平马：日本当时的汉方家非常注重从腹壁的紧张状态分析病邪之所在，重视从腹候判断应从哪个渠道将病邪排出。同时，腹候的改善与否也被视为一个疗效指标。在本案中，尾台榕堂认为自己所选用的方药与腹候正相吻合，所以深怀着自信而一直坚持在方药上不作变更。

秋叶：他是以葛根加术附汤为主方的。

王庆国：在出现腹痛时，就转方为当归四逆加吴茱萸生姜汤。

秋叶：此外，针对妇科的带下和疼痛则兼用大黄牡丹汤。他是根据患者当时的情况而随机选方的。

平马：或许他最后也在使用葛根加术附汤，但根据不同阶段的症状特点，先后兼用过当归四逆加吴茱萸生姜汤与大黄牡丹汤。

王庆国：这样的话，本案例中记载的七宝承气汤就不是一直在服用了。

平马：本案对此没有明确说法，或许在兼用大黄牡丹汤时，就不用七宝承气汤了吧。

秋叶：这里的记述，凸显了日本江户时代汉方医家的用药特点。一旦依据腹诊而确定处方，就一直连用达4个月之久。对此诊疗方式，王先生有何感想呢？

王庆国：日本重视腹诊，中国重视舌诊和脉诊，两国之间存在着这样的差异。不过，稻叶文礼的《腹证奇览》等腹诊专著在中国也有译本。

对此病例，如果按照中医学的辨证来看的话，属于寒热错杂证之中的本寒标热状态。所谓“本寒”表现在小腹部，这是躯体的中心部位。而“标象”在上表现为脓涕流连，在下则见带下量多，其上、下都应该属于湿热证。对此状态，榕堂选用了葛根加术附汤。处方中的术、附主要温中下焦之寒，葛根则有清上部之热的作用。此外，依据脓涕与带下的症状而兼用了具有排脓功效的大黄牡丹汤。由此，寒邪得散而大筋和解，小腹也变得柔软；热邪也去，使得带下和淋痛得到改善。最终，脓物得以彻底排出，邪尽而康复。回顾整个治疗过程，可以说具有一种艺术性的美感。

秋叶：如此说来，王先生从辨证论治出发，对榕堂的诊疗和用药给予了肯定。

平马：固守效不更方的原则而取得最终的疗效
秋叶：日本汉方医学的面貌在此案有生动显露

平马：此例患者经过从4月份到8月份的持续治疗，腹候得以明显改善。“大筋和解而腹痛未发，小腹柔软而不再膨胀”。此外，小便和带下症状也逐渐消失。说明至此为止方药发挥了很好的治疗作用。但是，因为鼻子的症状和腕臂的麻痹一直未见好转，所以患者恳求换用别的方药。不过，榕堂先生却坚持认为不宜改弦更张，所以继续守方。最终，患者的鼻息肉得以自然脱落排出。这可以说是一个对治疗方针充满自信而坚持“效不更方”的原则并一以贯之的案例。

秋叶：通过对本医案的探讨，日本汉方医学诊疗方法论的全貌跃然纸上，活生生地展现在我们眼前。直至今天，当日本汉方医家对患者长期不变地应用同一方药时，仍会成为被批判的对象。不过，从本案可以看到，像尾台榕堂这样一以贯之的应用，也自有其道理与必要性。

王庆国：我对榕堂先生的观点与做法也是赞成的。对于急性病，我们确实需要临机应变，根据需要而变换药方。但是，对于疾病恢复期或者慢性病患者，有时必须胸有定见地坚持既定的治疗方针。

秋叶：实际上，本医案中所使用的方剂除了七宝承气汤以外，目前在日本都有颗粒成药可用。所以，这一医案的诊疗思路和方法，对于今天来说也具有非常现实的参考意义。

王庆国：是的，我也对此有同感。我们在临床上也将大黄牡丹汤应用于泌尿系统疾病或者妇科病症的治疗上，而葛根汤对于感冒、肩周炎及颈椎病也常常显示出很好的疗效。

平马：如果我们的读者中有人对中国经方派的医案感兴趣而想阅读，那么王先生会向他们推荐什么样的书呢？

王庆国：可以推荐宋代许叔微的《伤寒九十论》、近代曹颖甫的《经方实验录》等书。前者收载了运用《伤寒论》经方的 90 则医案，后者是中国近代经方家运用张仲景方的记录。如果说到中国现代的经方医案，我的恩师刘渡舟先生的医案也是非常易懂并有趣的。

秋叶：王先生所提示的宝贵意见和见解非常值得我们参考。今天的医案讨论就到这里。衷心感谢各位！

王庆国先生简历：1952年出生于河北省沧州市。在硕士与博士研究生阶段，师从北京中医药大学的《伤寒论》研究大家刘渡舟教授，1988年获得医学博士学位。曾任北京中医药大学副校长、中华中医药学会仲景学说分会主任委员，北京中医药大学临床基础专业博士生指导老师。

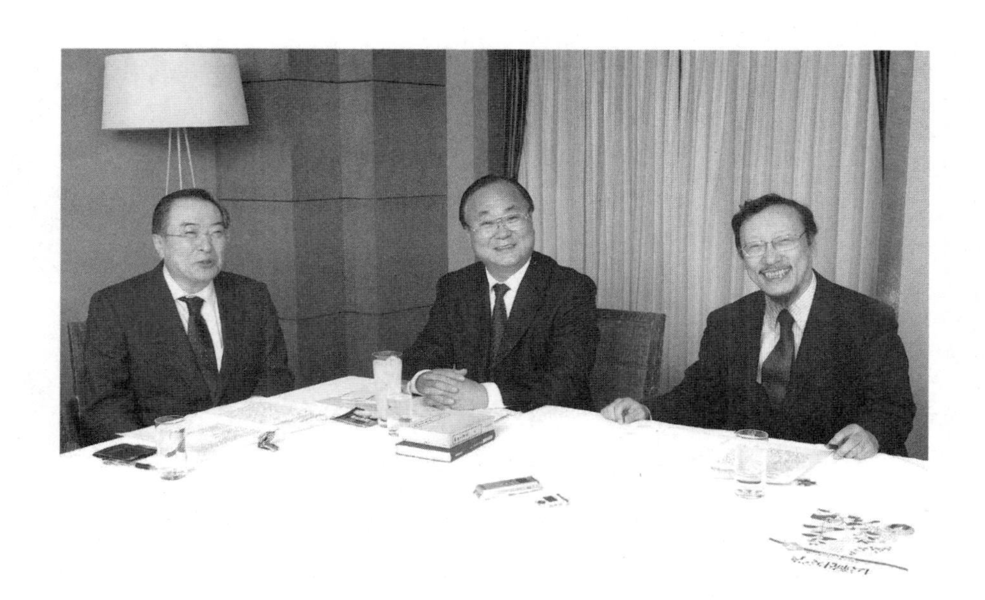

译著缀语

1. “特别篇”的座谈与“2008 日中仲景学术高端论坛”

2008 年 11 月，时任北京中医药大学副校长、中华中医药学会仲景学说分会会长的王庆国教授，带领中华中医药学会仲景学说分会代表团赴日参加由中日双方联合主办的“2008 日中仲景学术高端论坛”时，日方主办单位的召集人秋叶哲生先生与平马直树先生特意邀请他出席了这一“特别篇”的座谈交流。

译著者戴昭宇当年是本次国际交流活动的联络人之一，于本次特别篇的三人座谈现场担当翻译，也参与并见证了当时的交流。

说到 1980 年以来举办的中日两国间有关仲景学术的国际高端学术会议，1981 年 10 月 13—14 日在北京中医学院（现北京中医药大学）召开的“第一届中日伤寒论学术研讨会”可谓盛况空前。该次盛会由中华中医药学会与日本东洋医学会以及日本医师东洋医学会共同主办。译著者戴昭宇当时入学北京中医学院未久，有幸亲历交流，并因为学习日语而对该次中日双方的交流十分关注。

1985 年 10 月，在张仲景的故乡河南省南阳市，又召开了盛大的“第二届中日伤寒论学术研讨会”，其间还在刚刚修复的南阳医圣祠举办了两国医学界联合的纪念活动。有关这两次交流的实况，中日两国都有报道，相关论文也被刊载。日本东洋学术出版社《中医临床》编辑部还先后发行了日文版的《日中伤寒论研讨会纪念论集》

《仲景学说研讨会记录》特刊。

其后，译著者戴昭宇曾聆听多位参与过上述交流活动的亲历者的回顾，目睹他们因仲景学术而变得活跃的两国传统医学交流所表现出的激动与感慨。不过，上述两次学术交流也使现代中医学界与日本汉方医学领域的诸多差异（例如虚实概念、六病位与六经、方证相对与辨证论治以及两国间用药量的不同，等等）得以凸显，加之在上述活动过程中，日本团体内部曾出现争执，以至于其后多年类似的两国传统医学界高端交流未能持续。

在东京举行的“2008 日中仲景学术高端论坛”，被日方视为时隔 20 多年之后两国伤寒学术界交流的再度开端。日本主办方代表正是秋叶哲生先生与平马直树先生。日本的演讲者分别是小曾户洋教授（北里大学东洋医学综合研究所医史部门负责人）、牧角和宏教授（原北陆大学药学部教授、牧角内科医院院长）。

中华中医药学会仲景学说分会代表团由会长王庆国教授（北京中医药大学）任团长，李宇航（北京中医药大学）、李赛美（广州中医药大学）、何新慧（上海中医药大学）、姜德友（黑龙江中医药大学）、黄家诏（广西中医药大学）、王伯章（广东医学院）、梁永宣（北京中医药大学）、陈萌（北京中医药大学）、温桂荣（香港新华中医学会）等专家为主要成员。中方代表王庆国教授在会上做了《中国近 30 年来仲景学说研究概况》的报告，何新慧教授做了《根据张仲景的阴阳调节理论诊治妇科病》的报告。

日方小曾户洋先生题为《近年来张仲景医书在日本的出版概况》的演讲，从回顾 20 世纪 80 年代他先后参团赴北京和南阳参加前述的中日伤寒学术研讨交流活动开始，着重就其后的日本仲景文献研究进行了考察和介绍。其中提到目前《伤寒论》的最佳善本是明代赵开美本（堀川版与内阁文库版），并对《金匮要略》元邓珍版与明无名氏版加以探讨。进而还介绍了他本人从《小品方》卷1残卷中获取有关仲景医书原貌与来历之珍贵线索的研究。在近年来刊行的有关《伤寒论》《金匮要略》的研究专著中，他认为森立之的《伤寒论考注》《金匮要略考注》堪称白眉，山田业广的《金匮要略集注》、东洋出版社发行的《伤寒金匮研究丛书》等值得提及。2007年，汇聚多位日本学者关于仲景学说研究的论文集《宋以前伤寒论考》由东洋学术出版社出版，引起日本伤寒学界的广泛关注。

牧角和宏先生，致力于宋版《伤寒论》的文献学研究多年，对赵开美本以及宋代前后的仲景相关著作内容，有多方位细致入微的考察，发表论著多篇,《宋以前伤寒论考》也是以他为核心的日本志同道合者研究成果的荟萃。在该次学会上，牧角先生主要围绕着宋版《伤寒论》的构成、伤寒病的时代变迁、见之于宋版《伤寒论》以前的仲景著作相关内容、宋版《伤寒论》的特殊性等加以探讨。

此外，还有许多中日学者以论文投稿形式参与本次学术交流。牧角和宏的《宋版〈伤寒论〉的成书与成无己〈注解伤寒论〉之后》，作为他在学会上演讲内容的姊妹篇发表；秋叶哲生先生的《关于日本汉方医学方证相对的方法论》、冈田研吉先生的《少阴病提纲的来源》、安井广迪先生的《伤寒论与流感的治疗》、加藤久幸先生的《〈伤寒卒病论集〉与茯苓》，以及中方李赛美先生的《〈伤寒论〉现代临床运用研究概述》、杨红与李宇航等的《〈伤寒论〉方剂的文献计量学研究》、王伯章先生《论〈伤寒论〉〈金匮要略〉的临床思维纲目及其现代指导意义》、黄家诏先生的《慢性肾炎的经方辨治思路》、王庆其先生的《读仲景经典，做临床实践》、梁永宣先生的《玉函概念的演变》、陈萌先生的《药证相关的中药理论层次分析》、温桂荣先生的《浅谈临床应用经方的点滴体会》、李兴广先生的《仲景方甘草与乌附配伍增效减毒的研究》、储全根先生的《〈景岳全书·伤寒典〉对〈伤寒论〉的补充》、姜德友先生等的《基于古今医案数据分析的消渴病证治规律研究》，在日中国学者郭秀梅先生的《森立之〈伤寒论〉考注》、孙基然先生的《奔豚汤的由来》、程炳钧先生的《〈伤寒论〉中针灸治疗的作用》、戴昭宇先生的《日本古方派的〈伤寒论〉研究临床管窥》等内容，丰富多彩，蔚为大观。

顺便提及，冈田研吉、牧角和宏、小高修司先生 3 人联名主编的《宋以前伤寒论考》，经杨文喆、张再良翻译，其中文版已经于 2018 年由上海科学技术出版社在中国发行。兹抄录该书中文版的介绍内容如下，以供读者参考：

"目前国内对于《伤寒论》研究大多是围绕"三阴三阳篇"进行。《宋以前伤寒论考》的作者牧角先生着重研究《宋版伤寒论》"三阴三阳篇"以外的子目条文、可不可篇、细字注记等记载，其内容反映了宋代以前各类医书的重要注解部分。古代针对"狭义伤寒"的临床应用曾有过各种书籍，但是作者们认为《宋版伤寒论》是宋代以后针对"广义伤寒"的新治疗概念而改写的。作者小高修司先生就汉、宋两代的气候史、疫病史考察了《伤寒论》的历史变迁，进一步论述了现代临床应该如何活用《伤寒论》"……"本书以重新审视《伤寒论》沿革为目的，考证宋以前《伤寒论》的情况，不仅具有文献学上的意义，而且从临床上也能够给人以很大的启示，可谓当代伤寒杰作”。

2. 汉方、汉方药与中医中药

“汉方”的称呼源于江户时期西医学传到日本之后。日本的西医学最初由荷兰人传入，当时被称为“兰方”。为了便于区分，源于中国的医学体系就被称为“汉方”。“汉方医”“汉方药”以及“汉方医学”等名词，是随之派生出来的。

为此，汉方医学最初是日本对源自中国的中医药学的称谓。其后，它则指代中医学在日本所形成的分支——经过江户时代的演变而发展至今的日本汉方医学，即“日本化的中医学”。从前文提到的两国间对于虚实和三阴三阳六经与六病、证等基本概念的认识差异，到临床诊疗和方药应用的思路与方法论的诸多不同，以至于中医学与汉方医学二者在目前中日两国所处的社会地位不同等等，两者的现状难以一概而论。用现代日本医家吉元昭治先生的话讲：今天的中医学与汉方医学之间的关系是“同源异流、同根异枝”。从学术研究和交流的角度考虑，如果正视二者之间的种种差异，我们就不能再简单地将汉方医学与中医学加以等同或混为一谈。

总之，汉方或汉方医、汉方药，是日本人对源于中国却已经被日本化了的传统医药体系的称谓。同一种天然药物，如果按照中医学的理论、经验和原则而加以应用，就会被称为“中药”；如若按照汉方医学的见解和诊疗方法论以及经验应用，就会被视为“汉方药”。为此，日本的汉方界意识到自身与中国中医中药的不同，在学术上一般不会将中国的中医药称为“汉方”或“汉方药”。

所以，每当反观到在中国有人给中医贴上“汉方”或“汉方药”的标签时，总会令人感到似是而非、不伦不类。不过，汉方医学与中医学之间虽然有异有同，但毕竟是同多于异。

到底应该如何认识汉方医学与中医学的关系？这在中日两国之间是个“剪不断，理还乱”的问题，见解也是见仁见智。

从中国来看，“同根异枝”的汉方医学归根结底还是从属于中医学体系的，广义而言可以将它视为中医学的一个海外流派；但从日本来看，随着1972年中日邦交的恢复，中医学开始被重新输入日本且其声势也正逐步扩大，形成了在日本传统医学界（汉方界）里不可忽视的一个学派。由此角度而言，在目前日本的汉方界中存在中医学派，在日本流传的中医学被涵盖于汉方医学的范畴之中。所以，日本语境中的汉方或汉方药，有时也会包含或指代中医药学的部分内容。

在古代，包括中医药学在内的中国文化科技对日本产生了极大的影响；近代以来，我们也不能忽视日本汉方医学与中国中医药学之间的相互影响，所以二者之间也并不存在泾渭分明的界限。

还要提及的是：在中国，中医学的内容包含中药学与针灸推拿学；但是在现代日本，说到汉方或汉方医学，则主要是指运用汉方药的诊疗和研究体系，针灸学内容并不在其列。针灸学与汉方医学领域合在一起，在日本统称为“东洋医学”。

第3篇

本间枣轩治神志病　泻心汤也是安神方

医家简介：本间枣轩，名资章，字和卿。1804年（日本文化元年）出生于邻近江户（现东京）的水户（现茨城县的政府所在地）。他承继家学，是本间医家的第7代传人。17岁到江户，师从原南阳学习汉方，跟杉田立卿学习兰方，向大田锦城学习经学，又为纪州（今长野县）外科名医华冈青洲的门人。其后，赴长崎一边学习种痘术，一边见习兰医西博尔德（Siebold）的医术。数年后回到江户日本桥开业，实践华冈青洲的医术。1843年（日本天保十四年）成为弘道馆的医学教授、水户藩医。1857年（日本安正四年）为脱疽患者实施日本首例下肢截肢手术。其代表作有《疡科秘录》《续疡科秘录》《内科秘录》。不仅是外科，在汉方领域也显示出卓越的见识。1872年（日本明治五年）逝世，享年69岁。

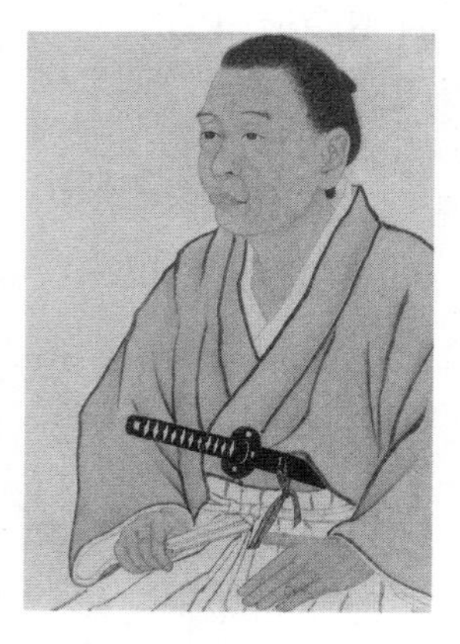

本间枣轩肖像
武田科学振兴财团
杏雨书屋藏

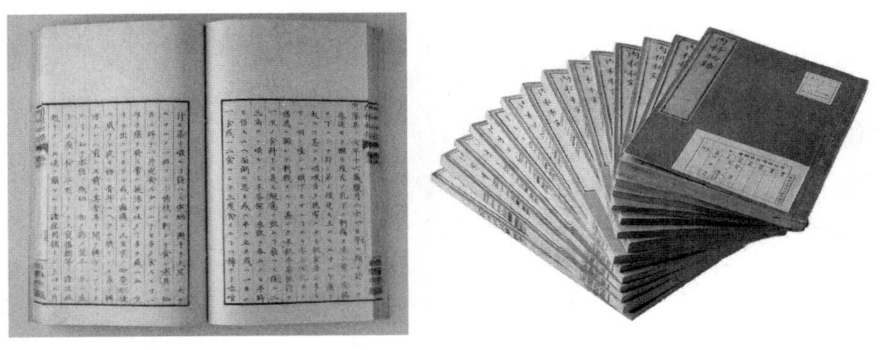

《内科秘录》北里大学东洋医学综合研究所藏

1. 奔豚、噎膈、惊痫案

同藩某氏，年四十九。客气起于脐，上行先冲心胸，散漫于项背，兀兀而强。觉其气之来如雾如烟，发则日两三次，咽喉因之狭窄，饮食为之哽噎，不能顺下。或呕逆，或吐涎沫，日渐消瘦，噎膈之症悉具。所异处，在于因闻见之物而惊或恐者倍于平生。众医皆从膈论治而未奏寸效，几欲坠入死地，请予诊之。予先一望，其眼光闪闪运转不定，此乃痫之一候。即付与半夏泻心汤。经五十日余全治。盖因痫致食道不遂，发则状若噎膈。

——近世汉方医学书集成（21）　本间枣轩《内科秘录》(1)　名著出版　pp. 575—576

秋叶：本间枣轩作为华冈青洲的弟子，是一位有名的外科医师。但他同时也精通汉方医学，他师从同在水户藩的汉方大家原南阳学习内科。在西博尔德（Siebold）1823 年到长崎给日本带来西方医学之后，枣轩先生也奔赴那里，学习种痘技术。他曾在《种痘活人十全辩》中写到："这是一种前所未有的疗法，且于未病的防治来说功效良卓。"他是外科医师，且有着客观求是的风骨，思维方式也不拘一格、非常开放。

平马：枣轩先生所处的江户幕府末期，相当多的西医知识已经传入日本。

秋叶：枣轩先生逝世于明治时代的初期，他最后的官职是水户藩的藩医，也是种痘的管理者。其祖父本间玄琢的家，位于茨城县霞浦岸边的旧小川町。在我所住的千叶县，以往华冈青洲医派的传承者相当多，或许这与茨城和千叶之间仅仅夹着一条利根河相关。说句题外话，一位上了年纪的千叶县老医生曾经告诉过我，他父亲直到昭和时代初期，在手术中还常使用麻沸汤来麻醉。麻沸汤是经由华冈青洲改良而成的全身麻醉药，即使是在麻醉复苏之后其镇痛效果也可长时间持续。所以就痔疮手术而言，该法最易于应用。

平马：日本在战后医疗健康保险制度普及之前，传统的外科疗法曾被长期沿用。

秋叶：是的。说到本间枣轩的外科治验录，内容是非常活灵活现而精彩有趣的。但是他的内科治疗记录并不太多。不过，因为我是他的忠实粉丝，多方搜求找出了他单用汉方治疗内科疾病的医案。所以，今天能就这样的医案加以探讨，我感到十分兴奋。

秋叶：噎膈是种什么样的病
平马：气与食物的通过障碍

秋叶：本次我们从本间枣轩的医案中选取了 2 个噎膈病例。首先，噎膈是一种什么病，能否请平马先生先来介绍一下？

平马：所谓噎膈，是胸膈部位食物通过障碍。既可由器质性病变引起，也可由功能性病变而致。其中以食道癌或胃癌居多，也有因食道痉挛或贲门失弛缓症以及反流性食管炎等引起食道下端狭窄而致者。由于最常见于食道癌，所以说到噎膈历来有不治之症的印象。不过，我们本次所探讨的 2 例食物吞咽障碍均由气机升降失调引起，我认为都属于功能性疾病。

秋叶：本例患者的主诉是“咽喉因之狭窄，饮食为之哽噎，不能顺下”。亦即自觉咽喉狭窄，食物吞咽不下。哽与噎都是咽喉梗阻不通之意。与此同时，“因闻见之物而惊或恐者倍于平生”，是说患者还具有强烈的恐惧感。

平马：这是神经过敏的状态。

秋叶：“众医皆从膈论治而未奏寸效”，可惜这里没有提示以往的医生们采用过哪些具体的治疗方法。

平马：如果是后世方（时方）派医家，对于噎膈的治疗大多会参考《古今医鉴》的顺气和中汤或《济世方》的调元饮等方，其中都有半夏和枳实等通降胃气药。当然，《金匮要略》中的大半夏汤也可用于吞咽障碍。若考虑为结胸证，也可考虑应用大陷胸汤或柴胡陷胸汤。只是，如果是食道癌所致，治疗就不是轻而易举的了。

秋叶：此外，还有名古屋玄医创制的利膈汤。利膈汤里也有半夏，我看这一点倒是与本例治疗所用的半夏泻心汤有所相同。

平马：本间枣轩就患者的神经过敏状态，称“此乃痫之一候”。一般而言，所谓“痫”是指具有发作性意识障碍的病症，相当于西医癫痫或歇斯底里之类，但是在日语里“痫”也指“痫积”（暴躁易怒）发作那样极度的精神亢奋状态。在此，我们既可以考虑患者是歇斯底里发作，也可能是更广泛意义上的心因性躯体化障碍之表现。这样的话，就需要通过调气来治疗其心因性的躯体化症状。要治好食物难以下咽或者呕逆而吐的症状，首先需要调整气的升降。半夏泻心汤的功效正好与此相应。

秋叶：噢，那就是针对心下而治。

平马：是的，喜欢用经方的医师们，都知道半夏泻心汤是针对心下痞的方子。

秋叶：所谓“痞”，实质上就是升降障碍。

平马：是的，“痞”由上焦的胸与中焦的脾胃之间气的流通障碍而产生。我推测，本间枣轩先生也是按照情绪因素导致膈气不通、食物通过障碍而难以下咽这样一个过程来解释本病的。

平马：理解泻心汤的构成非常重要
秋叶：半夏泻心汤泻心火而调气机

秋叶：话题可能要脱离一下半夏泻心汤，我想问问这“泻心”

是什么意思？

平马：顾名思义，泻心汤的意思就是清泻心火。泻心汤的原型，是由大黄和黄连组合而成的大黄黄连泻心汤。不过，要增强黄连的泻心之力，需要黄芩辅助，三黄泻心汤就是这样诞生的。宋代的林亿在整理《伤寒论》时，曾于大黄黄连泻心汤的原文旁加注，怀疑该方不仅仅是2味药，原本应该是含有黄芩在内的3味药方剂。只是，我认为他的见解有些牵强：大黄黄连泻心汤的原型应该就是大黄和黄连二者的组合，这构成了泻心汤的核心。泻心汤类方中其他含有大黄和黄连组合的方剂，可举出多首。但是发展到半夏泻心汤、生姜泻心汤、甘草泻心汤系列时，虽然还戴着泻心汤之名，大黄却消失了。这样一来，泻心汤原本的核心药物，就仅仅剩下可以清泻心火的黄连了。为此，泻心汤名称的由来也可以理解为是从黄连的功效而来的。

秋叶：这很有意思。

平马：“打仗亲兄弟，上阵父子兵”。能够增强黄连功效而常与黄连相须为用的伙伴是黄芩。发展到半夏泻心汤、生姜泻心汤、甘草泻心汤，黄连和黄芩在这些方剂中的功效就不单单局限于清泻心火了，二者还可发挥其他作用。

秋叶：我也记得，在江户时代的医案中，也有针对梦游之类病症选取半夏泻心汤治疗的案例。该方不仅仅泻心火，还能调气机。

如果说起黄连和黄芩配伍的方剂，也常常会让人联想到黄连解毒汤。与上述的半夏泻心汤、生姜泻心汤、甘草泻心汤相类似，黄连解毒汤也正适用于心火为患的病症。而且，该方也可以治疗胃肠疾病。

平马：是的，黄连解毒汤也具有清泻胃火的功效。

秋叶：与此同时，黄连解毒汤还能燥湿，这样会影响到胃中的津液吧？

平马：对于阴津不足者，黄连解毒汤是不能长期使用的。同样可以清泻胃热的白虎汤，其适应证与黄连解毒汤就不同了。

秋叶：白虎汤的适应证应该是因热伤津而出现津液不足的状态。这时如果用了黄连解毒汤，就会更伤其津而加重症状。当此之际，就需要运用白虎加人参汤，因为其中的石膏和知母具有生津作用。

平马：脾胃功能影响气的升降
秋叶：半夏泻心汤也是胃肠药

平马：半夏泻心汤用于脾胃失和、升降失调的病症。脾与胃是消化道的中枢，二者互为表里。脾与胃彼此协调而进行食物的消化和吸收，脾担当着消化食物并吸收其中的精华（营养）而后将其送到心和肺的功能。肺通过呼吸运动，将营养精微中的气布散到全身。心将脾运化来的精微物质变化为血并令之循行周身。脾气运行的方向是升清向上的，而胃则将其初步消化过的食物下降至小肠和大肠。胃还与同属于阳明经的大肠的机能相关，食物中无用的糟粕化为粪便而从大肠排出。小肠则将不需要的水分送往膀胱，作为小便排出。这其中向下的推动力主要依赖于胃气。

尽管脾胃之气的循行方向相反，但二者通过协调运动而发挥作用，比如肠道的蠕动就是凭借着脾的升清和胃的通降功能之协调而不断推进的。其结果是令消化、吸收、排便得以顺利进行。在此基础上，脾胃还发挥着调整全身气机升降的中枢作用。

秋叶：脾胃的作用非常重要。

平马：在气机升降之中，易于失调的部位是膈，这个膈可以理解为我们今天所称的横膈膜。其位于食道下部和贲门之间，易于发生气的堵塞而出现病变。对此，早在张仲景的时代即已就此类病变提出多种治疗方案，半夏泻心汤就是其中一个具有代表性的方剂。

方才我们提到胃主通降，以降为和。此外，胃还有“喜濡润”的特性。也就是说，胃若不是在濡润的状态下就难以发挥其通降机能。这就好比发动机也需要冷却水一样，胃如果缺乏阴津的濡润就无法发挥作用。胃阴不足的干燥状态会导致胃火上升，胃气因而无法向下通降。由于火性炎上，会带动气也上行，令胃气易于表现出上逆的病变。

秋叶：是的，燥则生火！

平马：与此相对应的是“脾恶湿”的特性。过多的水湿会增加脾的运化负担、降低其生理功能，消化和吸收也会因之而异常，表现出腹泻等症状。所以说，脾在相对偏干的状态下才易于发挥正常功能。脾胃还可出现湿与热混杂的病理状态，这是胃热内蕴同时脾为寒湿所困的寒热错杂之证。此时，胃气无法顺利通降而易于上逆；进而脾也难以升清，可能导致脾气下陷。

秋叶：确实如此。半夏泻心汤经常被作为胃肠药应用，此颗粒成方还可应用于其他病症吗？

平马：广而言之，因其可以调整气的升降，故可应用于诸种相关病症。

秋叶：这样说来，即使是与消化系统无关的病变也有可能应用？

平马：气机的升降是以脾胃为中心的，半夏泻心汤的功效也集中于调整脾胃，其结果是促进全身气机的升降平衡。特别是我们本次提示的医案有客气亦即逆气的上冲发生。如此症状，临床上可见于心脏神经症，也可见于通气过度综合征。诸如此类并非属于消化系统的病症，半夏泻心汤也是可能发挥出疗效的。

秋叶：从这个医案来看，患者表现出相当多的精神症状。易于受惊、眼光闪闪而流转不定，据此特点就可以认定为心火而使用泻心汤吗？

平马：半夏泻心汤的使用，是以清胃热而调整气的升降为基本目标的。但其原本就有泻心之名，是因它也确实具有清泻心火的作用。

平马：以和解为目的而使用半夏泻心汤
秋叶：方剂应用也应考虑到单味药功效

秋叶：原文称“经五十日余全治”，意为50多天一直使用相同的方药。对于西医大夫来说，数十天总是持续服用相同的药物，或许也会感觉到一些不妥，对此我们应该如何考虑呢？

平马：刚才我们谈到过大苦大寒的黄连解毒汤，因其药性极端偏颇，若长期饮用反而可能会引起身体的阴阳失调。在这里，连续使用的是半夏泻心汤这样寒温并用而可调整升降失常的药性温和方药，所以才可放心使用。类似的医案有不少，如作为和解剂的小柴胡汤长期服用的例子，推测此案例中本间枣轩也是将半夏泻心汤作为和解剂而用了。

秋叶：半夏泻心汤的组成的确与小柴胡汤非常相似。不仅仅是配比，组成上也不过是将柴胡换成黄连，易生姜为干姜而已。

平马：针对寒热错杂，气机失调之证，张仲景施展出和解之法，其代表方就是小柴胡汤与半夏泻心汤。其实，我认为旋覆代赭汤也可以归到此类方中。

秋叶：小柴胡汤中使用了生姜，半夏泻心汤中使用的则是干姜，这是为什么呢？

平马：中焦脾脏受寒的状态需要用干姜来温暖，用干姜来鼓舞脾气。

秋叶：半夏泻心汤在使用黄连泻胃热的同时，又使用干姜暖脾寒。正像平马先生所说的那样，是一剂力求平衡的方药。

平马：方中的半夏可使中焦之气下行。在后面我们将要讨论的是半夏泻心汤加茯苓。半夏既可以降脾气，又可以化痰，为加强它的这些功效，更借助茯苓来辅佐。半夏加茯苓就成为小半夏加茯苓汤，进而构成了二陈汤的核心。为此，可以说半夏泻心汤特意加味茯苓是为了实现在调整脾胃升降失调的同时，祛除停滞于脾胃中的痰饮这一目标。

秋叶：半夏泻心汤是日常频用的方药。如果我们能对其中各味药物的功效特点加以深究，就可以扩大该方的应用范围，使选方用药更加灵活且精准到位。

平马：在日本，半夏泻心汤的颗粒剂应用很方便。不过，如果使用汤药的话，从半夏泻心汤还可以扩展出甘草泻心汤和生姜泻心汤等系列方。刚才我们谈过该方加茯苓的应用，实际上该方的加减应用方法非常丰富多彩。据说在大塚敬节先生某一时期的频用处方中，半夏泻心汤曾经名列首位。

秋叶：半夏泻心汤是如此频用的一个方剂。本医案虽然简短，却非常有意思！

平马：是的。针对噎膈的症状选用半夏泻心汤治疗就很有意思，判断患者心因性的“痫证”后依然使用半夏泻心汤，更令我们感到意味深长！

2. 惊痫、噎膈案

同藩某之女，年十六岁。腊月二十一日卒发痫而昏迷。醒后，左乳下刺痛生，常以左胁向下而卧，若向上须臾则痛甚，咽喉随之狭窄，饮食多时噎梗于咽，难以顺下。左乳下痛处亦每因碰触而加剧。一次食量米汤半茶碗许，此亦非能纵意饮下，每每仅能啜吸二三滴。因烦吞饮半茶碗米汤也需费时，或中途而止，或一日一食，或一日二食，少有三餐之时。味噌酱汤入口亦会生痛而不能啜，风干年糕必碎成黄豆大小以牙签挑食，米果零食也仅能进食细碎一片。稍有多食辄痛发，常吐出多量涎沫。时或夹杂血丝，或齿痛，或五官知觉过敏，夜有声响入耳则无法成眠。药若换方，即令在煎药前患者凭鼻嗅亦可知方药有变，善辨察细微毫末之物。翌年春其痫又发，上窜搐搦等症卒然并起，难以即刻平息。诸症因循至四五月也毫未疲顿，然亦有昼间谈笑或卧床把玩歌骨牌时。每逢雷雨，必应之泄泻两三次。饮食极少而久病却未见瘦削，诚难思议。因其两度发痫，认定为痫病而与抑肝散加黄连、羚羊角，五月初转方为半夏泻心汤加茯苓，七月初又更投以麦门冬汤。及至秋冷，胸中之痛稍减，饮食渐增。至初冬时分，痊瘉。

——近世汉方医学书集成（21）　本间枣轩《内科秘录》(1)　名著出版 pp. 580—582

秋叶：眼前浮现此年轻女性神经过敏的样子
平马：此痫可能是癫痫，也可能是歇斯底里

秋叶：我们来讨论第2例吧。年龄16岁的女性，突发痫病。

平马：此痫可能是发作时伴随有意识障碍的癫痫，但也可能是属于歇斯底里发作。

秋叶：患者左乳下刺痛，进而咽喉出现进食困难。医案中此处的描写，本间枣轩的笔致生动而冷静，让我们感叹他不愧为一名外

科医师。本案展示了多种多样的症状，应该如何考虑其诊断呢？

平马：推测引起该患者疼痛与吞咽障碍的原发疾病，是非常困难的。到底是心因性疾病还是伴有疼痛的食道痉挛，难以说清。从患者“味噌酱汤入口亦会生痛而不能啜”的情况来看，也可考虑伴随有反流性食管炎的可能性。与刚才讨论过的首例患者一样，本例的患者也是处于神经过敏的状态。

秋叶：是的，本例患者也见有多种精神症状。

平马：本案记述患者的症状自从发作性地出现以来，饮食几乎无法通过咽喉下咽。不过，我从文中“饮食极少而久病却未见瘦削，诚难思议”的描写来推测，该病人也可能有还可以进食的食道通畅的时日。由此考虑，我感觉本例患者很有可能属于心因性疾病。

秋叶：让人感觉有趣的是，“药若换方，即令在煎药前患者凭鼻嗅亦可知方药有变”这一句的描述实在是活灵活现。读过之后，此年轻女性神经过敏的样子就浮现到了眼前。与此同时，医案中也提示了“有昼间谈笑或卧床把玩歌骨牌”的情况。

平马：这说明患者在心绪平静时，也有轻松愉快的晴光好日。

秋叶：“每逢雷雨，必应之泄泻两三次”的提示也很有意思，说明患者非常容易受到环境变化的影响。

平马：是的，对于气压的变化也是十分敏感的。

平马：抑肝散“平肝息风”的含义
秋叶：加味用黄连与羚羊角的理由

秋叶：本间枣轩最初为此患者开的处方是抑肝散，“因其两度发痫，认定为痫病而与抑肝散加黄连、羚羊角”。这抑肝散出自中国明代的《保婴撮要》(薛铠撰，其子薛己增补)，本间先生在原方基础上加用了黄连与羚羊角。由抑肝散的方名来看，其中的“肝”字所指就是五脏之中的肝吧。

平马：在此，或许本间先生考虑本病是由肝气逆乱而引起意识障碍的发作。抑肝散原本主要是用来治小儿夜啼的，具有平肝息风的作用，亦即安抚肝气的逆乱。肝主动，肝气逆乱可以生风而诱发痉挛。按五行理论来看，肝属于木而应春季，一个多风的季节。在中国，中原地区裹挟着黄沙的狂风常在春季引起树木剧烈摇撼。与此相应，肝风则可在体内引起身体的痉挛。抑肝散就是平息肝风的一个代表方。其中有柴胡等药可以疏调肝气，钩藤则能平肝阳、息肝风。

秋叶：在抑肝散基础上加用黄连和羚羊角，用意何在呢？

平马：黄连和羚羊角都是清热药，尤其可以清心泄热。黄连有清心除烦的作用，泻心火而能缓解烦躁状态。羚羊角既可作用于心，也可作用于肝，能平肝风、清肝热，常常作为治疗热性痉挛或惊厥的特效药。所以，在抑肝散基础上加用黄连和羚羊角，我感觉其用意也是着眼于肝风，亦即预防痫病的再发作。

秋叶：其后，转方为半夏泻心汤加茯苓，对此应该如何分析呢？

平马：本间没有说明他的转方理由，我们可以参考上一例医案中半夏泻心汤的功能与用法。我推测可能与使用抑肝散加黄连羚羊角后，意识障碍的发作消失了有关。

秋叶：为什么又转方用麦门冬汤
平马：治疗的关键点还是在于胃

秋叶：本医案的最后提到“七月初又更投以麦门冬汤”，这是在使用半夏泻心汤加茯苓 2 个月后再次转方为麦门冬汤。我们常常将呼吸系统疾病形容为“大逆上气，咽喉不利”，而本患者的呼吸系统障碍却有所不同。平马先生，您能否就本间枣轩在此的观点为我们解说一下？

平马：出自《金匮要略》的麦门冬汤，正如原著所提示的“大逆上气，咽喉不利。止逆下气者，麦门冬汤主之”，原本是用于下气的处方。现在，我们经常针对肺的症状使用该方，实际上麦门冬汤的治疗靶点在于肺、胃两处。

秋叶：这就是说，我们通常仅仅是将着眼点放在肺或胃的一方了而已。

平马：麦门冬汤常常用于润肺，但它也可以润胃。所以，针对糖尿病等病变所表现出的咽干胃热状态也可以运用。此案中，麦门冬清润而降胃火。不过，麦门冬的作用与石膏不同，石膏清泄胃的实热，麦门冬滋润胃阴而可清除胃的虚热。所谓大逆上气，说的是胃的虚火上炎导致气的上逆。麦门冬此时能够润胃而镇虚火。

秋叶：本方也常常用于干燥综合征，说明它具有良好的滋润口腔作用。

平马：要注意原方里麦门冬与半夏的配比
秋叶：半夏泻心汤与麦门冬汤具有关联性

平马：在张仲景经方中，有与麦门冬汤极为相似的方剂，那就是竹叶石膏汤。该方是由麦门冬汤加上其方名所示的竹叶和石膏所构成。

秋叶：因为加入了石膏，所以既可滋补阴津，也可清泄实热。

平马：针对病后余热未尽，虚热与实热并见的状态，润燥生津而可清热的就是这个竹叶石膏汤。不过，需要注意，麦门冬汤与竹叶石膏汤中麦门冬和半夏的配比是大有不同的。

秋叶：二者有何不同呢？半夏祛痰化饮是燥湿药，为什么生津润燥的麦门冬汤与竹叶石膏汤中需要用半夏呢？

平马：在原著中，麦门冬汤里用麦门冬 7 升、半夏 1 升。这 7 升的量是相当多了吧。大量的麦门冬清润以治虚火，在此基础上为了和降胃气而使用了半夏。不过，为了避免辛温燥性伤津，半夏只用了相当于麦门冬 1/7 的量。方中还有人参、甘草和粳米等多种能够生津润胃的药，共同起到防止半夏伤津的作用。这人参、甘草和粳米，可以说是张仲景常用的配伍，不仅仅是麦门冬汤和竹叶石膏汤，白虎加人参汤里也有同样的配伍应用。去掉麦门冬汤中的麦门冬和半夏，换成石膏和知母就成为白虎加人参汤。麦门冬和半夏相配，滋润胃阴而清虚热并降胃火，白虎加人参汤里的石膏和知母，则主要是清泻胃中实热的药。在此基础上，人参、甘草和粳米的组合能够润胃而滋养和中。人参在此并非为了补气，其用意是生津润燥。

秋叶：对于常用的方剂，我们需要熟知其组成。

平马：在颗粒剂中像麦门冬和半夏这样 7∶1 的悬殊配比，也并非个别现象。但是，如果拿麦门冬汤仅仅用来润肺或润胃，当然也是可以的。到了日本昭和时代，麦门冬汤成了今天麦门冬和半夏之间 2∶1 这样的配比。不过，我们需要知道，原来的麦门冬汤是按照刚才所介绍过的意图配伍的，是为了防止和改善大逆上气、治疗气机升降失调的方剂。

秋叶：您对这些内容的介绍，非常有意思！

平马：或许是考虑到病情迁延，胃阴有所消耗，于是就采用了这样的治疗调整。

秋叶：如此说来，麦门冬汤在此的应用也具有善后调理的意义。

平马：最终使用此方而治愈了病症，所以也可以说使用本方是最为妥善的了。

秋叶：您刚才提到久病有可能导致阴伤，这对其他患者来说也是必须考虑的一个问题。

平马：在慢性病、特别是炎症性病症中，阴伤现象是非常多见的。

秋叶：您说的这些都非常值得思考。我们平时一般将半夏泻心汤视为胃肠药，麦门冬汤为呼吸系统用药，二者似乎没有什么相关性，想不到从方剂的构成加以分析，两方却非常相近，是具有密切相关性的处方。

平马：是的，咱们今天就本间枣轩调整气的升降所进行的探讨，大有收获。

秋叶：是的！从讨论过的医案可以得知，本间枣轩不仅仅对兰方深有钻研，在汉方领域也是非常有造诣的。他不光是外科名家，对于汉方也多有卓越的见识，令人赞叹！还有，通过今天的讨论，我深感对于日常应用的汉方颗粒成方，深入了解其具体的药物组成也是非常重要的事情。因为日本的汉方界历来有把复方制剂当作一味药考虑的传统。千叶的经方前辈奥田谦藏先生曾经说过：即使是运用成方，也需要我们能够做到随证处方加减。此话与平马先生方才所说的内容是一致的。对于方剂，我们需要了解其中每一味药的特点，把握其配伍和用量，这样才能药与证合。

平马：昭和时代的汉方常用方剂之药量配比，是大塚敬节先生与矢数道明先生、木村长久先生等人多次商议，特别是以汉方折衷派浅川流的木村先生为主，为了能尽量广泛地适用于多种疾患而制订出的现代的汉方标准用量。这一标准量与中国《伤寒杂病论》等原著中方剂的剂量或配比，未必是相同的。师法仲景之心而体会原著中用量配比的意义，对于今天的我们来说，依然是不可忽视的问题。

秋叶：从古典医著的条文到药物的临床实际运用，药量都是一个重要课题。

译著缀语

1. 本篇医案中的病症解读

现代医学关于精神疾病的诊断，各国有不同的标准，并且与时俱进地发生变化。在对本间枣轩的上述两例医案讨论中，平马先生认为两例患者的病症从西医来看都属于神经过敏之类，亦即非器质性的“神经症”。

译著者的考察认识是：例一，发病状若奔豚与噎膈，伴见强烈不安，应该属于惊恐障碍（发作性阵发焦虑）；例二，患者主要诊断为焦虑障碍，伴见纷繁多变的躯体症状，症状表现如同“变色龙”，以广泛性焦虑症为核心而伴见其他心身障碍（如躯体化障碍）。此外，医案中出现的“痫”与“痫积”，在日语中指发作性的精神情绪症状或歇斯底里样的表现，与今天我们所说的癫痫是有所不同的。

2. 疑问多多泻心汤，中日比较应用广

出自《伤寒论》的半夏泻心汤，在中国被誉为“千古胃肠第一方”，至今主要用于治疗心下痞。不过，主攻脾胃病的译著者戴昭宇多年来对该方在理论和临床上一直抱有诸多疑问。参考日本医家对该方的见解，比较中日两国对该方在研究与应用上的不同特点，译著者戴昭宇虽感僭越，但还是想在此提出几点疑问，自认为值得与

同道们一起思考和探讨。

疑问之一是：关于该方的来源。一般认为，半夏泻心汤首见于《伤寒论》的太阳病篇，最初用于小柴胡汤证误下所形成的痞证。其组成，如秋叶哲生先生在文中所指出的那样：该方与小柴胡汤非常相似，不过是将柴胡换成黄连、易生姜为干姜而已。中国医界多认为，半夏泻心汤应该是由小柴胡汤化裁而来。但是，平马先生在分析泻心汤方名的含义与来源时却指出：顾名思义，泻心汤的方义应该是清泻心火。泻心汤的方根或方源，是由大黄和黄连组合而成的大黄黄连泻心汤。而要增强黄连的泻心之力，就需要黄芩辅助，三黄泻心汤就由此应运而生。尽管通过加减变化，大黄在半夏泻心汤、生姜泻心汤与甘草泻心汤三方中消失了，然而黄连及黄芩却始终存在。由此，我们该如何考虑半夏泻心汤及其类方的生成来源呢？

疑问之二是：中国中医对半夏泻心汤的临床应用，至今主要着眼于表现为躯体症状的痞满（胃痞、心下痞，西医归于“腹胀”），具体而言为痞满之中属于寒热错杂、虚实兼夹的痰气痞证。一般认为其配伍是由半夏和干姜组成的辛开组，黄连与黄芩所组成的苦降组，加上人参、大枣、甘草所组成的甘补组这样三组药物组成。功效特点是寒温并用、补泻兼施、辛开苦降。现代方剂学教材中认为泻心汤类方是“虽名泻心，实则泻胃”。由此，诸泻心汤从方名到功效难道不会显得有些名不副实了吗？

译著者戴昭宇经考证发现，“虽名泻心，实则泻胃”的出处，源自清朝光绪年间戴绪安《医学举要》中的“治法合论”。原文是：“心为神明之主。经曰：损其心者，调其营卫。而营卫之调，亦分阴阳。桂枝加龙骨牡蛎等汤，补心之阳也；养心汤、补心汤，补心之神也；仲景诸泻心汤，虽曰泻心，实则泻胃，泻其子也。”由此看出，这里谈的是心病治法。作者认为诸泻心汤是通过泻胃（调和脾胃）治子的手段和途径，以达到“泻心”而治心之目标的。同时也提示了诸泻心汤在功效上具有既泻胃又泻心的作用，包括调整“心主神明”的作用在内。

旁参邻国日本，从江户时期的众多医案以及成书于 1927 年的《皇汉医学》，再到现代临床报道来看，半夏泻心汤在日本更多用于失眠、焦虑、抑郁、惊痫、躁狂等由情志引起的病变，并显示出良好的效果。

其实,《伤寒杂病论》中也早已提示：甘草泻心汤既可用于心下痞硬、干呕，也可治疗具有多种精神症状的狐惑病；而大黄黄连泻心汤则可用于心气不定的心下痞以及热盛迫血的吐衄、躁狂等病症。至于半夏泻心汤，中国医家以之治疗“胃不和则卧不安”的不寐案例，也是古今可见。因此，诸泻心汤具有调整心身的功效，这是毋庸置疑的。

疑问之三是：若半夏泻心汤既泻心又泻胃而心胃同治，那么以之为代表的泻心汤系列方，是否仅仅是通过大黄、黄连及黄芩来泻心而安神的呢？进而言之，安神法的应用与“心下痞”等躯体症状的改善，从治疗机理来看，又具有什么样的关联性呢？

疑问之四是：聚焦半夏泻心汤治疗表现为躯体症状之心下痞的方证病机，中国医界多认为是由胃热肠寒而导致中焦湿热或痰浊阻滞气机，进而形成痰气交阻之痞满。本篇在讨论以半夏泻心汤治疗噎膈与惊痫的案例时，平马先生谈到上焦与中焦之间的横膈膜于气机升降的重要性，也提示了气滞在半夏泻心汤方证中的存在。那么，为什么半夏泻心汤中不用理气药呢？而且为什么不用理气药也能取效呢？考察以半夏泻心汤为首的治痞五泻心汤（还包括主治虚气痞的甘草泻心汤、主治水气痞的生姜泻心汤、主治里热兼表阳虚之痞的附子泻心汤、主治热痞的大黄黄连泻心汤）的组成中，都未配伍理气药，但却都能发挥出和胃消痞的功效。对此，仅仅用"辛开苦降"的药性配伍作解，其说服力是否充足呢？

疑问之五是：《素问·奇病论》明确提出"中满者忌甘"。不过在半夏泻心汤、生姜泻心汤与甘草泻心汤中，都配伍有人参、大枣、甘草等甘温易于壅滞的补气药。为什么张仲景和历代医家在此都无视了前述古训呢？为什么不用理气药而使用甘温益气药也能发挥出消痞除满的作用呢？仅用上述三个泻心汤都被认为是以虚为主的虚痞、三个泻心汤都依靠甘温补虚以治本和辛开苦降以消痞治标来解释，在逻辑和理据上是否顺理成章呢？

译著者戴昭宇在对中药辛开苦降的四气五味认识论基础上，改由从药物具体功效出发的思路，对以半夏泻心汤为代表的五泻心汤的组成药物曾经进行如下解析：

这五首方剂总共由10味药组成，按功效可分为三组：

大黄、黄连、黄芩——清心除烦、清胃降火、泻火安神；

人参、甘草、大枣——益气健脾、柔肝缓急、养心安神；

半夏、生姜、干姜、附子——温燥湿浊、化痰和胃、通阳安神。

可见，诸泻心汤是通过泻心、养心、通阳、和胃等多条途径而调心安神、心身并治的。

译著者戴昭宇认为，这一见解反过来对我们重新认识心下痞（胃痞）所形成的病机，以及诸泻心汤治疗心下痞的疗效机理，也具有重要的参考意义。

近年来，诸泻心汤的现代研究以肠内菌群以及脑肠轴的探讨为前沿，腹胀（包括中医学所说的心下痞或痞满）连同腹痛、胃痛、腹泻、便秘等症状，从现代心身医学的角度来看，常被认为是典型的“躯体化障碍”，也就是心因性的躯体症状或躯体化表现。与东方文化中耻谈自己精神心理问题的传统相关，在中国或日本、韩国等儒文化圈的人群中，由精神心理问题投射或演化为“躯体症状”的比率更高。胃肠病大多属于心身病，特别是临床上多发而常见的多种功能性胃肠病，其发病或病情波动多与精神情绪因素以及高比率共病的焦虑或抑郁障碍有着密切的关联。

临床上常见到愁眉苦脸或表情不安的胃食管反流病、功能性消化不良以及肠易激综合征患者；还有许多抑郁状态或焦虑状态的患者，每每会以痞满或腹胀作为主诉。而且其症状的出现或加重常与情志直接相关，所以至今也被称为“郁证性痞满”或“心因性腹胀”。在民间，也流传有“愁痞”的表述。

《黄帝内经》以来，“胃不和则卧不安”的机理受到历代的重视，反过来“卧不安则胃不和”也是临床上的常见事实。以半夏泻心汤为代表的诸泻心汤，既可治疗痞满等“胃不和”，也可改善“卧不安”等多种精神情绪病症。译著者戴昭宇认为，其疗效机理在于心身并治，重点是通过泻心、养心、化痰、通阳、和胃等多条途径而调心安神。神安则脏腑安，气机和，脾胃升降有序。半夏泻心汤是具有安神功效而且心身并治的良方。

与此同时，译著者戴昭宇还意识到：在至今的中药学和方剂学教材里，安神的方药基本上仅分为重镇安神与养心安神两类。其实，临床上还有清热安神、化痰安神、和胃安神、通阳安神以及柔肝宁心安神等治法和方药的应用。

比较而言，抑郁障碍的治疗强调理气疏肝，而焦虑障碍的治疗更加重视安神。在情志病以及神志病的治疗中，安神方药与安神疗法的研究有待继续深化。是耶非耶？抛砖引玉！

第4篇

以经方之法用时方　随和田东郭话蕉窗

医家简介：和田东郭，1743年（日本宽保3年）出生于摄津高槻（现在的大阪高槻市），父亲为疡科医官。先后拜竹中节斋、户田旭山、吉益东洞等为师。服侍于二条公，1797年（日本宽政九年）被授赐法桥、2年后又被授予法眼职称。其著作《蕉窗杂话》共5编，由门人久保乔德、柁谷守卫清笔录，刊行于1818年（日本文政元年）至1846年（日本弘化三年）间。此外，由门人笔录的著作还有《蕉窗方意解》《导水琐言》《伤寒论正文解》《东郭医谈》《东郭腹诊录》等等。1803年（日本享和三年）殁。

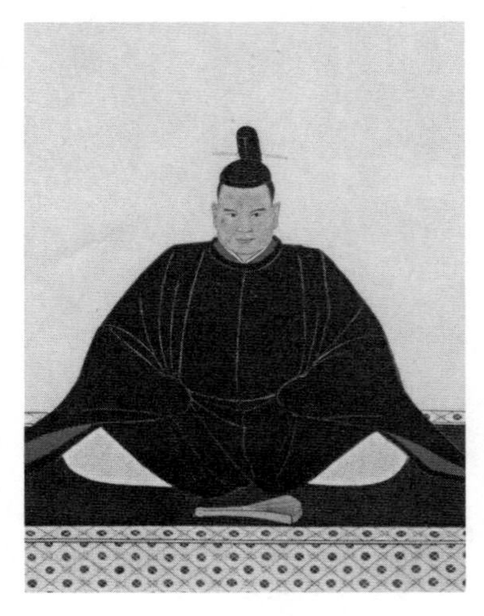

和田东郭肖像
武田科学振兴财团杏雨书屋藏

1. 腹部拘挛案

凡用药方，尽可能从古方中选求不为过也。然古方不足以用时应以近方弥补，如若只嗜古方而成癖则为非也。要尽心斟酌古方法度而用之，也应努力在古方不备处探究近方用法。为何就此我平生反复强调？因对此如理解不好，医术上会铸大错。

某门人，名西村孝安者，自冬感微邪，至春犹未愈。因此门派中人日日来问，彼此提案。孝安今已年五十二，据闻脉、腹，颇呈劳役之候。最初先用医王，其后又用升阳散火加生姜、炒姜、地骨皮等加味，也未治愈。

因之余亦亲自诊之。其脉牢弦也，但并未见真可称为脱候之虚象。舌上有少量白苔，按其腹部则心下支结，自两胁下宛如有两行竹节直立，拘紧以至于皮表而张力弹手。且久久按腹之际，觉其肠鸣多发，有留饮向下。余反复按之，思定此人至今并无所谓虚脱之候，彼之舌候与脉正同体内伏邪之势相应，此有因邪气至今未得解之故也。脉之牢弦，腹部拘挛所由也。

若拘挛解除，在腹部起伏有致之松弛状态尚见此脉，直可称为重度劳役之恶脉，而今并非如此。本症必应先缓其拘挛，遂用柴桂汤合芍药甘草汤，并加入广参二分调治。拘挛缓，舌苔亦消。

回顾此人被众人视为劳役，乃因其是老人。且此例最难分辨处，在于其甚有如劳役者之面色以及牢弦之脉。然则，此人平素慎于调摄，最值称道处乃是对世事并非劳心。能安其分、省情欲，既无下元之虚损，更无可劳役之事情，唯近来有肝气稍动缘故。其动处邪气闭郁而不得解者也。因是，当以缓其拘挛为先。斯样之处，以医王、散火等剂过用，并非能恰切而解者。

日常，尽管对古方应用得心应手，然而对近方用法却还时感困惑。对诸如此类问题，余考虑平日所示，应尽心竭力详审古方，也应由此而推移至近方。如若不然，自会生出毫厘千里之谬。须知医之最先应务之处，止于此也。

——近世汉方医学书集成（15）　和田东郭《蕉窗杂话》　名著出版 pp. 35—38

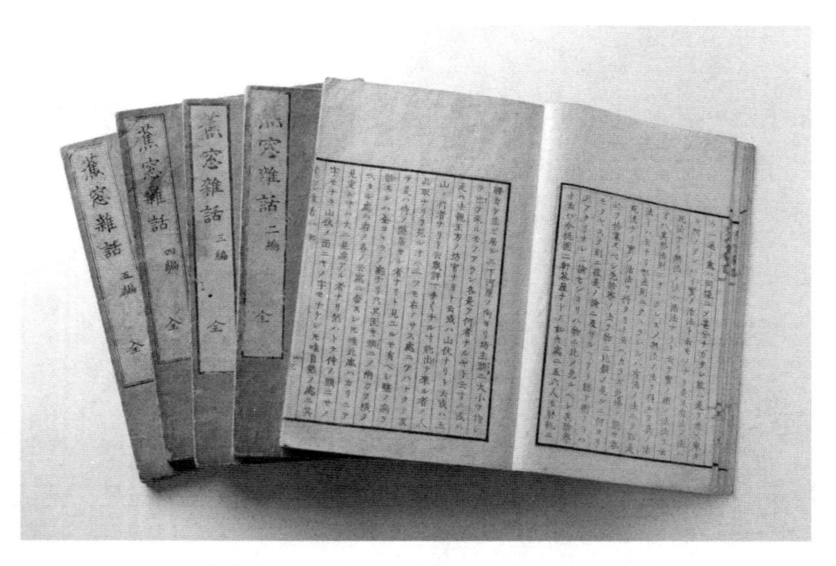

《蕉窗杂话》　北里大学东洋医学综合研究所藏

平马：以经方为主，但也兼收并用后世方
秋叶：我们都可以称之为和田东郭的后辈

秋叶：本次我们要探讨的和田东郭先生，在日本的众多汉方医家中，可以说是人气和声望很高的人物。他的魅力到底何在呢？

平马：和田东郭的特点，在于他善用经方的同时也积极地将后世方运用到自身的临床之中。以他的方剂解说著作《蕉窗方意解》为例，比起古方（经方）的内容，本书收载更多的是后世方（近方、时方）。不过，他重视腹诊，诊疗主要依据腹候，按照张仲景的经方思路而使用后世时方的特点非常鲜明。

秋叶：那他就有很强的独特性了。

平马：我感觉日本昭和时代的汉方医疗与和田东郭的临床特点具有延续性和相似性。同样是以经方为中心，但同时也应用一些后世时方，也同样是以解读经方的方法而运用后世时方。

秋叶：如此临床风格，可以说在日本东郭是首创者，如果按我的理解来看，所谓腹候（也称为“腹证”）原本是为了《伤寒论》与《金匮要略》的经方运用而探索出的诊疗方法。后世派也有独特的腹诊体系吗？曲直濑道三著作中的《百腹图说》以及北山友松子等后世派医家关于腹诊的论述，仅仅留下片段残篇。

平马：所谓后世派的腹诊，特点是将腹部区域按不同脏腑来划分，对于不同部位的腹候，区分为不同脏腑而加以诊断。这一点同古方派的腹诊是大有不同的。

秋叶：的确，即使是在《难经》之中，也有与此内容相关的论述。不过，说到和田东郭先生，他可是吉益东洞门下的弟子。

平马：是的，他 25 岁左右时拜东洞为师。而我当年开始跟随现代古方派代表医家大塚敬节先生学习时，年龄也是与之相仿的。

秋叶：确实非常相似。

平马：我至今从内心里依然对大塚先生非常尊敬。不过我感觉，东郭当时对于东洞似乎并非十分尊敬。

秋叶：和田东郭当年逼迫独重腹诊的吉益东洞“先生，请让我看看您肚子”的故事十分有名，广为流传。说明他对于东洞的诊疗是心存疑念而前去求证的。东郭在跟随东洞学习的同时，也兼收并蓄地吸收了外界多方的知识。

平马：他在学习古方之前曾经师从户田旭山，想必从那里就受到了很大的影响。

秋叶：户田旭山是属于曲直濑道三的后世派一宗吧？

平马：户田旭山要比曲直濑道三晚出许多，是个在古方与后世方之间具有折衷特点的人物。与此相关，和田东郭历来也被认为是一位汉方折衷派的大家。

秋叶：对今天大多数从事汉方临床的医家们而言，在诊疗中既运用古方也运用后世方，可以说我们大家都是和田东郭的后辈。

下面我们进入病例的讨论吧。

“凡用药方，尽可能从古方中选求不为过也。然古方不足以用时应以近方弥补，如若只嗜古方而成癖则为非也。要尽心斟酌古方法度而用之，也应努力在古方不备处探究近方用法。为何就此我平生反复强调？因对此如理解不好，医术上会铸大错。”

秋叶：关于和田东郭的选方用药特点，方才平马先生也已经提到过了。东郭对于“只嗜古方而成癖”的倾向提出了严正的警示。

平马：当时是吉益东洞的弟子们活跃的时代，东郭主要是针对那些人而言的。

秋叶：那时，仅用古方的风气所导致的流弊是否也已经表现出来了呢？

平马：山胁东洋及其门生与和田东郭一门，虽然都是古方派，但是他们对于吉益东洞独重古方并以之为癖的极端做法，还是采取了批判的态度。

秋叶：永富独啸庵在《漫游杂记》里，也同样对此有所批判。

秋叶：门人之病门生会诊未能见效
平马：东郭据舌脉和腹诊断为伏邪

“某门人，名西村孝安者，自冬感微邪，至春犹未愈。因此门派中人日日来问，彼此提案。孝安今已年五十二，据闻脉、腹，颇呈劳役之候。最初先用医王，其后又用升阳散火加生姜、炒姜、地骨皮等加味，也未治愈。”

秋叶：患者是门人，所以同门者纷纷关心。就治疗应该用此法或彼方，纷纷有许多讨论和提案。“医王”是指“医王汤”，也就是补中益气汤；“升阳散火”，是指“升阳散火汤”。这两方先后用过，不过均未显效。

平马：冬天时得了轻微的感冒，但是延至春天也没治好。病情缠绵，再兼之上了年纪，众人认为脉诊、腹诊都见有“劳役之候”，表明有虚脉的存在，由此给患者使用了补中益气汤与升阳散火汤的加减方。参考《蕉窗方意解》可知这些方药是东郭常用的。

秋叶：在目前日本的汉方成药制剂中，没有升阳散火汤。这是一首什么样的方剂呢？

平马：升阳散火汤非常有名，原方出自李东垣的《内外伤辨惑论》一书。推想东郭当时使用的升阳散火汤，应该是与被收录于《伤寒六书》中的同名方相近似的方剂。其组成有人参、当归、芍药、黄芩、柴胡、麦门冬、白术、陈皮、茯苓、甘草、生姜，与李东垣的原方有所差异。该方具有补气、健脾、养血等功效，其中柴胡与黄芩配伍，还具有疏肝清胆的作用。此外，用麦门冬是为了滋阴降火。

秋叶：与传统的柴胡剂相似。

平马：是的，东郭本人也将其解释为柴胡剂的变方。不过，因为含有人参、当归、芍药、白术、陈皮、茯苓等药，该方的健脾和补益气血之力要比其他柴胡剂强。

秋叶：因为老师（东郭）常用此方，所以他的门人自然也就会建议使用此方了。

平马：这是他们师门的常用方剂。

秋叶：医案读到这里，很容易体会到当时的氛围。教室里有人生病了，同学们自然要七嘴八舌地建议：试试这个方，用用那个药吧。我们就像是旁观者，在旁边看一看、想一想也很有意思。

“因之余亦亲自诊之。其脉牢弦也，但并未见真可称为脱候之虚象。舌上有少量白苔，按其腹部则心下支结，自两胁下宛如有两行竹节直立，拘紧以至于皮表而张力弹手。且久久按腹之际，觉其肠鸣多发，有留饮向下。余反复按之，思定此人至今并无所谓虚脱之候，彼之舌候与脉正同体内伏邪之势相应，此有因邪气至今未得解之故也。脉之牢弦，腹部拘挛所由也。”

秋叶：“余亦亲自诊之”，是说和田东郭亲自出马了。东郭先生实际去诊查了一下，感觉与学生们的印象有所不同。也就是说病人的状态与原本使用的升阳散火汤似乎并不相合。

平马：的确如此。首先患者的脉象牢而弦，这牢脉是一种轻取和中取都难以触及但沉取就能清楚摸到的实、大且长的脉象。进而，更加沉取得到的印象还是带有弦象的脉。牢脉所涉及的病机可能有两种：一是因于邪盛而元气大伤，所以轻取或中取难以触及，沉取才可寻索到这种实脉；另一种可能性是由于阴寒凝滞而在腹部形成积聚，脉象上也随之出现此种反应，认为这属于里实之脉。基于哪种观点来判断，结论会大有不同。

在本案中，或许原本轻取与沉取都难以触及其脉，所以判断患者是虚弱已重，因而曾经使用补中益气汤等方药。不过，在东郭看来，虽见牢脉但是并无明显的虚脱表现。同时，从对患者的舌诊见到少量白苔而判断有邪气存在；由腹诊还发现其腹直肌明显紧张的“心下支结”状态。

秋叶：“心下支结”，原本出自《伤寒论》的柴胡桂枝汤条文。在本案中的相关描述是：“按其腹部则心下支结，自两胁下宛如有两行竹节直立，拘紧以至于皮表而张力弹手”。这应该就属于腹直肌拘挛的状态吧。此外，腹诊时感到“觉其肠鸣多发，有留饮向下”。

平马：在腹诊时听到有频繁的气和水移动的声音，说明腹部有气与水的停滞。

秋叶：这些都成为东郭先生的诊断依据。

平马：也就是说，患者并非学生们所认为的虚脱状态，从舌脉和腹诊等所见考虑，可以伏邪（伏饮之邪）加以解释。

秋叶：所以，医案中认为是舌脉“同体内伏邪之势相应”。

秋叶：柴胡桂枝汤与芍药甘草汤合方的用意
平马：为疏泄肝气的郁结，解除腹部的拘挛

“若拘挛解除，在腹部起伏有致之松弛状态尚见此脉，直可称为重度劳役之恶脉，而今并非如此。本症必应先缓其拘挛，遂用柴桂汤合芍药甘草汤，并加入广参二分调治。拘挛缓，舌苔亦消。”

秋叶：东郭选择柴胡桂枝汤与芍药甘草汤的合方加以应用，这是基于什么样的考虑呢？

平马：患者的腹部拘挛，是气和水的停滞导致肝经气郁不通而引发。选用柴胡桂枝汤是为了令肝气得以疏泄，合用芍药甘草汤的目的是为了解除腹部的痉挛。

秋叶：柴胡桂枝汤与芍药甘草汤两方中都含有芍药，二者若按原来的剂量而合方的话，芍药用量就会相当多。东郭所在的江户时

期，对此是怎样使用的呢？

平马：一般而言，合方之时会采用芍药在剂量居多一方之中的药量。本案中芍药甘草汤里芍药和甘草是同量的，所以也需要将甘草的药量调至与柴胡桂枝汤中的芍药之药量相同。这是我的理解。

秋叶：实际上是在柴胡桂枝汤基础上增加了甘草的用量，以之增强缓解拘挛的药力吧。那么医案中提到的“广参”，又是一种什么样的人参呢？

平马：所谓“广参”，也被称为“广东人参”，应该是从美洲大陆进口到中国的“美洲人参”。好像在中国清代，“美洲人参”（西洋参、花旗参）的进口曾经出现热潮。日本江户时代的后期，或许该药也从广东用船运到了日本。

秋叶：中国在清代就开始应用美洲人参了！

平马：据说北美的野生人参因之前被大量采挖目前也非常稀少了。近年来在中国，西洋参的人工栽培正在兴起。江户时期的日本居然也应用此药，我以往也并不了解。

秋叶：西洋参的性味有什么特点吗？

平马：西洋参也具有补气功效，这一点与日本药局方中的御种人参（高丽参）一样。不过，它还具有养阴生津的作用，药性不是温的而是微寒的，这是它的特点。

秋叶：在本医案中，就是依据它的特点而用的吧。柴胡桂枝汤中原本含有人参，那么此时就是要将御种人参换成西洋参吧？这也很有意思。

平马：在日本，西洋参以往是如何流通的，又是被如何应用的，这应该是今后的一个研究课题。非常希望年轻学者对此加以研究。

秋叶：由此看来，即使是在那时，日本的生药也已经有些像今天这样，一半以上要依赖进口了。

“回顾此人被众人视为劳役，乃因其是老人。且此例最难分辨处，在于其甚有如劳役者之面色以及牢弦之脉。然则，此人平素慎于调摄，最值称道处乃是对世事并非劳心。能安其分、省情欲，既无下元之虚损，更无可劳役之事情，唯近来有肝气稍动缘故。其动处邪气闭郁而不得解者也。因是，当以缓其拘挛为先。斯样之处，以医王、散火等剂过用，并非能恰切而解者。”

秋叶：此段内容是富有力度的洞察。提示患者平素很注意养生，对于身外事并非劳心。不过有趣的是，提到近来有动肝火而生气的事情发生。

平马：平时精神安定的人，发病前却因为什么事情而动怒了。

秋叶：这是出现了精神应激。即使在今天的日本，无论对谁来说也都是随时可能发生的。“斯样之处，以医王、散火等剂过用，并非能恰切而解者。”这也是非常有趣的总结。

平马：医案中有肝气“动处邪气闭郁而不得解”的分析，由于情志刺激，气滞导致腹部拘挛，最初感受的外邪也因此不能祛除而停留。因为其邪气原本并不强盛，所以需要的是缓解拘挛，使肝气得以疏泄而令邪气自然离散的方法。所以，不宜使用补中益气汤和升阳散火汤，应该用行气调肝的治法。

秋叶：先考虑经方、再选时方的做法是东郭流
平马：疏通和调整经络之气而加以巧妙的治疗

秋叶：“对古方应用得心应手，然而对近方用法却还时感困惑。”这里说得辛辣深刻，且入木三分。我们对于用惯了而得心应手的东西，自然会不由自主地有所倚重，但因此也可能会出现判断的失误。

平马：就东郭的门下而言，当时古方的应用非常普遍。但是他们却也经常使用补中益气汤和升阳散火汤，说明这些门人感受到了新的学术气息。

秋叶：能让人感受到新奇一方的吸引，并因而心向往之。以往我在追随藤平健先生学习汉方时，每当先生在学习会上介绍新东西时，大家都会在下次重聚之际互相打听和确认：“你试过了吗?”尝试新的东西，有时也会因判断失误而把握不准，这样的事情可以说是司空见惯的。

“诸如此类问题，余考虑平日所示，应尽心竭力详审古方，也应由此而推移至近方。如若不然，自会生出毫厘千里之谬。须知医之最先应务之处，止于此也。”

最后，继续强调他的告诫。东郭先生在临床时，首先会根据患者的表现认真考虑古方能否适用。如果在所有古方中最终都找不到合适的，则会开始在近方（也就是时方）中遴选，这是他临床思维的一般过程。他在其他场合也说过类似于“应该追求形式简洁、品格上乘、灵巧流畅的治疗”的话。本例医案同样反映出他诊疗上思

路清晰、如同行云流水一般的风格特点。东郭先生那时使用的方剂今天在日本有颗粒成药，我们也是可能对其加以临床验证的。

平马：是的。柴胡桂枝汤常常用于太阳病与少阳病的合病，是祛除与此二者相关的经络邪气的方药。本例患者发病以来已经有所迁延，其邪气如若是病毒或细菌的话也理应清除了，但其影响依然在体内持续，太阳经气的循行尚未恢复。不过，病变的重点是在少阳经，少阳经气的循环障碍引起明显的拘挛。推想东郭先生是要太阳和少阳同调并治，所以选用了柴胡桂枝汤，从推动经气入手进行了巧妙的治疗。

秋叶：如此说来，东郭先生是将原本用于急性外感的伤寒病证之方剂扩展到慢性疾病的治疗应用中去了。在中国，这样的诊疗思维也具有一般性吗？

平马：在中国的清代，这样的想法已经相当普遍。不过，遗憾的是，当时由于闭关锁国，与外界缺乏交流，在日本虽然能够读到一些从中国输入的医书而受到新观点的刺激，但江户时期的日本医界思潮几乎没有传到中国。随着时代推移，汤本求真的《皇汉医学》出版之后，因其许多内容与中国清末中医学家的思考多有关联，在民国初期的中国医界中产生了相当大的影响。

2. 疝痢案

摄州，二屋，村木屋何某，年五十五。去年患痢服一粒金丹，尔后至今日下肠垢七八行或五六行也。一医诊此谓涩药之毒未尽，因而投药，二十帖许却无寸效。故病客不信其医，请治于予。

予诊之云，此并非药毒之未尽，必固有之疝动所为也。然则，年高疝动者，此多因肾家衰弱也。故处方以真武汤加甘草，数日后疝之拘挛得缓。此因真武汤中附子等可令疝动，甘草则缓其拘挛也。予暗自思忖，此人所患之痢，并非天行之痢，原本乃因于疝而出现。果真天行之痢所致者，邪去痢调，理应其后再无所碍。又，年已至高，因疝而下肠垢过多者，有时乃为必死之症。至六十以上而患此症者，多死也。是皆因肾气衰弱甚也。此等病症与都需攻下积滞之毒者相违，乃因疝缠附大肠而可见肠垢源源涌出。故欲虚此症，则愈下愈涌也。因而对痢后肠垢与陷于痢疾之苦者即使用疏涤之法，也需考虑终止其泻药之时机。长期疏涤则泻药用无止期。此斟酌之要处也。又，此虽用真武汤，因其时情状，也有可用甘草泻心汤者。

——近世汉方医学书集成（15）　和田东郭《蕉窗杂话》　名著出版 pp. 378—380

秋叶：否定前医诊断，准确加以治疗
平马：柔缓肝气而止疝之拘挛与疼痛

秋叶：这是一个应用了我们都很熟悉的真武汤的案例。对此，有哪些可以考虑的事项呢？

平马：腹泻长期持续，从西医的诊断而言或许可以考虑为肠易激综合征或其他慢性肠炎。前医对此的判断是“涩药之毒未尽”，为攻其药毒应该是使用了不少泻药。

秋叶：医案中记载，前医之药一点儿都没生效。这里所说的涩药，是指“一粒金丹”，该方应该是原本来自津轻藩（现在的青森县）的含有罂粟壳的秘方。

平马：当时，罂粟是津轻藩的特产，罂粟壳具有收涩止泻作用而可药用。其毒未尽则是前医的诊断，如此考虑应该属于吉益东洞一宗，一般是用承气汤连续泻下。不过，连服了20天也未见效，病人就请求东郭先生救命。

秋叶：东郭的诊断与前医是有所不同的。

平马：东郭认为并非药毒所致。而是原本有疝，是由疝气动而引起的。

秋叶：对于他所说的这个“疝”，应该如何考虑呢？

平马：所谓“疝”，一般是指腹股沟疝气之类的病变；广义而言，也指代以腹部的发作性剧痛为特点的病症。其发作多具有习惯性，或在受到寒邪刺激时易于出现。在此，也许是指广义的疝。患者的腹泻和疼痛因疝而发却一直未能治愈，说不定是溃疡性结肠炎或肠易激综合征之类因治疗不当而表现出的状态。此外，患者高龄，肾气衰弱，这种疝病难以治愈。

秋叶：这里有关肾与腹泻的关系，也属于一般诊疗时必须考虑的内容吗？

平马：是的，这与中医学所称的“脾肾阳虚”是正相吻合的。

秋叶：在这一点上，东郭先生也细致地考虑到了脏腑的作用。

平马：东郭先生在使用肝或者肾等有关脏腑的术语方面，与否定阴阳五行以及脏腑理论的东洞流派有着鲜明的区别。

秋叶：于是，应用真武汤加甘草的处方很快就改善了患者的病情。那么这与刚才提到的肾气衰弱之诊断具有什么样的关系呢？

平马：诊断与治疗方药正相吻合。真武汤正是适用于脾肾阳虚的方剂，一般多用于水肿，也常用于腹泻。

秋叶：在真武汤的基础上加用甘草，是为了什么呢？

平马：真武汤加甘草，则甘草与方中的芍药相合，既含有芍药甘草汤的方意，也蕴含着芍药甘草附子汤的方意。我推想加用甘草的目的是为了缓解疝的拘挛和柔肝止痛。吉益东洞不是也认为“甘草治急迫”吗？

秋叶：应该是意识到了仅用真武汤功效会有所不足吧。那么，医案中说到的“天行之痢”，又相当于今天的什么病症呢？

平马：应该相当于今天的细菌性或病毒性肠炎。东郭认为患者的病并非感染性疾病。如果是细菌性或病毒性的肠炎，以承气汤攻下祛邪理应治好并恢复了。

秋叶：现在对于感染性的肠病，承气汤依然可以使用吗？

平马：我感觉，今天的医生们已经不再具有连用 20 剂承气汤的勇气了。

秋叶：对于东郭先生之前的医生，真是可以称之为“蛮勇”！他那样的治疗是基于“毒未尽”的诊断进行的。患者 55 岁，被认为是“年已至高”。考虑当时的状况，病情至此大多会引起死亡吗？

平马：到了如此年龄，在所谓的“疝”中，肠癌的可能性就会增多了。

秋叶： 此时使用下法，“肠垢源源涌出”。这肠垢是指黏液便吧。医案中“疏涤”一词又是什么意思呢？

平马： 应用大黄以疏通大肠、小肠，将肠道干净彻底地加以清洗和冲刷的意思。

秋叶： 其中强调见好就收的法度也非常重要。

平马： 这是由于前医对应用泻药后患者持续不断地排出黏液便，总放不下“还应该继续攻，还需要继续泻”的想法吧。这里向我们提示了某种疗法应该用到何时才算恰到好处，把握见好就收的度非常重要。

平马：补足肾气是为改善水液的代谢
秋叶：人参汤与真武汤经常相合而用

秋叶： 在日本真武汤用于治疗多种多样的病症，其适用范围非常广泛。好像在中医的临床中该方也是适用范围很广的一首常用效方。

平马： 的确，真武汤在中医学里也是一首重要的基本方。特别是在受寒而引起水湿停滞、出现浮肿时最为常用。

秋叶： 是调整水液的代谢吗？

平马： 该方中的附子、白术、茯苓在调整水液代谢方面是一组常用的固定配伍。

秋叶： 真武汤里面含有生姜。不过，因为有附子，将生姜换成干姜而与附子相配，是不是会更好呢？

平马：真武汤并非像四逆汤那样针对阳气急剧大衰的状态而用，其重点是为了补足肾气、恢复肾主水液代谢的机能活力。所以，比起干姜，选择能行能散、逐水化湿的生姜才更为合适吧。

秋叶：有时治疗高龄者的眩晕，这真武汤也非常好用。

平马：是的，眩晕有时是水液在体内的异常分布而导致，苓桂术甘汤等方常常有效，也有应用真武汤的时候。

秋叶：真武汤中的附子，有明确的促进水液代谢的功效吗？

平马：主水之脏的核心在于肾，而附子有振奋肾阳的作用，所以可以行水。白术、茯苓两药，除利尿作用之外，还具有调整体内水液平衡的功效。为此，该方用后常可增加尿量。与此方相似的五苓散则是以泽泻为中心，其重点就是为了利尿，桂枝在其中发挥着鼓舞肾气的作用。在真武汤中没有加入泽泻，或许是由于直接的利尿作用对于该方来说并非必要吧。

秋叶：如此说来，这令我想起了大塚敬节先生的《汉方诊疗三十年》一书中，还有将真武汤用于感染性疾病的案例呢。

平马：大塚先生对于慢性胃肠病，特别是脾肾阳虚的患者，常常将人参汤（理中汤）合真武汤作为常用方剂，应用得相当频繁。

秋叶：我们在临床上对于颗粒成药制剂的人参汤合真武汤用得也非常多。其中包含有附子、干姜和甘草，可以视之为四逆汤的类方。

平马：那样的话，行水、温脾的作用会变得更强。

秋叶：和田东郭还谈到了真武汤与甘草泻心汤的应用区别。

平马：甘草泻心汤在以承气汤攻下治疝时，引起泻下不止的状态时使用。不过，甘草泻心汤的适应证是邪热阻于肠间、客气上逆而引起心下痞。东郭先生确实谈到了它与真武汤需要区别而用。

秋叶：归根结底，选方用药必须准确、恰当。下一次，我们想就《蕉窗杂话》中的案例继续加以讨论。

译著缀语

1. 关于“劳役”

考察“医案一”中出现的“劳役”，应首先考虑其为中医学病因中的“过劳”。而劳役过度所引起的病症，则相当于过劳虚损所导致的“虚劳”。

此外，劳役也可考虑为“痨疫”，也就是“肺痨”一类的病症。这也是“虚劳”的一种。

2. 日本的僧医及其位阶职衔

本篇在最初提到，名医和田东郭曾先后获得过法桥和法眼的职衔。该职衔系列，与日本历史上的僧医现象相关。

日本医疗体系的建立，与1500年前传入的中国医学以及佛教经由朝鲜半岛而开始传日直接相关。公元594年，推古天皇发出《三宝隆兴之诏》，使佛教成为日本的国教。因佛经中有许多关于病苦的解说，使得僧人易于掌握对病人的祈祷照护以及用药治疗知识。为此，随着佛教兴起，日本出现僧医（看病禅师）辈出的局面。直至江户时代，僧医在日本长期占据着医疗界的主流地位。例如，奈良时代（710—794）的医疗，就主要由僧医进行。当时，僧侣以外人员被禁止渡航海外。所以日本的遣隋使和遣唐使都是僧人。因为他们的努力，中医学逐渐传入日本。

到了平安时代（794—1192），医疗成为医师的工作。

至江户时代之前的中世纪（镰仓—室町时代，1192—1573），则是日本佛教医学的再兴时代。宋代医学思想的传入与僧医的再度活跃，成为当时医疗的特点。那一时期日本的医学代表著作，有荣西禅师的《吃茶养生记》、梶原性全的《顿医抄》以及《万安方》等等。

日本的室町时代（1336—1573），在中国正值明代。明代医学的特点，可以说是对金元医学的延续。那时的日本僧侣多兼任医师，他们在祈祷加持的同时，也运用草药为病人治疗。例如宗法李东垣、朱丹溪之金元医学的日本后世派开山鼻祖田代三喜以及其师月湖，都是僧人；被视为后世派中兴之祖的曲直濑道三，也是僧医。

直至进入江户时期，日本的行医者大多依然是僧侣，亦即医者主要还是“僧医”。

而僧纲，又称僧官，是佛教为管理僧尼而设置的僧官之职，源自佛教发源地印度。佛教在汉字文化圈普及后，中国、日本、朝鲜、越南等国也设置僧官，司掌统领全国僧尼。

中国的僧官制始于魏晋南北朝时期，北魏设僧统，其后历朝皆因袭其制，但职位名称随朝代更迭而变化。日本的僧官制度于 624

年开始设置，在律令体制下的佛教界发挥了重要的功能。864 年，规定授与僧纲的僧位：僧正是法印大和尚位、僧都是法眼和尚位、律师是法桥上人位。

表 4-1 日本僧纲的官位

僧位	僧官
法印大和尚位	大僧正
	僧正
	权僧正
法眼和尚位	大僧都
	权大僧都
	少僧都
	权少僧都
法桥上人位	大律师
	律师（中律师）
	权律师

平安时代后期以降，不仅是身为僧侣的佛师，专门描绘佛像的绘佛师以及连歌师，也被越来越多地授予僧职。到了江户时代，连同有地位的医师、武士，甚至一些儒者，也都被授予了上述法桥、法眼或法印之僧官职衔。

和田东郭之外，我们在本书中还可以陆续看到名医竹田定加、半井瑞策、曲直濑道三、曲直濑玄朔、冈本玄冶等，亦分别具有法印或法眼等僧官职位。

第5篇

再话蕉窗药中四维　从肝论治东郭擅场

医家简介：和田东郭，详述见前文。

1. 右膝肿痛兼右腹拘挛案

总体而言，读古方书时应努力察见大黄、附子的配伍，或石膏、大黄的组合以及附子、黄连搭配之际的深意。

纵览古来药方组合，譬如房屋四隅负重之柱。有身系重任者，也有其中实未承重者。其间之柱可不拘材质，以竹或杉材均可，是以竹材连接或只将上端接合可也。即使后世之方，亦有复数之中此药不可或缺之云。应知彼为承重之柱。

一男子，年二十五岁。四年来，右膝微肿，行步艰难，其状稍类于鹤膝风。诊候其腹，右脐下拘挛尤甚。按之际右脚引痛，且右膝肿处复与左膝相比颇如另有筋肉贴附。如此，抱茬苒之病，其人性甚急迫。初，用大黄附子汤加甘草；后，用四逆散加良姜、牡蛎、刘寄奴而得愈。此症缘起多由肝气之故，唯若仅着眼于足则多不愈。毕竟，用威灵仙、杜仲、牛膝等药，皆枝节之事也。

自关注右腹里之癖物始，如能追寻病之根本而治，则所用药方简约而效验，甚切实也。此病人，病毒痼疾深重，故为一般治疗难见动静者。先用大黄附子汤，令癖物动而沉向腹底，成为浮立之物。对此症沉固于小腹之癖物，用附子使其浮起尤为紧要。其凝缩之模样，须用刻意深心以察见。如若不然，用附子徒令病情陡然波动。故以大黄削弱其将动之势，导之下行。又，为大黄所推荡处再由附子疗治之手段，是药方之妙用也。

又，云附子有挽回脱阳之能，亦同此义也。故视四肢厥冷症，腹部浮出则为亡者，腹部沉缩故发厥冷脱阳。其沉者令之浮即回阳，所谓脱阳若理解至外者非也。如此贯通而视，则至为简约。虽简约至极，然其用却广。

又，所谓鹤膝风，古人命名之义已为后世错解，来自外邪风湿之识误也。总言用风字之病，在指外邪之外，概有两端：命名传变至速之病曰风者，其一也；又，命名由肝经而发病曰风者，其二也。此即取其厥阴风木之义也。应知鹤膝以形而名，风则以风木而名。

——近世汉方医学书集成（15） 和田东郭《蕉窗杂话》 名著出版 pp. 85—89

秋叶：大黄和附子，水与油一样的药物组合
平马：个性不同的药物组合，发挥巨大药力

秋叶：本次，我们继续一起来读《蕉窗杂话》。所摘录医案也很具有和田东郭先生的风格和特点。所用的处方是大黄附子汤加甘草，四逆散加良姜、牡蛎、刘寄奴。

“总体而言，读古方书时应努力察见大黄、附子的配伍，或石膏、大黄的组合以及附子、黄连搭配之际的深意。”

秋叶：此处强调了大黄和附子、石膏和大黄、附子与黄连三组药物配伍，这些都是在药性上如同水与油一样不同性质的药物配伍。大黄和石膏都是泻药，而大黄和附子则是一寒一热。

“纵览古来药方之组合，譬如房屋四隅负重之柱。有身系重任者，也有其中实未承重者。其间之柱可不拘材质，以竹或杉材均可，是以竹材连接或只将上端接合可也。即使后世之方，亦有复数之中此药不可或缺之云。应知彼为承重之柱。”

平马：这里所说的是，大黄、附子、石膏、黄连等药，就像是在建筑中不可缺少的支撑构造的柱子。它们再通过与其他个性不同的药物相配伍，而可发挥出相当大的药力。

秋叶：非常富有想象力的有趣比喻。

平马：维柱是坚韧的桧柏之材，比喻的是大黄、石膏之类的药。

“一男子，年二十五岁。四年来，右膝微肿，行步艰难，其状稍类于鹤膝风。诊候其腹，右脐下拘挛尤甚。按之际右脚引痛，且右

膝肿处复与左膝相比颇如另有筋肉贴附。如此，抱荏苒之病，其人性甚急迫。初，用大黄附子汤加甘草；后，用四逆散加良姜、牡蛎、刘寄奴而得愈。此症缘起多由肝气之故，唯若仅着眼于足则多不愈。毕竟，用威灵仙、杜仲、牛膝等药，皆枝节之事也。”

平马：比较年轻的男性，所患并非青春期特有之病，而是成人之后的疼痛。只是右膝的肿痛持续有 4 年，有些像鹤膝风但其程度又没有那么重。鹤膝风表现为明显的膝关节肿胀，且大腿肌肉出现萎缩而呈鹤膝之状。

秋叶：说到鹤膝风，常用大防风汤或桂枝芍药知母汤等治疗。此案最初使用了大黄附子汤加甘草。大黄附子汤中原本没有甘草，所以此处所加的仅仅是一味甘草吧？使用目的或许是取其镇痛的效果吧？

平马：我感觉这是为了探查药后身体反应的一种投石问路之法。针对基本的证候后面使用了四逆散。因“其人性甚急迫”而推断患者肝气不舒，还有“右脐下拘挛尤甚”，现代的汉方家常常会对此按瘀血证候加以理解。不过，压痛和拘挛经常也会由气滞而导致。按其拘挛的右脐下部，出现放射到右足部的疼痛，故由此判断右膝之痛与肝经气滞是有关的。但是，此时东郭并没有上来就用四逆散等方药，而是先用了大黄附子汤，显示出他独有的风格特点。

秋叶：威灵仙、杜仲、牛膝等药，或许多针对腰腿疼痛而用吧。不过，这几味药被东郭先生认为是“脚痛治脚”的对症治标药，所以“皆枝节之事也”。

秋叶：他一直非常重视肝的状态
平马：熟知每味药，斟酌而用之

“自关注右腹里之癖物始，如能追寻病之根本而治，则所用药方简约而效验，甚切实也。此病人，病毒痼疾深重，故为一般治疗难见动静者。先用大黄附子汤，令癖物动而沉向腹底，成为浮立之物。对此症沉固于小腹之癖物，用附子使其浮起尤为紧要。其凝缩之模样，须用刻意深心以察见。如若不然，用附子徒令病情陡然波动。故以大黄削弱其将动之势，导之下行。又，为大黄所推荡处再由附子疗治之手段，是药方之妙用也。”

秋叶：这里提示的是使用大黄附子汤的理由。

平马：由此可以看出，和田东郭对于腹部的认识受吉益东洞之流“万病一毒”说的影响还是非常大的。因毒邪停滞于腹部而成为各种各样病症迁延的原因，所以不将其祛除则病不愈。为此，需要查清楚在何处有何种邪毒，进而考虑应如何推动其向体外排出。尽管东郭是一位折衷派大家，但他在此处的观点基本上是属于东洞流派的。对于日本汉方医学中诸如此类的认识和见解，在同中国交流时能否向中国的中医学者简洁地解说清楚，也可以说是我们的一大课题。

秋叶：是的！与前面提到的“以附子令其浮上，再用大黄下之”相关联的大黄附子汤在《金匮要略·腹满寒疝宿食病脉证并治第十》中的条文是：“胁下偏痛，发热，其脉紧弦，此寒也。以温药下之，宜大黄附子汤。”这大黄附子汤，正与“以温药下之”是相应的。

平马：推想此时用之，是为了改善右侧肝经的郁滞状态。

秋叶：这里很有意思。且言“用附子徒令病情陡然波动”而使病势上浮，不明白会影响到哪里，故用大黄向下抑制其将动之势。也就是说，需要一个平衡的砝码。

平马：想必其意在于希望告诉人们，必须准确地选取有效药物，并熟知它们的用法。只有这样才能搞清楚大黄和附子是如何在此发挥作用的。

秋叶：最初使用大黄附子汤，其后又运用四逆散，东郭先生在这里明示了为什么以此为顺序而用的理由。

平马：其思路应该是先用大黄附子汤试探病情，由此在把握了病在肝经的基础上改用四逆散以疏达肝经之邪。

秋叶：先用大黄附子汤推荡体内原有的痼疾顽毒而使其动起来，进而从其变化了的临床表现窥知其破绽的关键所在，改用疏肝方法而调整全身。这种战术非常有趣！对于慢性病，诸如此类的方法现在还有所应用吗？

平马：运用该法时，大黄和附子通常只是在治疗的最初几天使用。附子疏通经络力强，特别是对于陈寒痼冷所导致的各种各样疾病，先用附子祛寒而疏通气滞之后才好采用后面的治法。此外，在我们所介绍的尾台榕堂的医案中也有最初使用大黄通腑而令胃肠清爽，之后再进一步换用其他方法治疗的案例。我想，在现代的汉方医家里依然会有如此应用的人。

秋叶：这属于分阶段治疗的思维。如此说来，在治疗慢性病时如果患者体内存在顽积痼结，那么最开始时的用药未必上来就要依其主要症状而从正面强攻，也可以从投石问路、清理环境或者打草惊蛇起步。

平马：是的。与此同时还要考虑的问题是，为什么患者的自愈能力不能发挥而使得病情迁延？如何才能尽快治好病人？用现代的眼光来看，东郭是属于重视心身应激学说的临床医家，他的诊疗多是从肝经的病变考虑的。实际上，患者长期的心身压力或个性的偏颇容易引起气滞，许多心身相关的慢性病也主要就是由此而酿生出来的。

秋叶：东郭先生时常重视“肝”的问题。一读其医案就可以让我们联想到他与此相关的许多论述，想必他时刻都关注着患者的肝经状态。近来有这样一种看法：能否洞察患者所诉说的各种症状背后有无抑郁或焦虑状态的存在并相应地予以恰当治疗，在今天已经成为衡量一位内科医生能否被称为临床医家的基本条件。回顾和田东郭的诊疗思路，他堪称心身并重与心身并治的一位大家。他在临床上善于认识肝的失调，特别是肝郁状态，并且在治疗中经常考虑应该如何分阶段、分步骤以取效的策略和方法。

平马：与此相关，擅长于应用张仲景的各种经方，也成了他的学术特点之一。

秋叶：在他的医案里，也有运用抑肝散或抑肝散加芍药治疗脑血管病的内容。我认为，和田东郭的学术认识，如今依然具有重要的参考价值。

平马：此外，东郭与吉益东洞不同，他对于处方并非按照固定化的病症标签形式使用，而是根据患者的情况随机应变，包括对原方进行加减。在《伤寒论》中，张仲景以不同病情的变化为线索展开，向我们提示了桂枝汤和小柴胡汤等的一系列加减类方。相反，如果我们将一个个方剂和病症之间按照“一把钥匙开一把锁”那样固定的对应关系而看待，经方就会失去灵活应用的长处和灵魂。

秋叶：对于今天的日本汉方医学来说，绝对需要更加灵活的方剂应用。如若不然，就会越来越难以应对临床上不断变化着的病症。

平马：也正是因为如此，在东郭先生的医案里存在着大黄附子汤加甘草或四逆散加味的运用形式。对于患者的膝部肿痛，仅用四逆散是药力不足的。而良姜能够散寒止痛，常用于治疗腹部冷痛；刘寄奴活血通经，有消肿止痛作用；牡蛎可以软坚散结，常常用以治疗淋巴结的肿胀。尽管针对膝肿至今还少有使用牡蛎的案例，但我认为在上述医案里，或许牡蛎就是为了软坚散结而被选用的。熟知每一味药的功效特点，进而能够如此灵活地选方用药，这也正是东郭先生高水平的精彩之处。

秋叶：内风显现于肝经的见解十分有趣
平马：他具有传统中医学的病理学知识

“又，所谓鹤膝风，古人命名之义已为后世错解，来自外邪风湿之识误也。总言用风字之病，在指外邪之外，概有两端：命名传变至速之病曰风者，其一也；又，命名由肝经而发病曰风者，其二也。此即取其厥阴风木之义也。应知鹤膝以形而名，风则以风木而名”。

秋叶：这里所谓的“传变至速之病”可以理解为就是一般的“风邪”为患，但同时还有一种“由肝经而发病曰风者”。这样有趣的见解，是否与中国的传统中医学理论具有一致性呢？

平马：如此见解，早在《黄帝内经》里就有论述。与来自外界的“风”相对应，因于内脏功能失调而产生的“风”称为“内风”。《素问·至真要大论》中有名的“病机十九条”就提到“诸风掉眩，皆属于肝”的观点。

秋叶：此时的风，发自于肝经，说是内风也确实恰如其分。

平马：肝经失调易生内风，也被称为肝风。这种考虑是以往就有的。

秋叶：肝经之风，可以引起眩晕及精神错乱等症状。这样的认识在目前日本的汉方界反而被许多人所淡忘。我感觉这种基于脏腑的病理分类是非常重要的。

平马：是的。这并非东郭独特的见解，而是中医学传统的病理观。在此，东郭显示出他扎实的基础知识。

秋叶：对于前面提到的“外风”，在汉方古方派的讨论中也时有所见。但是在古方派的认识中没有“由肝经而发”这样的理论观点。

平马：以帕金森病为例，那就是一个典型。可以说患者所表现出的疼痛以及肌肉拘挛等症状，就是肝经病变引起的。

秋叶：我想东郭能够迅捷地诊断出肝经的失调，也正是基于他对“风”具有深入的认识。他能够立即联想到肝，即使在今天看来，也是走在时代前列的。这是因为在目前的临床上，苦于轻度抑郁或眩晕、头痛等病症长期缠绵不愈的患者，依然很多。

平马：联想到和田东郭所处的时代环境，江户后期由于出现了身份制度，可以想象那时候的社会人际关系是相当紧张的。稍后，明治维新开始，应该说也是一个应激刺激剧增的年代。

2. 吐泻厥逆案

某门之坊官菅谷何某之男，年十一。乙卯（日本宽政七年，1795年）秋八月二十一日，午饭食后，去往后苑，采食生柿两个。约一时许突发大吐大下，至翌日明旦前吐泻凡十六七行。四肢厥冷过肘膝，然爪甲之色未失。趺阳、太溪之脉已绝，眼胞肉脱而见青色，寸口之脉如细丝、似屋漏。然右手之脉与左手相比似还稍有精神，舌色微带白而干渴。

虽云变症如此，其腹候更有虚而至极之处：腹型凹至贴脊颇如谷状，自心下不容穴至于脐边，依然有如按囊中薇菜之暄软中的抵抗感。

予被延请至其家是二十二日晚间。众医俱议，初用附子理中汤，然因呕不已，再于前方中去附子，加陈皮、桂皮而用，后又用熊参。恶心犹不止，至绝进谷食。予谓，彼精神尚未脱，参考腹候、舌候等，可知彼吐泻频仍，正邪剧争而胜负未定，还未至于死症。又，最初观望其态总觉有困惑之处，是必蛔虫之变动而所致也。当时诸医问予主方，遂示以理中安蛔汤。嘱一医执（钱）匕（喂药），药汁之外戒进汤水。

此二十二日夜间。用前方一剂后，大便两次。遂以小茶碗与少量饭汤。二十三日晓，与饭汤少量慢食二盏，夜间断续得小睡。由此，日益顺利康复。

此病人之事，如前所记，数医会诊仅仅是人头汇聚而已。只是，让患者大口喝药反要引起剧吐；进而对用药生疑，辄会转方。故而其后手段穷尽也。此即俗话所谓“船头人多会上山”也。故予称之前用药、治疗等皆非如专家所为也。实应以每次不濡湿口唇之少量，用钱周（承载药液），不断令饮之。

总而言之，对呕吐剧烈之病人用药，众皆应有此体会。以呕吐不止故渴，若渴辄饮水，水饮蓄溢又吐。且其水饮蓄积而火生之故，吐后益发思饮。故就此症，禁汤水乃为首务。

——近世汉方医学书集成（15）　和田东郭《蕉窗杂话》　名著出版 pp. 382—385

秋叶：对需要诊察之处详查细认
平马：考虑祛胃经之邪安蛔和胃

秋叶：第二例医案，应用了理中安蛔汤。这也是我们可以从中窥知和田东郭临床特点的一个极好的案例。

“某门之坊官菅谷何某之男，年十一。乙卯（日本宽政七年，1795年）秋八月二十一日，午饭食后，去往后苑，采食生柿两个。约一时许突发大吐大下，至翌日明旦前吐泻凡十六七行。四肢厥冷过肘膝，然爪甲之色未失。趺阳、太溪之脉已绝，眼胞肉脱而见青色，寸口之脉如细丝、似屋漏。然右手之脉与左手相比似还稍有精神，舌色微带白而干渴。”

平马：11岁的孩子，因为吃了庭院中的两个柿子，而引起剧烈的上吐下泻。这应该属于疫痢之类的胃肠炎吧。到了第二天，病情进展到相当严重的状态。

秋叶：其后，记述了他的腹诊特征。到了第二天夜晚，病人的父亲求救于东郭先生。

“众医俱议，初用附子理中汤，然因呕不已，再于前方中去附子，加陈皮、桂皮而用，后又用熊参。恶心犹不止，至绝进谷食。予谓，彼精神尚未脱，参考腹候、舌候等，可知彼吐泻频仍，正邪剧争而胜负未定，还未至于死症。”

秋叶：最初医生们会诊商定使用的附子理中汤，是一首什么样的处方呢？

平马：是人参汤（理中汤的别名）加附子，使用目的在于温脾壮阳。患者因剧烈腹泻而阳气大伤，陷入近乎休克的状态，达到四肢厥冷以至于厥逆的程度。而且“趺阳、太溪之脉已绝”，是说位于足面的属于足阳明胃经的趺阳脉和位于足内踝与跟腱之间而属于足少阴肾经的太溪脉都已经触摸不到，这是脾肾阳气极虚的表现。此外，还出现了紫绀，寸口脉也变得非常细，类似于濒死的状态。基于上述脾肾极虚的判断，于是就决定采用恢复脾肾阳气的回阳救逆之治疗。

秋叶：选方用药有着充足的依据。

平马：不过，应用该方未效，其后的治疗就有些盲目了。先是去掉附子而加陈皮、桂皮使处方变得温和，但未见改善。进而又选用了熊参。“熊参”是指“熊参汤”，由人参和黄连两味药组成，是江户时代治疗腹泻的常用方，好像并非源于中国的方剂。

秋叶：应用附子理中汤之后的治疗，头绪就有些乱套了，多方试探却也未能治好。

平马：东郭对自己到来之前的情况也详细地向其他医生进行了问询。他注意到病人爪甲之色相对还好，“右手之脉与左手相比似还稍有精神”等细节。一般而言，左手的寸口脉分别对应着心、肝、肾而主血，右手的寸、关、尺脉则分别对应着肺、脾、命门而主气。由此，东郭从脉象上判断患者或许还未必像眼睛看到的那样虚衰，他之所以详尽地打听了患者之前的情况，应该就是为了确认这一点吧。

秋叶：他运用的是详细审察四诊信息的思路。也正是基于此，东郭认为之前医生的诊疗缺少明确的目标和一致性。

“是必蛔虫之变动而所致也。当时诸医问予主方，遂示以理中安蛔汤。”

秋叶：这里的描述很有意思。理中安蛔汤是一首什么样的方剂呢？

平马：这是当时用于蛔虫症的驱虫药。该方由人参、白术、茯苓、蜀椒、乌梅、干姜构成，主要以辛味的蜀椒和酸味的乌梅驱虫。结合本医案考虑，我对仅因蛔虫而引起所描述的那样危重的胃肠障碍，总感觉有些难以理解和接受。当然，我们知道蛔虫在胃肠中乱窜可能会引起胆道或肠道的梗阻、绞痛等严重情况。但是对于本例患者而言，蛔虫症的诊断是否恰当今天难以判断。不过，应用了理中安蛔汤，蜀椒在其中温煦脾胃中焦，乌梅则具有收涩止泻的作用，考虑该方是因这样的机理而奏效，或许更为合理一些。

秋叶：说到该方中有人参、白术、茯苓、干姜，既含有人参汤（理中汤），又含有四君子汤。

平马：不过因未含有附子，所以该方就不是具有回阳救逆功效那样的方剂。

秋叶：这也正与东郭本人所判断的“还未至于死症”相吻合。

平马：就患者腹部的情况，医案中提到“腹型凹至贴脊颇如谷状”，说明腹壁极度下凹，以至于贴到脊背了。

秋叶：“依然有如按囊中薇菜之暄软中的抵抗感”，是说腹诊时手下的感触为一种隔囊而感觉到的模模糊糊的暄软状吧。

平马：心下的不容穴，是位于鸠尾之下而旁开的隶属于足阳明胃经的穴位。我理解这里的文意是：从上腹部的不容穴以至于脐部边缘，腹诊时感觉到一种软弱的抵抗感。为此，东郭意识到还是有邪毒的存在，按他的判断其邪毒应该是蛔虫。而且，因邪毒似乎就在胃经，所以他顺理成章地选用了从胃肠理中驱蛔的方药。

秋叶：当时，对于原因不明的腹痛，或许蛔虫是鉴别诊断时常被置于首位的病因吧。

“此病人之事，如前所记，数医会诊仅仅是人头汇聚而已。只是，让患者大口喝药反要引起剧吐；进而对用药生疑，辄会转方。故而其后手段穷尽也。此即俗话所谓‘船头人多会上山’也。”

秋叶：好几位医生之前曾经会诊，但也不过是凑数而已。这“船头人多会上山”的意思是指点前进方向的人多了，做出的决策反而可能会导致误入歧途，让船行进到山上。东郭的讽刺实在是毫不留情。

“故予称之前用药、治疗等皆非如专家所为也。实应以每次不濡湿口唇之少量，用钱周（承载药液），不断令饮之。”

秋叶：这段文字的表达不够直截了当，所以很费解。是让病人一点点地服用药物的意思吗？

平马：是的。是用铜钱边缘承取药液，药量少到即使药换成水也不会洒落，令患者一点点地啜服。

秋叶：噢，医案原文中所说的“钱周”，原来是如此意思！

平马：因为前面谈到“药汁之外戒进汤水”，所以他的用意应在于尽可能减少水分的摄取。

秋叶：他的临床直觉与洞察力都非常敏锐
平马：我们好像是在同东郭直接进行讨论

“总而言之，对呕吐剧烈之病人用药，众皆应有此体会。以呕吐不止故渴，若渴辄饮水，水饮蓄溢又吐。且其水饮蓄积而火生之故，吐后益发思饮。故就此症，禁汤水乃为首务。”

秋叶：东郭先生在这里确实显示出了很高的见识。本案与上一次我们探讨过的医案有不少相似之处，周围其他医生都认为是大病，也为此而用过药。但因药不对证，自然也就无效。而东郭的见解与众不同，经他改用恰当的方药后，病人旋即出现了良好的转机。早就闻听和田东郭先生具有敏锐的临床直觉，这主要还在于他的眼光和洞察力都非常犀利吧。

平马：这应该还是以其掌握的丰富知识和良好的技能作为基础的。

秋叶：医案的最后提到"若渴辄饮水，水饮蓄溢又吐。且其水饮蓄积而火生"，我对这种饮邪可以生热的观点感到非常新鲜。这在中医学的基本认识中也是存在的吗？

平马：推测东郭先生的思路是：由呕吐而致口渴，运化水湿的脾胃受伤以至于令水饮停滞于脾胃。即使饮水，其水也不能够被吸收和代谢，所以会导致再吐。中医学认为邪气内停，都可能会化热生火。水饮停滞而化生为火的见解，也由此而来。为此，病人陷入强烈的口咽干渴、补充水分反而会呕吐而致干渴更甚的恶性循环，所以尽量不让患者饮水也成为一个重要的治疗原则。

秋叶：这样的考虑，在中医学的基本认识中也是存在的吗？

平马：对于东郭先生的前述判断和说明，我却有难以理解和接受的地方。如果脾胃有热，应该显示出相应的证候，然而在此病例却见不到相关表现。东郭将口渴视为虚火上炎，我感觉用其他的口渴机理似乎更能合理地解释。在这里，即使补充饮水，因脾胃无以运化而停滞，不能化生为能让机体利用的津液反而成为水湿废物，并由此运化失调导致水的代谢异常。脾失健运，无以升清，即缺少能向上输布的津液，所以无津上承以濡润口咽而致口渴。

秋叶：也就是说，饮入的水无法转化为身体所需要的津液，无法被机体利用，所以口渴。

平马：这其实是临床上经常见到的情况。五苓散适应证中的口渴就是此类机理。如果我们对本案中的口渴也如此考虑的话，就会变得自然而简单了。不过，确如东郭先生所言，临床上存在腹部发凉、畏寒却有郁火内生的病症，其火上炎可引发口渴。其时，上炎的胃火还可导致口疮、舌炎等病变。

秋叶：我大致也认为应该是您所说的那样。医案、医话，其记述有体例上次序井然、条理分明的，也有像东郭先生这样个性鲜明、不拘一格的。

平马：东郭先生的医案，对于症状的记述和病情的介绍还是比较详明易懂的。他也会提示自己是根据什么样的思路而选方用药，这对读者来说是很具有参考价值的。

秋叶：的确如此。面对如此医案，我与平马先生各自从不同学派的观点交流讨论，感觉是非常有趣也是十分有意义的。我推想各位读者或许也会有相似的感受。在此感谢平马先生，各位读者也辛苦了。下次再见！

译著缀语

1. 关于“药中四维”

和田东郭将大黄、附子、石膏、黄连比喻为房屋四隅的支柱，其说与明代张景岳所倡言的“药中四维”相近。《景岳全书》云：“附子、大黄为药中之良将；人参、熟地为药中之良相。”和田东郭在此的观点，明显地受张景岳的影响。

2. 针对“肝气”诊疗的思路与方法

我们从本篇和上篇的和田东郭医案中，都可看到东郭重视“肝气”并据之选方用药的诊疗内容。译著者戴昭宇认为，此中“肝气”既是发病之因，又是病机所在。从医案与两位解读者的分析可以看出，东郭的诊疗思路既非“有是证用是方”的“方证相对”（或“方证相应”），也不是现代中医学从“证素”（病因、病性、病位、病势等）着手加以分析和归纳的“辨证论治”方法。寻索病因、探求病机而“审机定治”或“审因论治”，乃是其诊疗的基本思路，也是自古以来中日两国众多医家惯常应用的诊疗方法之一。

中医的病因，多与病机相连。所谓“辨证求因”实质上重点还在于对病机的寻索。与此同时，“审因论治”或“审机定治”也都与辨证相关。

此外，东郭在临床上以善用且频用疏肝理气的四逆散而著称。

表明其重视肝郁的病因和病机，治疗上具有心身并重、心身并治的特点。

3. 中日两国的桂皮、肉桂及桂枝

本篇的医案2里，提到了桂皮。在中日两国，说到药用桂皮，所指就是肉桂。而作为食品调料或香料的桂皮，原植物来源多样，有十余种。

桂枝是药用肉桂的嫩枝部分，其功效在中国被认为偏于走表，与偏重于温里的肉桂不同，具有辛温解肌、发汗疏表的作用。不过，在至今的日本药典中，桂枝没有入载。凡用桂枝之处，日本均用桂皮（肉桂）。如果读者对此缘由感兴趣，可以参考真柳诚先生的考证文章《林亿等将张仲景医书的桂类药名改为桂枝——仲景医方的桂枝当是桂皮（肉桂）》。(http://square.umin.ac.jp/mayanagi/paper02/GuiGB.htm.)

4. 安蛔与驱蛔

译著者在多年前对日本江户时代医家的诊疗方法和思路加以探讨时，曾经广泛浏览那一时期日本的临床文献。当时得到的一个印象是：在江户时期的日本，有关蛔虫症的论著相当多，表明蛔虫症是当时严重危害日本人健康的一个多发病。所以，江户医案的诊疗内容常常会牵扯到蛔虫。

在本篇的医案2中，根据理中安蛔汤的药物组成（人参、白术、茯苓、蜀椒、乌梅、干姜）考虑，该方的功效应该恰如方名所示，

以蜀椒之辛和乌梅之酸而具有安蛔、理中效果，但是并无明显的直接驱蛔的作用。因为其中没有当时在日本常用的鹧鸪菜、使君子等驱蛔药以及促进蛔虫排下的泻下剂。和田东郭应用理中安蛔汤，最终也并未见有关蛔虫排出的记述，说明该方主要发挥的还是理中以及安蛔作用。其次，该方在组成和在功效上都与乌梅丸相似，适用范围自然也应该不仅仅限于蛔虫所致病症，也可针对泻痢。

第6篇

山田业广选柴胡剂　腹诊药性回眸再商

医家简介：山田业广，1808年（日本文化五年）出生，是高崎藩侯侍医的长子。17岁开始替代父亲侍奉高崎侯，19岁起随朝川善庵学习儒学，随伊泽兰轩学习医学。兰轩殁后，又师从多纪元坚、池田京水。1837年（日本天保八年）在江户（现在的东京）本乡地区开业，1857年（日本安政四年）成为江户医学馆讲师。1869年（日本明治二年）就任高崎藩医学校督学，次年随藩政改革被聘为医学大教授，1874年再赴东京开业。1879年（日本明

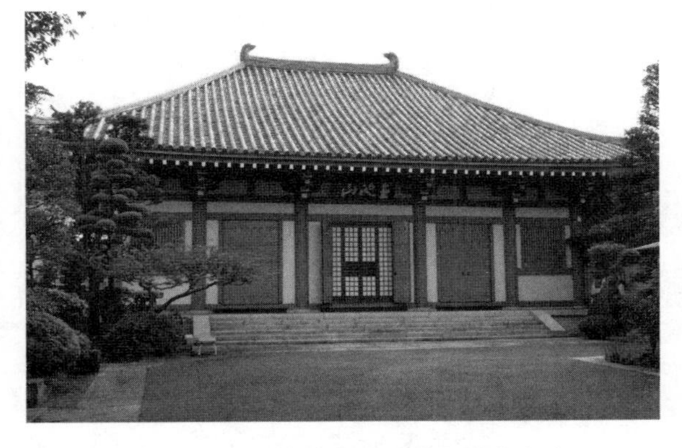

山田业广与业精父子墓地所在的莲光寺（东京都文京区）本堂

治十二年）创立温知社，站到保护汉方存续运动的前列。1881 年逝世，其子业精承继父业。毕生著作 38 部，现存有《伤寒论札记》《金匮要略札记》《（新编）金匮要略集注》影印本。

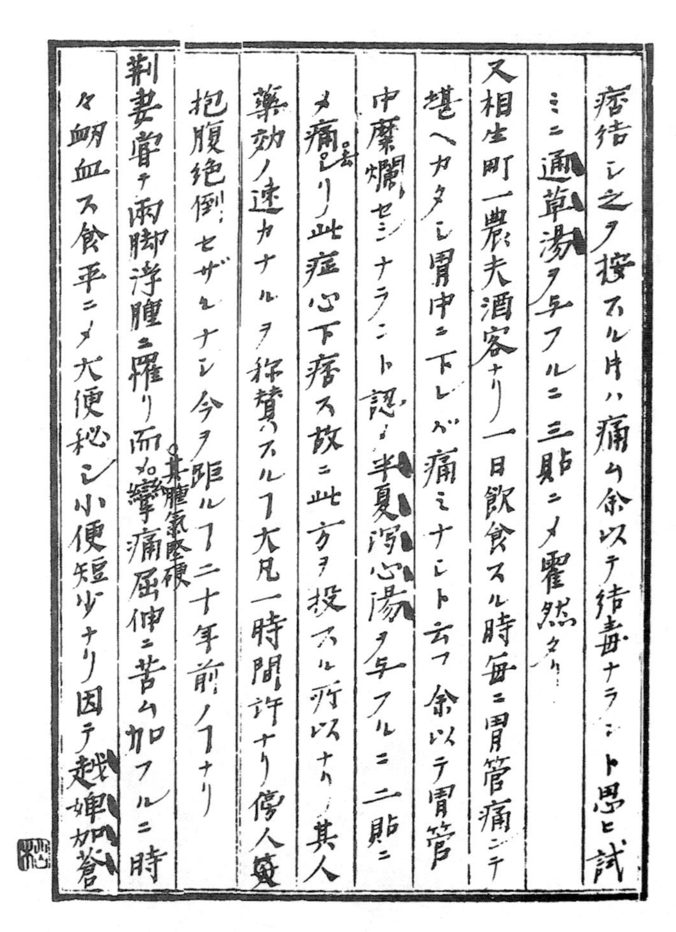
痞結シ之ヲ按スルトキハ痛ム余以テ結毒ナランコトヲ思ヒ試
ミニ通草湯ヲ与フルニ三貼ニメ霍然タリ
又相生町一農夫酒客ナリ一日飲食スル時毎ニ胃管痛ニテ
堪ヘカタシ胃中ニ下レバ痛ミナシト云フ余以テ胃管
中糜爛セシナランコトヲ認メ半夏瀉心湯ヲ与フルニ二貼ニ
メ痛ミ去リ此症心下痞ス故ニ此方ヲ投スル所以ナリ其人
薬効ノ速カナルヲ称賛スルコト大凡一時間許ナリ傍人
抱腹絶倒セザルナシ今ヲ距ルコト二十年前ノコトナリ
其腫氣堅硬
荊妻嘗テ両脚浮腫ニ罹リ而シテ攣痛屈伸ニ苦ム加フルニ時
々衄血ス食平ニシテ大便秘シ小便短少ナリ因テ越婢加蒼

79　井見集 附録

《近世汉方治验选集》（13）《井见集附录》 名著出版

1. 谷疸案

高崎相生町佐野屋妻，罹患谷疸。心中懊恼无食欲，昼夜不得眠，大便不通，小便不利。一医与茵陈五苓散，毫无寸效。遂乞诊于先君子，先君子诊为大柴胡汤腹候。乃语其医曰："《金匮》云，诸黄腹痛而呕者，宜柴胡汤。其所谓柴胡汤，为大、小柴胡汤之概言。今此患者之腹候，乃大柴胡汤证是也。"即令投之，霍然而效。

——近世汉方治验选集（13） 山田业广、山田业精《井见集附录》 名著出版 p. 54

秋叶：茵陈五苓散对于黄疸病无效吗
平马：对热重还是湿重的判断很重要

秋叶：今天我们选择山田业广与山田业精父子编著的《井见集附录》中的两则医案加以研讨。该书是由山田业广先生的儿子业精整理而成，所以文中对已经逝去的先父称为"先君子"。

第一例，是用大柴胡汤治疗谷疸的医案。

"高崎相生町佐野屋妻，罹患谷疸。心中懊恼无食欲，昼夜不得眠，大便不通，小便不利"。这里提到的"谷疸"或许不少人并不熟悉，应该怎样理解呢？

平马：山田业广先生对"谷疸"当时具体是如何认识的，我们今天已难详细考察。不过，它是黄疸的一种。既然是涉及谷物的黄疸，应该与饮食失宜的病因相关。或许与今天在日本也依然常见的甲型或戊型病毒性肝炎难以撇清干系吧。

秋叶：“一医与茵陈五苓散，毫无寸效”。这“一医”是指在业广先生之前为患者诊疗的医生。他虽然为患者使用了茵陈五苓散却毫未见效。茵陈五苓散，是出于《金匮要略》黄疸病篇的方剂。

平马：黄疸是由湿热而生，江户的医官们应该也有这样的认识。对于湿热的治疗，需要兼顾湿与热这两方面。

秋叶：也就是说，既要利湿又要清热。

平马：湿与热结，病情复杂。在中医学里，邪气依性质分为阴邪和阳邪。热为阳邪的代表，湿是阴邪的代表。湿热之邪，则是阳邪与阴邪互结而停滞于机体。要清除性质不同却纠结在一起的两种邪气，并非易事。临床上要依照是湿重还是热重的差异，而选取不同的方药。比如，茵陈蒿汤针对的是热重于湿的证型。

秋叶：茵陈蒿汤是由茵陈蒿、山栀子、大黄 3 味药构成。此方因含大黄而具有泻下作用。

平马：与此相对应的是茵陈五苓散。该方由茵陈蒿和五苓散组成，君药茵陈蒿的用量之多是五苓散的 2 倍，可见其作用非常重要。不过，茵陈五苓散中的茵陈蒿与五苓散都具有利湿功效，故本方的适应证应该是湿重于热类型的黄疸。

秋叶：如此说来，最初的主治医的诊疗应该是基于您所说的这样的判断吧。

平马：恐怕主要是以“小便不利”作为一个判断依据了。不过，从整体来看与湿的关联并不太明显，应该是属于误诊。

秋叶：所以结果是“毫无寸效”。这段记述尽管简洁，但内容却很可品味。从茵陈五苓散的处方，也可以推测出最初的主治医的诊疗思维。

平马：将腹候作为诊断依据而治疗取效实在可赞
秋叶：用大柴胡汤中的大黄泻下湿热是最佳选择

秋叶：“遂乞诊于先君子，先君子诊为大柴胡汤腹候”。方才提到的“一医”（前医）治不好，所以他就延请业广先生（先君子）来诊。通过腹诊，判断有大柴胡汤的腹证。

“乃语其医曰：‘《金匮》云，诸黄腹痛而呕者，宜柴胡汤。其所谓柴胡汤，为大、小柴胡汤之概言。’”

秋叶：《金匮要略》中有“诸黄腹痛而呕者，宜柴胡汤”的论述。这里所谓的柴胡汤，应该包含有大柴胡汤和小柴胡汤两方吧。

“今此患者之腹候，乃大柴胡汤证是也”。“即令投之，霍然而效”。

秋叶：业广先生应用大柴胡汤而取效。平马先生对此怎样理解呢？

平马：对于黄疸应该如何治疗的问题，我们需要回顾一下张仲景的原著。其中的特点是既有茵陈蒿汤和茵陈五苓散，也有柴胡汤。对这里的柴胡汤，一般考虑是小柴胡汤。

《伤寒论》中就黄疸治疗提示了几种方药，主要是针对在外感伤寒病治疗中由于误治而出现的黄疸；《金匮要略》中记载的则是见于杂病中的黄疸。只要将二者的内容相互参照，就易于明了，就易于把握其全貌而论治。

在此医案中，山田业广先生的可贵之处在于借助腹部所见作为诊断依据，判断出当时的黄疸适宜用大柴胡汤治疗，结果也应手取效。

秋叶：说到大柴胡汤，其中含有大黄，应用该方意在攻下。

平马：山田业广先生确实是从开始就这样用了。

秋叶：他依据诊断而选方用药的思路已经难考究竟，但说到泻下通腑而退黄，说不定茵陈蒿汤会更好。

平马：前医用的是茵陈五苓散，当时如果选择茵陈蒿汤说不定也会更好呢！

秋叶：这些确实是可以斟酌和思考的地方。

平马：根据腹诊所见，山田先生认定大柴胡汤最为恰当。这大柴胡汤也可以说是小柴胡汤的加减方，可以认为它是由小柴胡汤的一部分与大承气汤的一部分合在一起的方剂。

秋叶：其中也有理气而可助大黄泻下的枳实。

平马：所以说，通腑祛邪的药物配伍也至关重要。

秋叶：如果用的是茵陈蒿汤，我感觉为适当地泻下以退黄也同样需要毫不犹疑地出手。

平马：是的。

秋叶：处方用大柴胡汤是非常绝妙的选择
平马：大柴胡汤具有清除阳明郁热的作用

秋叶：本医案里，除腹诊外是否还有与大柴胡汤的适应证相关的信息呢？

平马：说到黄疸，多与湿热相关。不过本医案中除了提示有小便不利，其他与湿相关的信息非常少。而大柴胡汤主要用于湿热停滞于阳明经。

大家都清楚小柴胡汤是作用于少阳经的方剂。不过，对于大柴胡汤的适用范围，至今有不同的见解。首先，大柴胡汤适用于兼有少阳病和阳明病的情形；其次，可用于少阳病与阳明病的合病；还有观点认为大柴胡汤也可用于少阳病与阳明病的并病状态。我认为最恰当的莫若大柴胡汤主要是用于以阳明病为主兼有少阳病这样一种观点。

秋叶：刚才您提到大柴胡汤里含有部分大承气汤的成分，那或许也意味着该方是将阳明据为重心的呢。

平马：对于“大柴胡汤的治疗重在阳明”这一见解，北京中医药大学的伤寒论专家裴永清先生所著的被翻译成日文的《伤寒论读法 50 论》(注：东洋学术出版社刊行，中文原著名为《伤寒论临床应用五十论》) 中有详细阐述。

秋叶：可以说是一针见血的观点。

平马：说起清解阳明郁热，白虎汤和承气汤是代表方。大柴胡汤是靠近承气汤用意的方剂，故可泻下、清除阳明热邪，治疗思路至此是简单明快的。但本医案中的黄疸乃因脾胃和肝胆湿热弥漫、郁结于阳明之腑而难以清除的状态。为此，必须利用柴胡剂以疏解并调整气机，同时以承气汤通腑泻下。我感觉若单用承气汤或单用茵陈蒿汤都难以取得如此良效。

秋叶：这样考虑的话，在本医案的治疗中大柴胡汤就成为最佳选择了。

平马：是的，可以说大柴胡汤在此就是不二之选，而如果仅用茵陈蒿汤并不恰当。这是因为患者有“心中懊恼无食欲，昼夜不得眠”的症状，这与小柴胡汤证相似；“小便不利”的症状也是如此。如上病症并非由湿所致，从经络之气循行不畅角度来看则便于解释和理解。为此使用柴胡剂就是必要的、顺理成章的了。所以，我的理解是：山田业广先生当初的判断应该不仅仅是根据腹诊作出的。

秋叶：粗读此案，山田业广先生似乎就是仅据腹诊的腹候而选用大柴胡汤的。但是听了您这番分析，则更让人感觉到他的诊疗思路和步骤应该是先有大柴胡汤证在脑海中浮现，继而运用腹诊加以确认。

平马先生的分析非常有意思。刚才提到的方剂目前在日本都有便利的成方颗粒制剂，我感觉有必要进一步深入和广泛地研究它们的各种应用方法。不再仅将大柴胡汤看作少阳病的方药，也是我们需要重视的问题。同一方剂不同观点下其适用范围会出现差异，如何提高疗效则是我们选方应用的出发点。

2. 自汗、盗汗案

同僚佐藤伯林之妻，年三十有余，罹外患诸药无效。症见自汗、盗汗而无止时，其汗出于颈部以上。胸中苦满，不得安眠。

不恶寒，每日晡潮热，五心烦热，小便不利，心下滞而食难速下。心下按则水鸣，其脉弦数。先君子曰：此柴胡姜桂之证候，然姜桂二味却难使用。遂与小柴胡加牡蛎，自汗、盗汗顿止，胸中苦满少去，饮食心下不滞，小便也颇通利，其夜安睡。其后转用宋版大柴胡汤加牡蛎。

近世汉方治验选集（13）　山田业广、山田业精《井见集附录》　名著出版　p. 55

秋叶：下面我们来讨论一下第二例，小柴胡汤加牡蛎治验案。

“同僚佐藤伯林之妻，年三十有余，罹外患诸药无效。症见自汗、盗汗而无止时，其汗出于颈部以上。胸中苦满，不得安眠。不恶寒，每日晡潮热，五心烦热，小便不利，心下滞而食难速下”。以上介绍了主要证候，这是什么样的病症呢？

平马：我看像是由病毒之类的感染引起的外感病，其后因免疫力低下、自主神经失调而引发一连串的症状。或许感染还处于未被完全治愈的状态。

秋叶：“日晡”大致是指下午 3 点至 5 点这段时间，此时的潮热是可以称之为“阳明潮热”的吧。

平马：医案中使用“日晡潮热”的说法，至少山田业广与业精父子应该认为是属于阳明潮热的吧。

秋叶：有“五心烦热，小便不利，心下滞而食难速下”，这涉及了进食障碍。

平马：所谓心下是指横膈。横膈成为胸和腹的分界，此处气机阻滞，所以进食不能顺畅下行。这或许属于适合半夏泻心汤证或大柴胡汤证之类。

秋叶：我感觉这“其汗出于颈部以上”，也是蛮有特征性的。

“心下按则水鸣，其脉弦数。先君子曰：此柴胡姜桂之证候，然姜桂二味却难使用”。心下按则水响，说的是一种振水音。但干姜和桂枝二味难以使用，说的是什么意思呢？

平马：应该是从脉象和心下水鸣判断出患者存在柴胡桂枝干姜汤的水饮内停证候，但潮热和五心烦热则表明其证候偏热。干姜和桂枝是为温化水饮而配伍入柴胡桂枝干姜汤的，但此例患者属于热证，若用干姜和桂枝就会助长热势。

秋叶：在认识上热邪的存在就成为前提，即首先确认了基本事项。我想顺便问问，姜桂之外还有哪些具有代表性的温热药呢？大辛大热的附子是大家都知道的。

平马：温热药放在口中嚼一嚼，就会感觉舌头发麻并发热。温通经络之气的药有附子和桂枝，还有性温的活血散寒药，如当归和川芎。

秋叶：即使都是“温”的作用，不同温热药按照作用“靶点”的差异而可分为几组。不过治寒以热、治热以寒是基本治则，我们需要像山田先生判断姜、桂是否合用那样来把握诊疗。

平马：是的，寒者热之、热者寒之是基本治则。尽管在真热假寒证或真寒假热证等特殊情况下也有治寒以寒药，治热以热药的情形，但那实属于特殊情况。否则，用错了会助长邪势，加重病情。

平马：牡蛎的软坚作用值得注目
秋叶：柴胡剂改善经络之气循行

秋叶："遂与小柴胡加牡蛎，自汗、盗汗顿止，胸中苦满少去，饮食心下不滞，小便也颇通利，其夜安睡"。这"小柴胡加牡蛎"是什么样的方药呢？

平马：这是小柴胡汤的一个加减方，以原方加上牡蛎。作为小柴胡汤的加减方，《伤寒论》中记载了此方。本想为去除心下满而使用柴胡桂姜汤却偏热时，换用牡蛎。牡蛎可使硬结变软，中医学认为它有"软坚散结"的性质和功效。张仲景针对精神症状也常用牡蛎。例如治疗失眠时，或为了交通心肾而宁神，或为了重镇平肝以降逆，牡蛎可同龙骨一起配合使用。

秋叶：柴胡加龙骨牡蛎汤和桂枝加龙骨牡蛎汤就是其中的例子。

平马：牡蛎不与龙骨相配，有时是为了突出牡蛎软坚的功效。在《伤寒论》中论述小柴胡汤的条文之后，有"若胁下痞硬，去大枣、加牡蛎四两"的记述。所以，针对本例患者，业广先生认为小柴胡汤加牡蛎应该是可行的，故而用之。

秋叶：看来胸胁苦满或心下痞硬都与局部气的循行障碍相关，需要改善经络之气的循行，使之流通顺畅，症状才可改善。

平马：柴胡、黄芩、半夏等药就具有改善胸胁苦满或心下痞硬的作用。

秋叶：含有柴胡、黄芩、半夏诸药的方剂在古方中有很多。像大柴胡汤、柴胡加龙骨牡蛎汤、小柴胡汤、柴胡桂枝汤、柴胡桂枝干姜汤这一系列方，记忆中藤平健老师也曾传授过我们，这些方药都具有改善胸胁或心下症状的功效。

秋叶：有必要深入了解单味药的药性和用法
平马：把握颗粒成方中的单味药有助于应用

秋叶："其后转用宋版大柴胡汤加牡蛎"。本医案中，山田先生最终使用的处方是大柴胡汤加牡蛎。但此方在宋版《伤寒论》中未见记载，出处不明。不过，可以理解当时应是针对残存的胸胁苦满而选用了该方。

平马：最初使用小柴胡汤加牡蛎，令症状颇有改善。不过，除了胸胁苦满外其他还残留些什么症状，因未记载故不得而知。如果仅仅针对胸胁苦满，选择小柴胡汤就可以了。而今选用大柴胡汤加牡蛎，推测本例患者或许还存在着心下的症状吧。

秋叶：说到牡蛎的用法，历来就有多家见解，如吉益东洞在《药征》中称其"主治胸腹之动"。如此要诀式的归纳确实简单明了，但有时感觉过于简单化的口诀也可能会脱离临床实际。

平马：我认为在选方用药时，重视思考以什么目的而选择单味药的功效，以什么样的配伍而令其发挥相应的作用是至关重要的。这应该也是历代医家殚精竭虑地加以努力的地方。我年轻时师从大塚敬节先生期间，先生对每一位患者的选方用药都会斟酌。大塚先生遍读过江户医案，他是在博采众长的基础上，以前人的经验为基础，而在加减上做到细致入微的。

秋叶：我感觉，对于各种单味药的药性特点和使用方法，我们需要更深入地加以学习和把握。

平马：临床上如果仅用颗粒成方治疗，确实难以进行细致的加减。但这不等于说不用汤药就不能进行精准的治疗。即使是使用成方颗粒，只要熟知其中各种组成药物的药性，也是可以加以活用并积累经验的。比如，柴胡类方有许多种，其中每个方剂的组成差异何在？其差异的意义又何在？如何才能灵活恰当地运用这些个性差异？一边考虑这些问题，一边想办法解决是非常重要的。

秋叶：赞同您的意见！要想用好、用活组方和日本颗粒成方制剂，对方中单味药的性味以及相互间的配伍原理的理解和洞察是不可或缺的。日本古方派以腹诊为中心的诊疗方式，是从250年前左右的吉益东洞开始的。比如将胸胁苦满的症状与柴胡剂相互对应起来，形成“方证相对”式的诊疗特点，也导致从那时以来出现选方单调、难以精准对应复杂的病情变化之弊端。要想细致和灵活地应用颗粒成方，就要像平马先生所说的那样，需要对成方中各味药的药性和彼此间的配伍关系，重新加以深入学习和反思。

秋叶：中国在临床诊疗中是如何使用柴胡剂的呢
平马：认识上基本类似，但日本的应用范围更广

秋叶：柴胡剂（柴胡类方）在日本是非常有名的，那在中国又怎么样呢？我曾听说日本临床中过分倚重柴胡剂。

平马：在中国，柴胡剂同样是非常知名的一类处方。不过，其

应用频度和适用范围确实不比日本，中国主要将其作为少阳病的治疗方药。

秋叶：这一点与日本是相同的。

平马：有关小柴胡汤证中胸胁苦满的认识，两国是不同的。在中国，胸胁苦满是指自觉症状，并非像日本一样要凭借腹诊来确认其有无。腹诊技术从日本江户时代开始发展起来，胸胁苦满在日本主要是被视为一种他觉征象。

秋叶：两国应用柴胡剂所治疗的疾病谱是否相同呢？

平马：江户时代以来，柴胡剂在日本的应用范围得到发展，针对慢性病的应用变得越来越广泛。在中国，柴胡剂常用于外感病及与邪阻少阳、经气不通相关的慢性病症。

秋叶：刚才咱们谈到，江户幕府末期的汉方大家山田业广选方用药，并非仅仅依赖于腹诊。这一点，引起了我极大的兴趣。我个人新近感悟到：中国历代医家一直强调“四诊合参”，如果仅仅重视腹诊信息，并基于此对患者进行诊断和治疗，实际上还存在着（诊断信息不足的）困难。本医案对于我们思考日本汉方医学今后应该如何发展是很有参考意义的。在此感谢平马先生所提示的见解和信息，也感谢各位读者的陪伴！

译著缀语

小柴胡汤的“副作用事件”与“现代汉方”特点

日本于1964年就已研发出来小柴胡汤浸膏颗粒，成为现代汉方制剂的嚆矢和“颗粒剂汉方”的起点。1995 年，日本小柴胡汤浸膏制剂的年销售额，超过当时日本医疗保险范围内 147 种汉方制剂总销售额的 1/4，是日本历来最为广泛应用的处方。译著者戴昭宇在 1996 年的文献研究表明，在中日两国，小柴胡汤在 150 多种西医诊断的疾病治疗中能够取效。

中日两国长期以来都深受肝炎病毒的困扰。中国以乙肝患者为主，日本的丙肝患者居多。而丙肝患者更易于进展为肝硬化、肝癌，西医也尚缺乏特效疗法。虽然干扰素、利巴韦林和蛋白酶抑制剂的“三联疗法”被认为是最好的治疗选择，但因该疗法昂贵且有许多副作用而极大地限制了丙肝的治疗。

20 世纪 80 年代以来，经日本研究者对小柴胡汤广泛的实验与临床研究证实，该方具有改善肝功能、抑制肝细胞损伤、促进肝组织再生、抗肝纤维化、阻止和延缓肝癌及调节免疫、抗炎、抗过敏等广泛的药理学功效，于是现代医学界就将其视为肝病患者的救星。按照西医病名，“凡是肝病，就用小柴胡汤”的诊疗模式在日本也应运而生。1994 年，日本政府对小柴胡汤改善肝功能的功效予以认可，使得该药作为首个汉方制剂被收录于国家药典，随之日本出现了上百万肝病患者同服小柴胡汤制剂的盛况。

由于日本没有独立的汉方医学或中医学专业的医师制度与大学教育，当时 70%—80%的医师（日本只有西医医师）虽在临床中或多或少地使用汉方药，但却缺乏系统的汉方以及中医学理论知识。于是，大多数医师只能参考日本的汉方制药厂家津村等对小柴胡汤的功效与适应证所作的如下提示进行处方。

①用于乏力、上腹苦满、舌苔增厚、口中不和、食欲不振、各种急性热病、伴或不伴低热的呼吸系统疾病（肺炎、支气管炎、感冒、胸膜炎、肺结核等）的辅助治疗，淋巴腺炎、慢性胃肠功能障碍、产后诸症等。②改善慢性肝炎所致的肝功能障碍。

其中之①，提示了按照腹诊以及“方症相对”原则，沿袭古方派诊疗的思路和方法使用小柴胡汤。而之②，则是“现代汉方派”按照西医病名诊断以及现代药理研究的成果，以“病名汉方”的诊疗模式应用汉方药，其实质是放弃辨证，“中药西用”。

到了 1996 年 3 月，日本的媒体争相曝出从 1994 年以来的 2 年间，日本国内有 88 名慢性肝炎患者因服用小柴胡汤制剂而出现间质性肺炎，其中更有 10 例死亡的报道。日本政府也就此向全国发出紧急通告，一时间“汉方药吃死人”“汉方药与中药很危险”的论调令舆论哗然。

近些年来日本医师运用小柴胡汤有如下特点：①传统汉方的“方证相对”原则常被“方病相对”所取代，汉药西用倾向明显。②传统的“口诀汉方”注重经验用药，忽视病机分析。其“但见一证便是”，实属“方症相对”。③应用成方制剂，难以据证（症）加减。④依据药理研究和“方病相对”用药，缺少动态的处方调整，实属“汉药（中药）西用”。⑤忽视三阴三阳之“六病”同脏腑、经络间的关联，亦即论以腹证为主的“六病”而不承认与经络相关的“六经”，这是古方派学术观点的延续。

考察中国 1980—1996 年间有关小柴胡汤的主要应用特点：①注重传统的辨证论治应用。②注重辨证与辨病相结合。③注重抓主症进而辨别病机方式的诊疗。④在辨证基础上，根据临床需要对原方适当进行加减。⑤注重动态观察，随时据证调方。⑥运用六经辨证时，注重与脏腑、经络间的关联。

根据以上分析和比较可以看出，在日本小柴胡汤制剂具有三种不同的应用方式：①据汉方“方证（症）相对”或“口诀汉方”而用。②凭中医辨证论治原则而用。③按西医肝病诊断，依药理实验结果而选用。

依译著者所见，“小柴胡汤副作用”的发生，实由小柴胡汤西用而致。运用现代技术的淋巴细胞刺激等实验结果表明，“小柴胡汤副作用”属于一种少见的变态反应。然而，从中医学或传统汉方医学的观点考察，所谓“副作用”的出现是与小柴胡汤的误用和滥用密切相关的。

对于“汉药（中药）西用”的诊疗模式，译著者并不是一概否定的。因为该方法也常常有效，也能解决一些临床问题，所以也应该将其视为一个汉方或中医学现代临床研究的课题。只是需强调一点：如果想回避所谓的“副作用”，可以参考辨证论治等思路和方法。因为辨证论治是中医学在长期临床实践中逐步摸索出来的在提高疗效的同时又尽可能回避或减少副作用的一种思路和方法论。当然，辨证论治的诊疗并非万举万当，需要不断发展和完善，也需要与其他诊疗思路或方法协同应用。

第 7 篇

山田业精广涉博采　衷中参西不拘条框

医家简介：山田业精，1850 年（日本嘉永三年）出生于江户本乡，是山田业广的次子。幼名千太郎，后称元昌、秀俊，再改名为业精。字于勤，号静斋。曾向芳野金陵学习儒学，1869 年（日本明治二年）入大学东校（东京大学的前身）学习西医，中途退学。1871 年（日本明治四年）在高崎随父亲从事诊疗。倡导“汉洋之道无异论”，强调在重视传统经典学说的同时，也应参考西医学的观点。1907 年（日本明治四十年）殁。

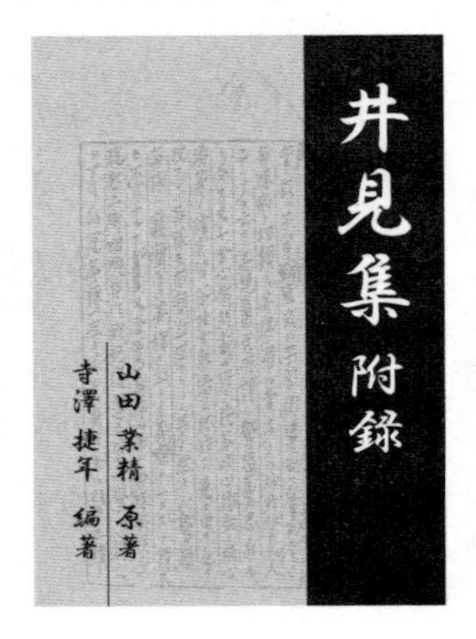

平马：秉承父业而学验俱丰的临床家
秋叶：在继承与发展中或许也有烦恼

秋叶：前面，我们就山田业广的医案进行了探讨。本次，我们将要选取其子山田业精的医案加以解读。

平马：山田业广先生晚年得子，是为业精。山田业精幼承家学，很好地传继了其父的医术，日后成长为继承江户医学馆学派的卓越学者，同时他也是一位学验俱丰的临床家。不过，由于其后不久的明治维新掀起了医学革新，在一百多年沧桑巨变的历史进程中，人们似乎很少有暇对其业绩加以回顾，这是一件令人十分遗憾的事情。

秋叶：在以往的汉方医家中常可见到子承父业的情形。这两位名医没有留下手绘的肖像，我感觉也是一桩令人遗憾的事情。从吉益东洞和吉益南涯开始，父子两代先后在医界彪炳史册者大有人在。不过，面对着业大名盛的父亲，儿子在继承父业时想必也会有许多烦恼，或许业精当时也曾经压力很大吧。

平马：山田业广留下很多著述，以稿本或抄本形式流传下来，但是几乎都未出版。这或许与当时汉方书的刊行已经很困难的环境因素相关，不过也看到山田业广显示出与其让著作普及于天下，不如优先着力于门人教育的这样一种理念。其门人及其子都十分尊敬这样的业广，进而也都忠实地秉承了他的业绩。

秋叶：山田业广是一位非常出色的学者。

平马：他继承了江户医学馆的学派，重视《伤寒论》与经方

（古方）的同时，综合运用《黄帝内经》《难经》等古典医著理论而对医学问题加以阐释。

秋叶： 话题可能要扯得远一点了，我的老师奥田谦藏先生在回顾自身学习汉方经历的文章中谈到，他曾经从《黄帝内经》学起，《难经》《十四经发挥》《伤寒论》《金匮要略》《温疫论》等医著都被指定为教材。大家知道，奥田先生是吉益流的古方医家，但是他也继承了一些考证派的家学，从而形成自身视野宽广的学问体系。我感觉不拘一家之言的博学，对于医者来说是非常重要的。

平马： 由于日本江户时代实行闭关锁国，与中国的医学交流也中断了，日本人学习中医只能依赖文献读物。那时，儒学是学问中心，所以直到江户时代中期为止，日本儒学的动向常会影响到医学研究。古方派也是在受到伊藤仁斋的古义学以及荻生徂徕的古文辞学等文献考据方法影响之下而兴起的。

江户后期传入日本的清朝考据学，首先影响到了担当皇室医疗以及朝野的医疗教育重任的多纪家族，其文献研究法直接被应用于医学文献的研究，在医学领域也成为一个大的潮流。随之，更重视学术性与客观化的新的文献研究方法论也以江户医学馆为中心而得以普及，可以说山田业广与业精父子也曾身处这一潮流之中。

秋叶： 这可以看作是对有些恣意的吉益东洞流的医学观点和解说的一种反思吧。这样的反思在当时形成了一股潮流。

本次，我们选择了几篇比较短的医案，如果各位读者能够充分发挥想象力，想必读来一定会感觉饶有兴味。

1. 右胁胸痛案

福山藩，藤田与一之母，年届七十。因素质肝气强而常用抑肝散。一日右胁胸部发急痛，家严诊治，依旧投用抑肝散。然一夜急痛难忍，家人为使之稍缓，片刻无法放手。继而由余代诊，投之以苓桂甘枣汤二帖，其苦霍然而去。

《医疗手引草》卷下，在苓桂甘枣汤条上，论此方治积上冲，或痛或拘急而寻常之药无效者；或如虚劳荏苒而形容渐衰，多食则腹胀者；或手足拘挛不能站立、持续一两年而行路困难者。此甘味之方煎服有特效，盖因甘草可治急迫故也。即使建中汤无效，此汤也多即效。对药汁味甘反难下咽者，应予之酱类先尝而后用药。最初一两日若可服药，其后服药即无障碍。予曾以此汤治一病人历时二年余，其积劳痊愈。

得此说，则此方之意尽知。呜呼，余虽偶中，然亦与先哲暗合。

——近世汉方治验选集（13）　山田业广、山田业精《井见集附录》　名著出版　pp. 75—76

秋叶：苓桂甘枣汤是以奔豚为靶向的药方
平马：调和心肾，养脾缓急是该方的功效

“福山藩，藤田与一之母，年届七十。因素质肝气强而常用抑肝散。一日右胁胸部发急痛，家严诊治，依旧投用抑肝散。然一夜急痛难忍，家人为使之稍缓，片刻无法放手。”

秋叶:“家严”是对他人而称自己父亲时的用语，在此是指山田业广。

平马：抑肝散的方名寓含平抑肝气之意，但并非功效强峻的方剂。方中柴胡、川芎、当归、钩藤作用于肝，特别是钩藤平抑肝气的功效突出，不过其整体的作用是相当平和的。在此基础上，因配伍有苍术、茯苓、甘草等健脾药，即使长期使用也是安全有效的。该方来源于中国的小儿科方书，是主治小儿抽搐、磨牙、夜啼的处方，大人也可使用。

秋叶：最近，不断能见到抑肝散可以改善认知障碍（老年性痴呆）相关症状（幻觉、妄想、亢奋、言行粗暴等）的研究报告，该方在日本的汉方临床上正频繁地应用。

平马：各种各样与压力和应激相关需要调和肝气的病患古今都非常多见，所以本方得以广泛应用。比如，本方用于认知障碍也是通过疏调肝气而改善症状的。

秋叶：我记得浅田宗伯《勿误药室方函》中有“和田东郭治疗成人的半身不遂，使用抑肝散”的记载。可见，先哲在江户时代已经将抑肝散的适用范围扩大到成人，这是首非常好用的验方。

平马：对于中风后半身不遂所见的强直性麻痹，本方也可见效。

秋叶：本医案中的患者有 70 岁，这在当时是相当高龄的人。

平马：该患者原本肝气过旺，所以常用抑肝散。此时右胁腹部急性疼痛，最初就以抑肝散治疗，然而未效。患者因剧痛而不宁，处于需要有人按压并抚慰的状态。

“继而由余代诊，投之以苓桂甘枣汤二帖，其苦霍然而去。”

秋叶：业精的治疗单刀直入、干脆利落，堪称效若桴鼓！

平马：苓桂甘枣汤是针对脐下水饮内动、欲作奔豚的处方。或许业精先生考虑患者的状态是由于气欲冲逆、疼痛乃作吧。

秋叶：您说的应该是其病机的关键。

"《医疗手引草》卷下，在苓桂甘枣汤条上，论此方治积上冲，或痛或拘急而寻常之药无效者；或如虚劳荏苒而形容渐衰，多食则腹胀者；或手足拘挛不能站立、持续一两年而行路困难者。此甘味之方煎服有特效，盖因甘草可治急迫故也。即使建中汤无效，此汤也多即效。"

秋叶：这里非常有趣！加入了甘草、大枣的苓桂甘枣汤，的确味甘。业精认为"急迫"乃是患者的病情特点。

平马：由于急迫，出现腹部拘挛症状，气机无法循常而行以致上冲，所以出现欲作奔豚的情况。

"对药汁味甘反难下咽者，应予之酱类先尝而后用药。最初一两日若可服药，其后服药即无障碍。予曾以此汤治一病人历时二年余，其积劳痊愈。

得此说，则此方之意尽知。呜呼，余虽偶中，然亦与先哲暗合。"

秋叶：对这里从《医疗手引草》中所引用的内容，平马先生以为如何呢？

平马：《医疗手引草》的著者加藤谦斋，是稍早于古方派时代的人。他汲取了山崎暗斋之流的儒学，曾经作为儒医而活跃过。《医疗手引草》中记载了本草书等可供临床参考的实用书之内容要点。其条文的主要内容是深入浅出地传授一些临床上的技巧和心得。

秋叶：“应予之酱类先尝”，是建议先用咸味来让患者加以适应。

平马：当时，平常一般吃不到甜味的食物。所以苓桂甘枣汤对患者来说就会成为一种特殊味道。为此，如果先用少量黄酱而让病人在味道上加以适应，进一步就会变得容易接受和能够服用甜味的苓桂甘枣汤了。

秋叶：业精说到“余虽偶中，然亦与先哲暗合”。这“偶中”指的是什么呢？

平马：仅用苓桂甘枣汤二帖就治好了患者的剧痛，业精谦逊地自称为“偶中”，也就是“无心插柳”之意吧。不过，为什么会出现如此神奇的效果呢？应该是他在对病例进行总结和考察之际，读到加藤谦斋之说而豁然开朗，明白了苓桂甘枣汤的效用机理吧。

秋叶：对于苓桂甘枣汤，我最近 1—2 年来的记忆中没有用过它，平马先生如何呢？

平马：我在临床上也几乎未用过苓桂甘枣汤。

秋叶：中医学如何认识此方呢？

平马：苓桂甘枣汤应该被视为苓桂术甘汤的类方，也就是苓桂剂之一。水饮内停是其基本病机。此因肾阳虚衰而心阳也虚，肾不能制水而水湿上犯凌心，欲作奔豚。对此则以苓桂甘枣汤治之。茯苓与桂枝温阳利水并调和心肾，甘草和大枣味甘而补脾以缓急，由此解除奔豚的发作。

秋叶：读到苓桂甘枣汤的相关内容时，我就会想起老师藤平健先生每每遇到“奔豚”之际，都会提问：“与奔豚有关的药方有二。一个是桂枝加桂汤，另一个是什么呢？‘必发奔豚’与‘欲作奔豚’

所关联的各是哪张药方?”这首苓桂甘枣汤，正是以奔豚为关键词的药方。

我最近在执笔对浅田宗伯的《老医口诀》进行注解。想起在其开头处作者就提到“想写一本像《医疗手引草》那样的书”。浅田宗伯的学问体系无疑也是与考证学相关的，我感觉他似乎与活跃于18 世纪初的加藤谦斋抱有某种共鸣。

平马:《医疗手引草》曾经非常畅销。我想，宗伯一定是认为该书发挥了良好的启蒙作用，因此对它有高度评价。

2. 胃痛、脚肿案

相生町一农夫，酒客也。每日饮食之际，必胃管痛而难忍，云胃之下则不痛。余以其胃管中或有糜烂，与半夏泻心汤二帖，服后痛去。此症属心下痞，故投此方。其人称赞药效神速，大凡仅一时间许。旁人闻之，不禁抱腹绝倒。此距今二十年前之事。

荆妻，尝罹两脚浮肿，且其肿并坚硬，挛痛而苦于屈伸。加之时时衄血，食平而大便秘，小便短少。遂与越婢加苍术以服，三日而全治。吉益为则《类聚方》越婢汤条下云:“为则按，大青龙汤证而无咳嗽冲逆，有脚挛痛之证者主之。”此说实高见也，理应佩服。然则冲逆之二字，恐似是而非。看做咳嗽之冲逆，或亦无不可?再俟他日考察。

——近世汉方治验选集（13）　山田业广、山田业精《井见集附录》　名著出版　pp. 79—80

平马：针对急性疼痛，治疗上应如何调整气机
秋叶：具有解剖学视点，是山田业精独到之处

秋叶：所谓“胃管”，是指食道吧？用了半夏泻心汤。针对疼痛，应该还有其他可选的方药。平马先生，您怎么看呢？

平马：疼痛，有瘀血所致者，也有因气滞而生者。尤其对急性疼痛，调气是一个常用的治疗原则。半夏泻心汤是调整横膈部位气机升降的处方，所以应用于胃及十二指肠或者食道部位疼痛是有效的。

秋叶：与上一例相同，本例治疗也是药仅 2 剂而痛消，取得速效。说到其中的“心下痞”，这应该是个自觉症状吧。不过，患者当时是否有这一症状呢？

平马：我感觉，考虑那时的“心下痞”是得自于腹诊所见（腹证），并在此基础上判断为半夏泻心汤证，这样或许才更为自然。

秋叶：我最感兴趣的地方是“胃管中或有糜烂”之解剖学见解。这一观点和认识是以往时代的汉方书籍上难以见到的，业精先生的如此论述实可谓是绝无仅有的。

平马：可以解释为他当时在追求兰方基础上，进而学习了西方医学，所以掌握了解剖学知识，能将患者的病症考虑为急性胃炎及食道炎。

秋叶：医案中有“胃之下”的记述。那么“胃管”就应该是位在其上吧？

平马：饮食之际，吞咽时疼痛明显的话，会让我们联想到反流

性食管炎的可能性。当然，也需要考虑到糜烂性胃炎或十二指肠溃疡。这是心下有邪，影响到了气机升降，导致气滞为痛。

秋叶：越婢汤证与大青龙汤证的鉴别
平马：利用肺的通调作用来治疗浮肿

秋叶：“荆妻”是对自己妻子的称谓。苦于足部硬肿，屈伸辄抽筋而痛。同时还时时出鼻血，纳食虽可但有便秘，还小便不利。业精先生据此得出越婢汤加苍术的方证诊断。

平马：说到越婢汤加苍术，江户时代的医家大多认为，就该方而言，苍术功效要优于白术。他们是按照越婢加术汤的方意来使用越婢汤加苍术的。

秋叶：使用苍术，越婢加术汤的适应证也还是原样未变吧。

平马：业精夫人当时的病有些难以推断。不过，在江户时代肾病或脚气病是常见病。

秋叶：“为则”是吉益东洞的本名，为与大青龙汤证相鉴别，业精引用了《类聚方》中越婢汤条下的内容。

平马：业精引用了吉益东洞的观点，并对其高度评价，认为那是源于临床的确论，诚可膺服。

秋叶：一般而言，考证派的人，特别是江户医学馆的医家，当时与吉益东洞都是保持着一段距离的。

平马：直至江户幕府时代末期，除固守东洞医说的尾台榕堂之外，其他医家对东洞的批判之声还是占了上风。不过，我们在这里看到，业精居然十分敬重东洞的理论，令人感到饶有兴味。

东洞在《类聚方》中提示：越婢汤证是“大青龙汤证而无咳嗽冲逆，有脚挛痛之证者”。也就是说，越婢汤是治疗足腿挛痛的效方。业精就此感叹东洞富有临床见识。大青龙汤是在越婢汤基础上加入桂枝和杏仁而构成的方剂，两方的组成非常相似。比起加入了麻黄、桂枝、杏仁的麻杏石甘汤或麻黄汤，可以说越婢汤与大青龙汤更为相近。越婢汤的适应证中没有咳嗽或上气冲逆等症状，亦即它的病机并非水饮阻肺，而是水饮停滞于体表产生“皮水”，继而引发足腿的痉挛。这也成为越婢汤与大青龙汤方证的鉴别诊断要点。

秋叶：日本目前没有大青龙汤的成药制剂，不过将有成药制剂的麻黄汤与麻杏石甘汤合方，就可以组成与大青龙汤相似的成药方。

平马：水液的代谢，与肺、脾、肾三脏最为相关。肾主水，脾为运化水湿的中枢，湿盛易于困脾。脾、肾与水液代谢的关系，无论古方派还是后世派，认识都是一致的。

说到肺呢，中医学认为，我们周身的水液循行和代谢，是通过肺的通调水道作用而调节的。而全身气的循行，依赖于肺的宣发、肃降作用来调整。麻黄能增强肺的宣发功能，在病邪由体表将要进入体内之际，通过宣散而可祛邪。此时，就会鼓动水液循行，以发汗途径来祛邪外出。与此类似，在强化肺宣发功能的同时促进水的循行和代谢，就成为利用肺的通调功能治疗浮肿的原理，古来就有麻黄剂治疗浮肿的经验和应用。小青龙汤等麻黄类方可以治疗急性肾炎所致的浮肿就是这样的例证。

秋叶：在龙野一雄先生的《新撰类聚方》里，也记载了这样的范例。平马先生所说的，很值得我们回味并参考。

3. 崩漏案

余之家佣名馨之妇，年十九岁而患崩漏。诊之，其脉弦数而腹筋拘急，胸胁坚硬，肩背强急，按抑之时则痛特甚。大便不通，子宫之血一日漏下二三升，其色紫黑，然饮食起居如故。余以为肝火煽动所致，与大柴胡汤以服，七日全治。

——近世汉方治验选集（13）　山田业广、山田业精《井见集附录》　名著出版　p. 83

秋叶：大胆地动态观察，大柴胡连用七天
平马：坚信此路通华山，所以守方不动摇

秋叶：19 岁女性大量下血。业精先生认为是“肝火煽动所致”，选用了大柴胡汤治疗。他这样的想法和用法是从何而来呢？

平马：他首先依据的应该是对腹诊和肌肉的切诊所见，有沿肝胆经络的循行部位而出现的明显压痛及肌紧张状态。其次，脉“弦”提示了肝气亢旺，而脉“数”又提示有热。对这些信息加以综合分析，是肝经郁热引发肝的疏泄功能亢进而导致疏泄太过的证候。其与肝之火热相合，就可引起血热妄行而出血。此外，血色“紫黑”

则提示了有瘀血的可能性。不过，因为“饮食起居如故”，说明患者的体能尚未被消耗，没有什么虚证的表现，其脉也未见虚象，所以就大胆选用了清肝泄热的大柴胡汤。服药 7 日，竟至痊愈。

秋叶：想必始终是在业精连续的动态观察下，给患者服药治疗的吧。

平马：大柴胡汤是由小柴胡汤发展变化而来的方剂，其中含有柴胡、芍药、枳实、甘草这四味四逆散的组成药物，具有疏调肝气的作用。在此基础上又加入半夏、大黄，所以大柴胡汤的降气作用要比四逆散强。

秋叶：该方也由此而可治疗“肝火煽动”的病变。

平马：是的，方中还有黄芩与大黄配伍，发挥清热凉血功效，清泻肝火，清解血热而可止血。当然，我们难以期待大柴胡汤有奇效，应用于本医案这样的急重患者时，或许也会感到一些踌躇与疑惑。不过，疗效是非常显著的。我想，大柴胡汤在此是与患者的证型非常合拍的一个处方。

秋叶：此时，大柴胡汤里大黄的量用多少合适呢？

平马：比起一般的柴胡汤证，其热证表现更重，所以大黄应该多用一些。

秋叶：具有泻下功用的大柴胡汤，连用了 7 天。就此时间而言，给人以非常微妙的感觉。当然，因患者的症状不断好转，也就无所谓了。否则的话，真要担心病人可能会坚持不住。

平马：对于业精先生来说，或许是抱着欲登华山唯此路的自信吧。

秋叶：在这一点上，业精先生确实与众不同！

4. 恶心、吐酸、淋证案

养母，年五十八。平素嗜吃甜物，时时不断恶心、吐酸水。进食之际尚可抑止，空腹饥饿则症状大发。心腹既痛，又时有小便淋痛或频数，每每尿意急迫以至于漏尿。遂以安中散为丸与之，一日即见得效。

——近世汉方治验选集（13）　山田业广、山田业精《井见集附录》　名著出版　p. 84

秋叶：脾胃居于身体的中心，治病应从调理中土着手
平马：安中散祛寒而温中，理气除满，也可治疗疼痛

秋叶：患者进食的时候症状暂可控制，但空腹之际就会恶心并大吐酸水，并且兼有尿失禁。安中散在日本可以说是尽人皆知的胃药，不过业精先生是基于什么样的考虑，在此使用此方呢？

平马：一般来说，安中散多用于胃痛。不过，此例未见胃痛症状却应用了本方，临床表现应该是以淋痛为主的。当然，诉有“恶心、吐酸水”的症状，患者原本应以脾胃受寒导致水饮停滞为基本病机。我想，安中散是通过温散水饮、调和脾胃而改善了病人的状态。

秋叶：脾胃是人体气机升降的枢纽，所以各种各样的病症常可以从脾胃治疗入手。医案中提到“遂以安中散为丸与之”，是因为原

为散剂的该方由于有牡蛎粉等的存在而不便服用，所以改变了剂型吗？

平马：可能是吧。比起汤药，安中散还是以散剂的状态更便于起效。不过，因为方中高良姜及延胡索等含精油成分的药物较多，味道比较浓烈而难服。若作汤药水煎，又易于耗散有效成分。所以改用了丸剂以温水送服。

秋叶：对于淋痛或漏尿，选用安中散时应该也会有什么考虑的吧？

平马：安中散治疗的是中焦。因为中焦是气机升降的枢纽，通过调整这一中枢，即便是下焦气滞导致的小便异常等症状也可能迎刃而解。同时，安中散散寒而温中，有调整气机升降而和胃降逆的功效。

秋叶：这“恶心、吐酸水”就是一种胃气上逆的表现。

平马：是的。脾胃是气机升降的枢纽，调理其气的升降会关系到全身之气的升降平衡。

秋叶：是的，您说的正是要言，最为关键。

平马：安中散具有温通缓急的作用，也可用于痛经。我听到一些病人反映：“以往服用止痛药，搞得胃也不安宁。多亏了安中散，现在我的痛经烦恼消解了，非常难得。”这安中散虽然主要针对脾胃，但因其具有调整全身气机的功效，故可缓和多部位的疼痛。

秋叶：我也看到，在《和剂局方》中该方有主治妇人血气刺痛的记载。江户时代末期的名医浅田宗伯也认为，相对于治疗胃肠部位疼痛，安中散治妇人痛经的疗效更佳。只是，在目前汉方制剂的该方适应证中这一内容并未被收入，让人感到难以理解。

平马：尽管遗憾，但确是现实。

秋叶：在我行医的第 4 个年头，某医院的女性事务长（总务与后勤负责人）因苦于烧心求治。我为她开了富含小苏打（碳酸氢钠）的制酸药。大约 1 周之后，我问她："怎么样啦？"对方支支吾吾地回应："嗯，好了。"不过，从她的语气里，我感觉到自己处方的药未必真管用。于是又追问，我才了解到其实她服用后管用的是从外面药店里自购的安中散，这让我感到意外和惊讶。所以，即使是现在，每当我看到安中散，就会想起这件事。

平马：因腹部受凉而引起胃肠障碍时，往往服用一次安中散可马上改善症状。这样的例子屡见不鲜。

秋叶：说到安中散，我也有一个相关的回忆。那是 20 年前的事情，在面向一般公众的科普杂志上，我曾经提出过"喜欢甜食、畏寒肢冷而偏瘦的胃痛者，宜用安中散"以及"平胃散与安中散各自的适应证，在于痞满和胃痛之异"等见解。

安中散出现于上述的医案中，读来如嚼蔗饴，非常有趣。选择于此而供大家同赏。脾胃是我们身体的中心和枢纽，至关重要。从调整脾胃入手，有可能治疗身体各处多种多样的病症。

译著缀语

安中散趣话

出自宋代《和剂局方》的安中散，原本由延胡索、高良姜、干姜、茴香、肉桂、牡蛎、甘草 7 味药组成。日本目前的同名方，则将原方中的干姜易为砂仁。《和剂局方》所提示的适应证为："治远年日近脾疼翻胃，口吐酸水，寒邪之气留滞于内，停积不消，胸膈胀满，攻刺腹胁，恶心呕逆，面黄肌瘦，四肢倦怠。又治妇人血气刺痛，小腹连腰攻注重痛，并能治之。"从药物组成来看，该方具有温中散寒、燥湿运脾、行气和血、和胃止痛等功效，主要用于寒凝气滞的胃痛、腹痛或痛经等。

目前，安中散在日本除了有作为冲剂的浸膏颗粒，还有片剂以及瓶装的糖浆剂。作为日本的常用胃药处方，其成药制剂繁多。如最近 30 年来，在日本的电视广告中"大正汉方胃肠药"一直火爆，其成分就是安中散。该方既有适用于医保的处方药，也有可以在一般药房中买到的非处方药。非处方药与处方药的区别，除了不需要医师处方就可买入外，其一日剂量仅有处方药的一半。

说到安中散，译著者戴昭宇不由得想起自己在 1989 年刚到日本留学时，应用日本汉方制剂"初试牛刀"的往事。

一名高中生，4 岁时因肠套叠而手术，其后每遇冬天寒冷或贪凉饮冷时就常出现胃肠绞痛，西医曾诊断"肠粘连"。戴昭宇为他提供的处方建议便是使用安中散与当归芍药散的片剂口服。患者面黄消瘦，体形如同细长的豆芽，食纳差，常常肠鸣腹胀，乏力，舌淡紫暗，苔白且腻。辨证为脾胃虚寒，气滞湿阻兼肠络血瘀。因安中散能散寒温中、降气和胃、芳香燥湿而用之，合当归芍药散活血化瘀，健脾祛湿。一年后，患者母亲告知，患者服药不久即食欲改善，体重增加，腹痛也消失而未再复发。20 多年后，与患者重逢时其已经成为一位身强力壮的牙科医师。

当时，戴昭宇所参考的处方信息来源，即有秋叶哲生先生参与执笔的《汉方实用大事典》(学研出版社，1989 年)。那时该书刚刚出版不久，戴昭宇从勤工俭学所得的第一个月不多的收入中拿出 5000 日元，跑到东京新宿的大书店里觅得新书，至今记忆犹新。

在上述病例中，安中散的应用是基于辨证论治的。不过，日本汉方医界目前对于安中散的一般应用，从方法论上看与中国的中医学还是有所不同。比如，按《伤寒论》的六病位归类，汉方界认为安中散属于太阴病方；依据腹诊选方，则安中散的腹证特征是“腹力中等而稍稍偏软，有时可见心下痞硬”。这是仿照汉方古方派“方证相对”的原则而选方的，而且“证”的主体乃是“腹证”。依据腹诊方法而按六病位进行诊断，原本仅限于经方（日本称“古方”)。像安中散这样的“后世方”的应用中也被逐步加入腹诊和腹证内容，则是古方派占据汉方界主导地位之后出现的事情。

安中散被收入日本国家医保以来，其医保范围的适应证是：可用于形瘦而具有腹肌松弛倾向的胃痛或腹痛者，以及伴有时时烧心、嗳气、食欲不振、恶心的功能性消化不良、慢性胃炎、胃轻瘫等病症。可见，这是参考并引用了西医学内容的诊断描述，属于现代汉方的特点。

秋叶哲生先生在本篇座谈中，还提示了他所搜集或总结的应用安中散的一些“要诀”。诸如“喜欢甜食、畏寒肢冷而偏瘦的胃痛者，宜用安中散”,“平胃散与安中散各自的适应证，在于痞满与胃痛之异”。这在日本则属于“口诀式汉方”的应用，在方法论上是

“方证相对”的一种特殊形式。

在《活用自在的处方解说》(2009，生活·科学出版社）一书中，秋叶哲生先生将安中散的汉方适应证概括为“与脾胃虚寒和气郁血滞相关的胃痛、腹痛以及痛经”。可见，中医学的辨证诊断在此成为了主体。

由于认识不同，目前日本医界对于安中散的应用存在着因人而异、各有侧重的现状。其他方剂的应用情况也是类似。

学术讲座
教育部2008年直属高校
聘请外国专家重点项目
秋叶哲生（日本庆应大学医学部客座教授，
秋叶传统医学医院院长）
题　目：日本传统医学的师承教育与方证
相对的源流（日文）
濑井康雄
（日本星火
公司顾问，
前任社长）
山冈聪文
（日本中医药
研究会会长，
医学博士）
合作题目：日本的中医学教育与市场展开（日文）
戴昭宇（日本日中健康科学会理事长，医学博士）
题　目：日本医疗保健领域新动向与
中医学的发展（中文）
时　间：2008年9月12日（周五）下午1点半
地　点：北京中医药大学逸夫馆二层报告厅
主办单位：北京中医药大学基础医学院
北京中医药大学国际交流与合作处
联系人：梁永宣　010-64286984
E-mail：lyongxuan416@yahoo.com.cn
lyongxuan1@hotmail.com
衷心欢迎各位老师、同学光临！
2008年9月10日

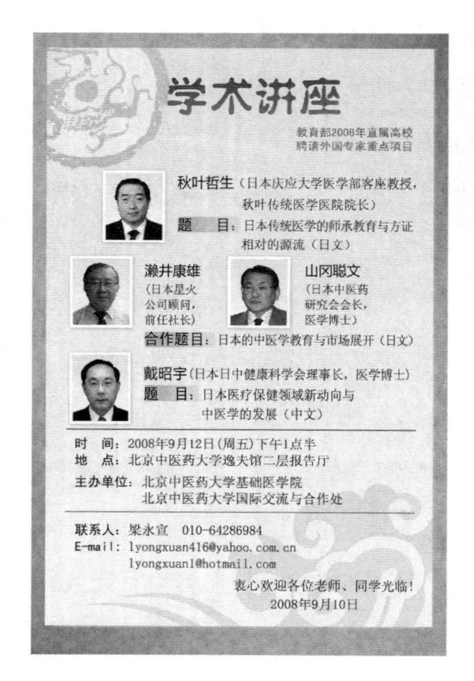

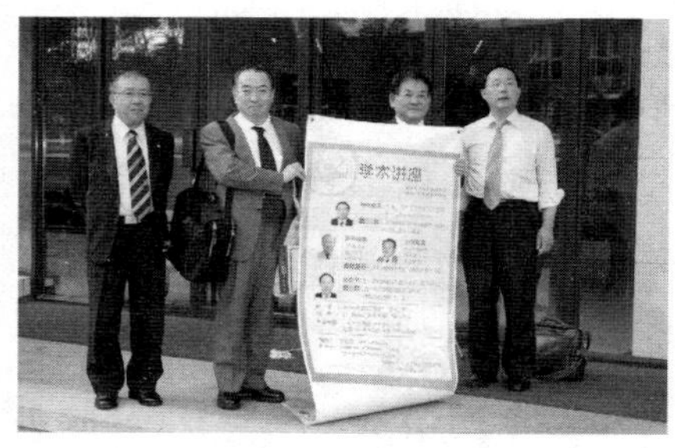

2008年9月，应母校邀请，戴昭宇引领秋叶哲生先生、星火株式会社原社长濑井康雄先生、日本中医药研究会会长山冈聪文先生，到北京中医药大学讲学交流，交流内容为日本传统医学教育、方证相对的源流、日本医疗保健动向等。

第 8 篇

山田父子学验俱丰　医学馆派业绩昭彰

医家简介：山田业精，详述见前文。

1. 脚气病案

一妇人年四十五岁。去年六月分娩，恶露不下。尔来并无不适，月子之后体重及身体状态日渐恢复。至十二月间苦于胸中满而气短，因之难以步行。双足更发胫肿，起居日懒，遂请先君子以治。

其脉微，右胸下痞满，小便不利，大便二日一行，饮食不美。与附子理中加茯苓以治，胸满颇消，然肿气滋甚波及遍身，眼睑亦肿塞，且赤烂。于是转用猪苓汤加车前子，无效。

此乃单以利尿无益，则血水双利之剂如何？乃投以逐瘀饮。于是乎二三日后小便大增，一昼夜二三十行，且遍身浮肿如同一拭而去。然至第二日小便又不利，胸满更甚于前日，几乎呈冲心之状。因之急转以真武加吴茱萸、桑白皮，连服数日而收全功。

时明治七年二月十三日记。

——近世汉方治验选集（13） 山田业精《井见集附录》 名著出版 pp. 90—91

秋叶：着眼点独特，临床的直觉敏锐
平马：手段不断变换，其中大有深意

秋叶：本次我们继续就山田业精记述的医案进行讨论。

本医案中出现的“先君子”，是指其父山田业广。而明治七年（1874年），正是在江户（东京旧称）、大阪、京都这“三都”颁布新医制布告（废除汉医，实施西医教育与医师资格）的年份。医案中的患者，可以说是当时少见的高龄产妇。

平马：产后体重和身体状态恢复得不错，或许孕产期间有不少气血消耗吧。患者表现出多种症状，有胸闷、气上冲心的表述，呈现出脚气病一类的状态。脚气病由维生素 B_1 缺乏引起，临床主要累及消化、神经和循环系统。在江户末期的上流阶级，一些人追求精米细面，从而引起维生素 B_1 缺乏而导致脚气病。

秋叶：最初的处方是附子理中加茯苓，亦即人参汤（理中汤）

加附子和茯苓，也可以看成是四逆汤的加味方。

平马：是的。不过目的在于温阳散寒与温补脾肾。对于腰以下冷而浮肿，由于附子理中汤的逐水之力薄弱，所以加了茯苓，使之具有苓姜术甘汤的方意，由此可以鼓舞中焦和下焦的阳气，进而消肿。只是未见其效。之后，为改善下焦的水液循行而改用猪苓汤加车前子以期利尿，也未达到目标。于是考虑仅将水饮作为治疗目标是不够的，所以又转方投以逐瘀饮。这是因为该方在利水的同时，还具有活血的功效。

秋叶：现在不清楚逐瘀饮具体是一张什么样的处方，或许应该具有您所分析的功效吧。

平马："小便大增，一昼夜二三十行"，说明利尿功效很强，后面也提到明显的消肿作用。不过，从逐瘀饮这一方名推测，其功效极有可能是以攻泻为特点的活血逐水，是针对实证而用的方剂。也正是这样的攻泻，导致下焦空虚，所以后文出现了"小便又不利，胸满更甚于前日"的记述，气的循行也出现了问题。

秋叶："几乎呈冲心之状"，是提示伴有疼痛的心衰症状吧？为此在真武汤里加用了吴茱萸。

平马：真武汤是作用于下焦的。与之前的猪苓汤相比，其温补之力突出。最初曾以附子理中汤加茯苓，在考虑下焦的同时也企图温暖中焦，但该法却未能显效。换用渗利下焦的猪苓汤加味也未收功。以活血之剂治之，虽一度好转，然而下焦更虚，竟出现气上冲心的症状。至此转用真武汤温阳利水，以期温煦肾阳，恢复水液的循行和代谢。还在原方基础上加入吴茱萸与桑白皮，对于加减也作了细致的考虑。

秋叶：的确，吴茱萸汤以往也用于治疗气上冲心。至今汉方制药厂家津村公司的该方浸膏颗粒剂产品之适应证标注中，依然保留脚气冲心的记述。历史的记忆很好地存续到了今天。

平马：说到吴茱萸汤，我们往往会联想到它能治疗头痛以及呕吐、干呕。因其主要作用于肝经，故它也可作用于肾的功效尚未被许多人所熟知。吴茱萸的药效主要是降上逆之寒邪并将之祛除。我想，在此应用吴茱萸也应该是为了改善阴寒上逆所致的脚气冲心状态吧。关于桑白皮的加味，因该药性寒，所以应用于此让人感觉似乎未必恰当。

秋叶：桑白皮多用于咳嗽、多痰之症。

平马：桑白皮的功效以泻肺平喘为主，主治肺热咳喘。也有利水消肿的作用，利尿消肿的五皮饮里也有它。或许是因为考虑到它肃降肺气而调呼吸的作用以及利水的功效，所以在此起用了它吧。

秋叶：五虎汤由麻杏石甘汤加桑白皮组成。此方与桑白皮都是针对肺气上逆所致的咳嗽，具有下气降逆的功效。

我感觉这与古方派医家的考虑也是相合的。理中汤，也就是人参汤，作为治疗胸痹之方而用于胸满。将“胸中苦满而气短”的证候视为胸痹，而理中汤里也加入了利水的附子、茯苓等药。业精先生对于本例患者，首先将调治的目标放在了中焦。胸满的症状改善了，但是浮肿却未好转；于是将治疗重点转移到下焦，使用了猪苓汤，该方中几乎每味药都有利水功效，方中还加味利尿消肿的车前子，然而也未达到预期目标；至此，再度调整思路，想到“血水双利之剂”，治疗有了新的转机。

自吉益南涯以来的古方派，有将气血水作为一种主要的诊疗纲要而在临床中应用的思维。此案中最初聚焦于水的病变，继而考虑到血的循环，进而又意识到有必要对血水同调，认识逐步深入。我感觉日本汉方中这种诊疗程序化的有利一面也就此显现出来了。这一思路的着眼点非常有意思，有助于我们在日常诊疗中运用。业精先生的临床直觉与洞察力是敏锐的，方未见效就马上变换思路和方药。在他的其他医案里，也可看到类似的例子。

平马：在确信无疑的时候，业精先生具有守方而坚持不变的魄力。不过，当自己的预想无法于临床上得到印证时，他就会随机应变地考虑新的思路和对策。例如方才提到他最初处方用附子理中汤加茯苓而期待利水的功效增强，然而结果并不理想。于是他就考虑“如果加重利水将如何呢?”“如果这一步的治疗也无效该怎么办呢?”“看来要达到利水的目标必须同时理血”。其临床思考，应该是按照这样的路径与阶段而逐步递进的。

秋叶：作为诊疗过程中的临床思维，本医案对今天的我们来说，依然具有参考价值。

平马：不断地在治疗中变法换方，是有道理的。

秋叶：不是“瞎猫碰死耗子”那样地乱撞，而是满怀确信地思考如何才能寻找到有效的方法，这一点非常有趣。在治疗的过程中不断探索直至治愈，并非易事。由此而言，本医案虽然短小，却非常具有启发性。我们从中看到的，与其说是当时考证派的共同之处，不如应该认为是业广与业精父子的临床个性吧。

平马：要获得他们这样的诊疗思维，仅仅依赖文献阅读是困难的，这可以说是他们父子临床能力高超的一个体现吧。

秋叶：业精在继承其父业广先生业绩的基础上，也确立了自己的学术与临床风格。这一对父子在日本的汉方医家群体中可以说是卓尔不群的。

2. 产后厥逆、腹痛案

一妇人，年四十余。分娩后忽然面色苍白，四肢微冷，头汗出而人事不省，诊其脉微涩。家人云，恶露所下甚多。遂投与十全大补加附子，前症尽去。转而发腹中绞痛，无寸时休止。即换用当归建中加乳没，其痛去。然胸胁右侧至脐旁又见拘挛，且小便不利，面部、足胫浮肿。因之转方逐瘀饮，终至全治。此为上州高崎相生町农夫之妻。古人曰：属于右部之症者，乃瘀血所为。诚非虚言！

——近世汉方治验选集（13） 山田业广、山田业精《井见集附录》 名著出版 p. 93

秋叶：连用气血双补也成为问题
平马：瘀血未尽亦导致继发病患

秋叶：这是个条理清晰、一目了然的案例。治疗上先使用十全大补汤加附子，其后针对疼痛转用了当归建中汤加乳没进行治疗。

平马：产后因气血亏虚所引起的各种症状，先用了十全大补汤加附子治疗。继而腹部出现持续的剧痛，对此单纯补法不能解决问题，所以选择了当归建中汤温中补血、和里缓急。

秋叶：与此前的医案中提到的“血水双利”的治则类似，本例里的十全大补汤则是基于“气血双补”的目的而选用的处方。简单考虑的话，在此之后继续使用气血双补之法不就可以了？但实际上并非如此。

平马：是的。随着补法的施用，气血亏虚的状态虽然改善了，但是瘀血依然存在。

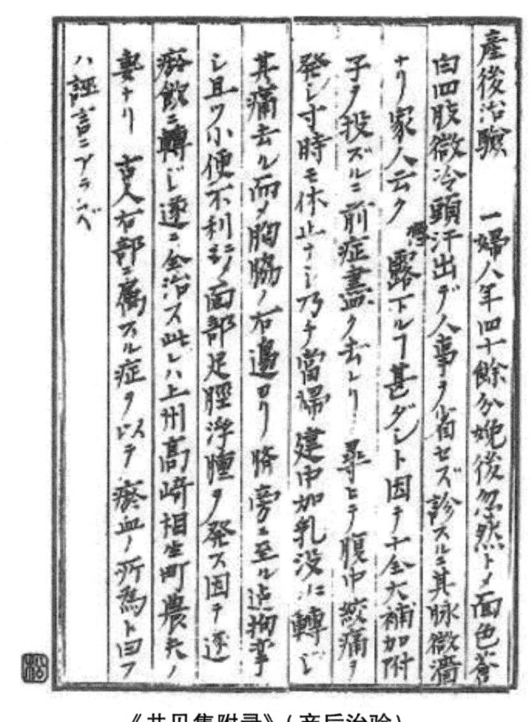

產後治驗　一婦人年四十餘分娩後忽然トシテ面色蒼白四肢微冷頭汗出デ人事ヲ省セズ診スルニ其脉微濇ナリ家人云ク　悪露下ルコト甚ダシト因テ十全大補加附子ヲ投ズルニ前症盡ク去レリ　尋テ腹中絞痛ヲ發シテ寸時モ休止ナシ乃チ當歸建中加乳没ニ轉ジ其痛去ルト而シテ胸脇ノ右邊ヨリ臍傍ニ至ル迄拘攣シ且ツ小便不利シテ面部足脛浮腫ヲ發ス因テ逐瘀飲ニ轉ジ遂ニ全治ス此レハ上州高崎相生町農夫ノ妻ナリ　古人右部ニ屬スル症ヲ以テ瘀血ノ所為トスルハ誣言ニアラズベ

《井见集附录》(产后治验)

秋叶：于是，在后面的治疗中，此前医案里出现过的逐瘀饮再次被使用了。

平马：恰如其名，逐瘀饮一定会含有活血化瘀的药。在前一案例里，该方治疗小便不利和腿脚浮肿有效，思忖其中应该也有逐水之药存在。在本例里，由于体内有瘀血和水饮的停滞，所以才选择逐瘀饮作为处方吧。

秋叶：我至今没有使用过乳香和没药，这是两味什么样的药呢？

平马：作为香料，乳香、没药也是十分有名的，其香气浓郁，药性也较强。比起活血作用，改善瘀血所致的疼痛作用更优。

3. 霍乱案

高崎下丰冈村，一商人患霍乱。无腹痛，唯下利数十行，呕吐不多但粒食不进。予投之以理中汤加茯苓，下利随之减缓，然呕吐益甚，药水俱难咽下。加之手足厥冷，小便点滴不利，家人皆以为必死，叹息无措。因而详诊其脉，弦大有力。盖水饮上逆所致，绝非死证。乃与小半夏加茯苓药汁，旋即缓解，至其夜手足变温，心下颇开，呕吐亦去，最终经五日而得报痊愈。彼时，察其举家有难以置信之叹，遂邀青山简斋君同行再诊，该氏亦言并非死症。以此举家静谧，叹声亦消。

——近世汉方治验选集（13） 山田业广、山田业精《井见集附录》 名著出版 pp. 92—93

秋叶：日常无论何时都可能遭遇的例子
平马：客观地详述紧急救治的患者症状

秋叶：理中汤加茯苓再度出现，看来这是业精先生用起来非常顺手的处方。本方含有茯苓、白术或苍术、人参、甘草，即四君子汤隐含其中。

平马：是的，该处方从构成来看，兼具四君子汤和苓姜术甘汤的方意。只是从该方在本案例中的应用目标而言，与苓姜术甘汤的方意似乎并没什么关联。在此，首先需要温中和胃。与此同时，针对下利还必须祛除水湿，所以用了含有健脾利水的白术、茯苓的处方。

秋叶：患者的下利缓解了，但是为什么会出现“呕吐益甚，药水俱难咽下”的症状呢？

平马：水饮停滞于心下，所以用药后下利稍有缓解。也有可能是因下利而使水湿从下面排出了。

秋叶：从某种意义上说，是因为通了的缘故吧。

平马：最初因水饮停滞在下而不动，用了理中汤加茯苓后呕恶反而加重了。或许，是因为应用了茯苓。

秋叶：如此说来，最初若仅用些温中的药物反倒会好一些吗？

平马：是吧。理中汤加茯苓的应用，刺激到水饮上逆，反使呕恶加重了。

秋叶：“小便点滴不利”，是说还出现少尿以至于无尿的状态。

平马：水液的循行和代谢进一步异常，表现出看似不用四逆汤回阳救逆就不行的状态，其家人也在悲叹难以回天。所以业精先生身临紧迫之境，为病人作详尽的诊察。

秋叶：其身临大事而依然冷静，值得我们学习。

平马：他此时判断病人状态的依据主要是脉证。脉“弦大有力”，表明患者的阳气尚未虚衰，依然还有抵抗力。比起平时的一般状态，显示体内正邪在剧争。考虑其病机应是由于水饮停滞无法从下排出，所以上逆而为呕吐。

秋叶：那么，您认为水饮到底停留在哪里呢？

平马：应该是脾胃吧，位于心下。使用小半夏加茯苓汤有效，也是可以如此考虑的一个依据。

秋叶：在此阶段，小半夏加茯苓汤是最为合适的处方吗？

平马：是的。半夏和胃降逆，茯苓利水，由此而让水气下行。

秋叶：于是转机出现，这“心下颇开”很能令我们感同身受。

平马：反思最初所用的理中汤加茯苓处方，或许存在半夏等降气药使用不足的问题吧。

秋叶：这样在无意间就会出现急性胃肠炎。患者自然也会由此生出悲伤的心情。此时就需要对病人进行详尽的诊察了。刚才您提到正邪剧争，在像本例患者这样出现急剧变化之际，脉诊确实非常重要吧？

平马：脉象的分析与判断是与治疗相关联的。

秋叶：说到小半夏加茯苓汤，常常会让人联想到妊娠恶阻，但其应用并非仅是如此。我想起以前对因感冒服用西药后出现呕吐的患者，曾为之处方小半夏加茯苓汤而取效，患者随之要求服用汉方的感冒药，感冒症状旋即消失。回到本案例吧，闻听患者已经痊愈，业精先生领着当时尽人皆知的西医大家青山简斋先生，到病人家去会诊。

平马：业精是作为东京大学前身的大学东校的首届学生。

秋叶：“该氏亦言并非死症”，这句话说得大有深意！因为西医的权威专家说该患者所得的原本并非不治之症，患者家族方才“举家静谧，叹声亦消”。或许业精也仅仅是在此时发出了对于身为汉方医时运的慨叹。

平马：为让患家安心，业精邀请西医学的名医会诊而得出了同样的诊断。为此，患者家属为业精先生与名医的诊断相同而感佩，之前曾一度出现的对业精先生诊断的疑惑情绪也就烟消云散了。

秋叶：应该是这样吧。如此病例我们在日常临床中随时都可能遇到，所以非常值得参考。

平马：对此紧急救治的患者，业精先生详尽地记载了其症状，这一点也是值得借鉴的。

秋叶：汉方常常被认为是慢郎中，但实际上并非如此，对于危急重症也常可发挥作用。我认为，在需要力挽狂澜的危急重症抢救之时，汉方也会有大显身手的地方。

平马：像秋叶先生一样，在病院里使用汉方医药的医师，自然会体会到汉方能够救死扶伤的实效。但是如果仅仅是在门诊上应对一些慢性病症，那么体验像江户名医们一样高超医术的机会就非常少了，这是令人遗憾的事情。

4. 崩漏、疝痛案

上野国高崎本町，旅宿惠比寿屋之妻，年届三十。天赋虚弱，时有漏血。每与当归四逆加吴茱萸生姜汤使之愈。其证候或脐旁拘挛，或腰部甚痛，或颜面痛如针刺。每发初起，脉微数。此血分之疝动所致，亦宜以前方奏功。

——近世汉方治验选集（13）　山田业广、山田业精《井见集附录》　名著出版　pp. 93—94

平马：停滞于肝的邪气引起了子宫出血
秋叶：在重视腹候同时也运用脏腑辨证

秋叶：患者是30岁的旅馆女主人。医案中写到她不仅原本体质虚弱，还时常出现崩漏。每当这时则以当归四逆加吴茱萸生姜汤治疗。症见“脐旁拘挛，或腰部甚痛，或颜面痛如针刺”。对此，平马先生如何考虑呢？用当归四逆加吴茱萸生姜汤有效，说明患者是里有久寒吗？

平马：在山田业广《伤寒类方辨书》稿本的当归四逆汤解说中，比起里寒，当归四逆汤主要是用以治疗寒邪客于厥阴经的方剂。为此，可以解释当归四逆加吴茱萸生姜汤治疗寒邪客于厥阴，也就是寒邪留滞于肝经而影响到气的循行所导致的疼痛。或许其症状是寒邪阻塞肝经导致像疝气一样突起的疼痛沿着经络出现吧。

秋叶：当归四逆加吴茱萸生姜汤，常常被认为是桂枝汤的变方。不过，我感觉这两个方剂差别相当大。可以说它们是相似的类方吗？

平马：从药物构成来看，二者虽有重叠的部分，但可以说当归四逆加吴茱萸生姜汤是在桂枝汤基础上演化幅度非常大的一个处方。

秋叶：对于疝气，大塚敬节先生是用当归四逆加吴茱萸生姜汤治疗的吧？本医案记述了该方用于治疗脐旁的拘挛与腰痛。我至今在同年轻医生的交流中，也经常提出：不妨尝试用当归四逆加吴茱萸生姜汤治疗腰痛等痛症。

平马：在本案例里，还提示了之前在当归四逆加吴茱萸生姜汤的适应证中没有被人们所提到过的“时有漏血”见症呢。

秋叶：由此，医案中才提到“血分”一词。

平马：肝经是血气旺盛的经络，寒邪客于肝经导致邪正相争，有可能引发子宫出血。业精先生对此解释为“血分之疝动所致”，意即血分因疝气而影响到出血。

秋叶：如此说来，业精先生于此是在运用了脏腑辨证。今天我们在分析他的医案时可以看到，他在临床上重视腹诊所见的腹部症状是自不待言的。不过，他时而欣赏东洞的见解，时而又强调症状与五脏的关联，在学术上不拘一格，是一位很有底蕴而值得进一步研究的医家。

平马：应该广泛汲取江户的遗产
秋叶：广泛的文献中有很多精华

平马：业精全面地汲取了考证派的知识体系和研究成果。他长期生活在江户（现东京），进入明治时代以后，因高崎公在高崎藩（今群马县）创办的医学校聘他为教授，曾一度返回过祖籍地工作。

秋叶：江户幕府末期，各地曾有不少医学藩校接连出现。在久留米藩的藩校中从最初到最后担当教授的，有一位名叫玉井忠田的当地古方派藩医。他著有《伤寒论柯则》一书传世，浅田宗伯为之写序。玉井在该书中反复标榜自己是古方派医家，但是却有类似于“柴胡剂是适用于所谓肝郁证的处方”这样涉及脏腑辨证的吉益东洞流派不宣于口的观点，读来十分有趣。

平马：江户时代初期，在日本各藩建立有藩立病院那样的设施。各地的藩医纷纷上京追随以曲直濑家为首的后世派医家学习，曲直濑流派曾经在全国的教育中发挥核心作用。但是到了江户中期，其权威性渐失。之后，古方派登场，他们在各藩兴起藩医教育。如村井琴山在肥后（今熊本县）开设的再春馆等，分布于各地的医学校纷纷进行汉方医学人才的培养。

秋叶：目黑道琢是曲直濑流的著名医家，《疗治杂话》的作者。他在解说抑肝散时，留下了“应问诊有无怒气”的条文，影响到今天。1791年江户医学馆开设之际，他被聘为最初的教授。今天我们回顾江户医学馆的创办，从某种意义上说来，当初是抱有通过探源溯流，力争能够用客观的眼光对古今的汉方整体重新加以再认识，从而做到重构日本传统医学（亦即汉方医学）体系之意图的。正因为如此，当时曾经涌现过许多学术俱精的学者和临床家。

平马：在“学”方面，狩谷棭斋与伊泽兰轩等儒者卓尔不群；在“术”方面，望月三英与浅田宗伯等人作为汉方临床家而出类拔萃，他们都学自江户医学馆。曾几何时，古方派意欲开创新的医学，但结果却使医界出现一片混乱状态。在希望再度为构筑日本汉方医学体系而付出努力的先贤中，江户医学馆的医家群体尤为引人注目。

秋叶：欲从整体上考虑日本的汉方医学，不能不对那一时期的建树重新进行评价。不过，说到江户幕府末期，我们也能看到，教授洋学（西方科学与文化）的机构也已经出现了。

平马：那是个非常有趣而值得深入考察的时代。可惜由于全盘西化之国策的出台和实施，汉方医学的连续性最终中断了。

秋叶：以“脱亚入欧”为目标的明治维新的推进，使得汉方医学在日本的正统地位被西医学取代，这也导致了汉方医学体系的衰落。对于幕府末期江户医学馆门派的研究与评价至今是非常不充分的，这是一件非常令人遗憾的事情。

平马：和田启十郎先生以及汤本求真先生，在昭和初年复兴汉方之际，是从吉益东洞学说入手的。由此，东洞之前以及之后的包括幕府末期江户医学馆门派学者的努力与业绩，并没有被今天的汉方医界所了解。

秋叶：是的。在我们考虑目前日本汉方整体状况的时候，这是一个重大问题。也是我们今后必须着手研究的课题。

平马：我们所谈到的江户时代所遗留的东西，是日本医学界宝贵的遗产。深入挖掘和广泛汲取其中的精华内容，对于推进现代汉方来说也是至关重要的工作。

译著缀语

说说良方抑肝散

抑肝散出自中国明代的儿科专著《保婴撮要》，由柴胡、钩藤、川芎、当归、白术、茯苓、甘草所组成。主治肝经虚热发搐，或痰热咬牙，或惊悸寒热，或木乘土而呕吐痰饮，腹胀少食，睡卧不安以及小儿夜啼，具有抑肝健脾、清热解痉功效。原方的用法是水煎服。

江户时代，该方也用于成人，其腹诊的“腹证”指标也得以确立。有关于此，江户后期考证派的学者目黑道琢在《餐英馆疗治杂话》中有所提示：“抑肝散亦可治成人之半身不遂。其证于身左可见挛急，鸠尾之下腹部正中线上有挛急与动悸。此气结于鸠尾，虽腹诊亦难触知其心下痞，然对患者之痞有效。若问诊发病有无郁怒，有则必效。亦可用于不寐，也当以前述腹证及症状为据。尤以伴见痫积（情绪不安）之不寐者效佳。”

有关抑肝散的加味方，和田东郭针对跌打损伤、哮喘或因口糜而难以吸乳的小儿，以及非因感冒而发热或者痫积（歇斯底里）之小儿，应用抑肝散加芍药方；江户末期的水户藩医本间枣轩，在治疗人事不省的癫痫时应用抑肝散加羚羊角方，成为有名的临床实例。目前，日本最常用的抑肝散加味方是抑肝散加陈皮、半夏。此乃抑肝散同二陈汤的合方去掉生姜、乌梅，由此抑肝散化痰除饮的功效得以增强。这一定型了的加味方似由日本开发，但具体的开发者至今尚难确定。与来源于中国的原方相比较，抑肝散加陈皮半夏方在日本被视为“本朝经验方”。

抑肝散与抑肝散加陈皮半夏方，目前在日本都有颗粒剂，均为医保范围内的常用处方，对于见有脾胃症状的多种心身病或焦虑症、惊恐症等神志病，每每可效。日本近年来将抑肝散与抑肝散加陈皮半夏方用于改善老年性痴呆，研究取得了新的进展。

原中国中医科学院西苑医院的名老中医岳美中先生，非常喜用抑肝散加陈皮半夏方，这在《岳美中医话集》中有所体现。

第9篇

记述详明识证精细　玄仙医案悬念高张

医家简介：津田玄仙，1737年（日本元文二年）生于岩代国（福岛县）桑折村。名兼诠，号积山，别号玄仙。最初随父津田玄琳学医，其后接受水户的芦田松意、京都的飨庭道庵的传授。曾长期在京都、大阪生活，在江户开业后，迁移至上总（千叶县）的马笼（木更津市）田村家，田村玄仙的别名即由此而生。其著书有将日常临床经验的口述加以集录的《疗治茶谈》《疗治经验笔记》等。1809年（日本文化六年）殁。

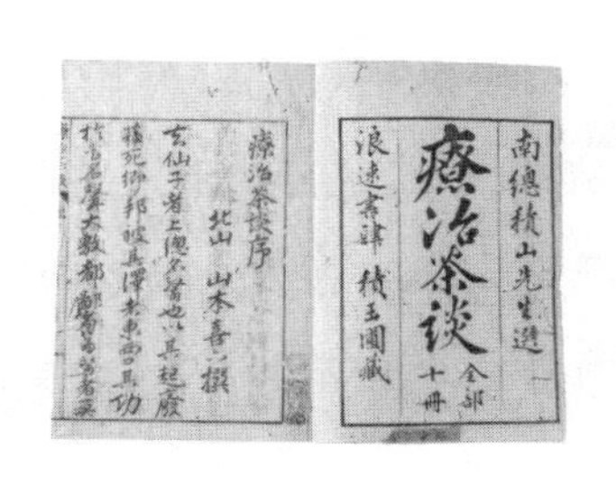

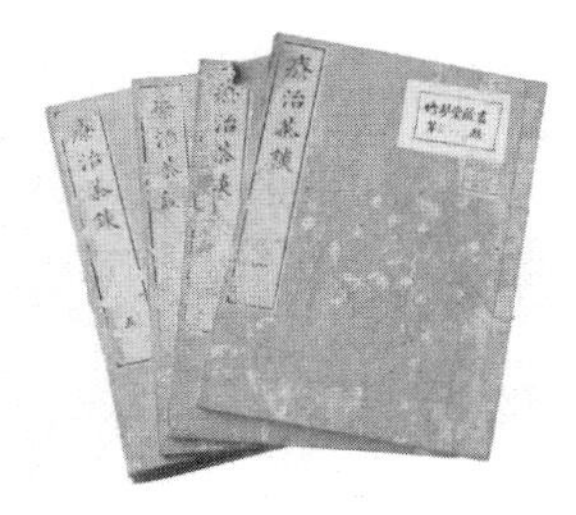

《疗治茶谈》　北里大学东洋医学综合研究所修琴堂文库藏

真寒假热案

摄阳奥田子服宪民记述：浪花北浜一商贾之妻，年三十有余而患伤寒。初恶寒发热，身体疼烦，掣痛如脱，汗出浸衣，意自欲利，其脉沉涩也。即与桂枝加术附汤三帖而归。

至翌朝自利过多，不及如厕。倚助便器，疲惫而欲闷绝。主人惊而转求他医。某名尾崎者来曰：此非伤寒，乃宿食之毒所致。主人就日前予诊之为太阴中风而与桂枝加术附汤事详告，该医未加思省，便投与大承气汤三帖。

予不知此变而登门再诊，主人怒责误治，且诉患者晨间状态。予云，以此则太阴之症悉具者也。吾虽可谓弱手愚昧，然则如此龃龉之甚，实与见犬为猿无异也。遂云容待后日纠误而退。

家母曾与病者相识。因此二日后又去出诊。六脉浮数而大，身体大热如火，谵语烦躁，渴欲饮水。舌上有黑苔，浑似阳明实热之症。予问侍女，而见其处方乃白虎汤。而该医此前云病为食毒，今却与白虎汤，其理何在？尽管如此，予未言可否而归。其翌日主人来请出诊。即往见之，危笃倍于前日，欲辞去不诊。主人懊悔，乞一匕药。

予曰：病人本胃中寒冷，表里俱虚之症也。而医反以此大寒冷之药泄下，至变于如此难症者也。此为大逆，今已难救。然以顺治之法或可有令不至于死地之机。即与附子理中汤大剂三帖。其夜往诊，六脉迟缓，烦渴止而谵语稍静。前方再作三帖与之。

其翌日，予因他事外出而归。家母云：病家再三遣使而来，告有急变。予谓：昨夜已稍见良转，何复如此？家母云：人命无常。死生之辨，良医难明，何况于子。

予前往视之，见四体热去，皮肤如冰，战汗透衣，气息微弱，眼闭，脉略迟缓，静卧如尸。予云：此阴阳归原，营卫通和，余邪欲从汗去之象。暂且如是，汗应可止。即与前方加黄芪三分，六帖。

翌日，病家礼谢云：今朝患者吸粥二碗。往而视之，四体温温，脉和沉缓。其后调气血、补脾胃，前后疗治二十五六日，痊愈。

此病人，原本脾胃虚寒、血气虚弱、阴阳俱虚。中伤寒苛邪，故未现太阳、少阳之症，径呈阴症者也。然医以大泄峻下，表邪不除，热反亢盛。见其热盛而连续用下，里气受伤，致阴阳不能安其位以归原，而显酷似阳明实热之症者也。于此，真寒假热之象，以脉虽浮数且大，指头按之则散乱于皮肉之间反无者也。详细按寻则浮数而大，此即真寒假热之脉状也。腹中上下按之濡弱，此即虚腹也。故附子理中汤为相应之方药也。

简言之，医术在脉、腹之诊察，应细心参伍。

——近世汉方医学书集成（73） 津田玄仙《疗治茶谈》续编附录 名著出版 pp. 39—43

秋叶：今天看来也是非常详明细致的记述与说明
平马：见识高超，确是非常值得尊敬的一位医家

秋叶：今天我们一起来研读津田玄仙医案。玄仙是上总国也就是现在千叶县木更津市的人。千叶地区至今汉方医家辈出，我感觉津田玄仙应该是其中最为重要的一人。只是即使在千叶当地，今天却几乎没有了解玄仙业绩的人。我作为身居千叶的一人，对此深感遗憾。

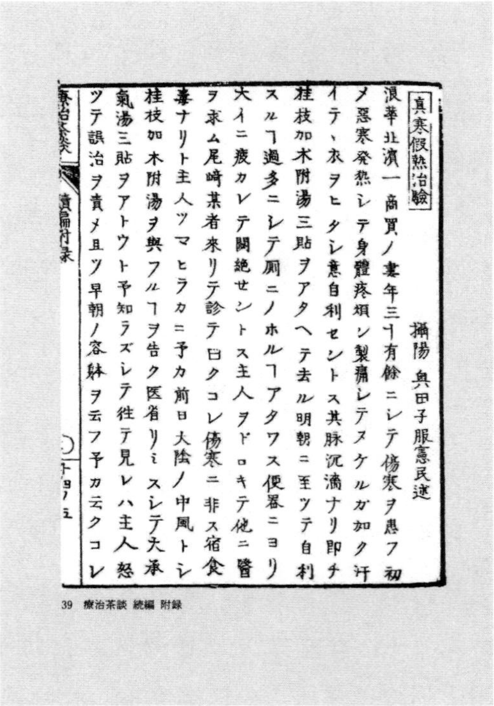
真寒假熱治験
攝陽 奥田子服憲民述
浪華北濱一商買ノ妻年三十有餘ニシテ傷寒ヲ患フ初
メ悪寒発熱シテ身體疼煩シ製痛シテヌケルガ加ク汗
イテ、衣ヲヒタシ意自利セントス其脉沉濇ナリ即チ
桂枝加朮附湯三貼ヲアタヘテ去ル明朝ニ至ツテ自利
スルヿ過多ニシテ厠ニノホルヿアタワス便器ニヨリ
大イニ疲カレテ悶絶セントス主人ヲドロキテ他ニ醫
ヲ求ム尾崎某者来リテ診テ曰クコレ傷寒ニ非ス宿食
毒ナリト主人ツマヒラカニ予カ前日大陰ノ中風トシ
桂枝加朮附湯ヲ與フルヿヲ告ク医省リミスシテ大承
氣湯三貼ヲアトウト予知ラズシテ往テ見レハ主人怒
ツテ誤治ヲ責メ且ツ早朝ノ容躰ヲ云フ予カ云クコレ
續編附録
39 療治茶談 続編 附録

《疗治茶谈》续编附录（真寒假热治验）

平马：玄仙最初随父亲习医，其后师从父亲在水户藩（现茨城县）的朋友芦田松意。之后他又遍历日本各地，学于京都的飨庭道庵门下。他曾在江户行医，后应飨庭道庵的同门、木更津的田村家之求而以养子身份去田村家继承医业。他声誉显赫，也热心于教育，弟子众多。

秋叶：如此说来，他在提掖后学方面也是一位出色的指导者。

如果考察他的学问所属门派，这飨庭家是属于哪个流派的呢？

平马：玄仙的老师飨庭道庵，与被视为后世别派的飨庭东庵从家谱上来说是否有直接的关联尚未可知，不过从玄仙的临床特点可以推测，他们应该是汲取了后世派的思想，属致力于更加通俗易懂地解释临床症状和处方关系的所谓“口诀汉方”的门派。曾经通过浅田宗伯的介绍而广为人知的补中益气汤的 8 个使用目标，最初就来源于飨庭道庵的口诀。津田玄仙著书《百方口诀集》与《飨庭家秘说》，对此进行了介绍。就时代而言，飨庭道庵应该是吉益东洞的同时代人，似乎是继承了后世派冈本玄冶与长泽道寿之流的学术。而玄仙是与吉益东洞的直系弟子岑少翁以及村井琴山同时代的人，当时的津田玄仙先掌握了后世派的医术，后又受到古方派的影响。他继承了非常具有日本特色的“口诀汉方”的应用方法，并把自己年轻时在飨庭门下学过的教材用于对弟子们的教育之中，是一位值得研究的人物。

秋叶：我听说平马先生从年轻时就对津田玄仙感兴趣。

平马：我 20 多岁的时候，曾读过玄仙为创立以“劝学治体”为宗旨的医校而写的一份意向书，为他在医学上的卓越见识而感动。所以，在日本东洋医学会上我曾发表过以“实践津田玄仙理想的医学教育”为题的演讲报告。玄仙是我至今非常尊敬的一位医家。

秋叶：我读过各种各样的医家医案，但感觉他的医案记述非常详明细心。令人吃惊的是，他将给患者用药的理由说明也都写在医案之中。尽管这与我们今天所说的“知情同意”有所不同，但是他的做法是与今天医界的要求类似并相通的。

平马：想必他不仅仅具有自我学习的良好方法，而且也是善于向他人传授的高手。这也应该与他善于向患者加以细心说明的态度密切相关吧。

秋叶：紧张感十足的临床描述类似《伤寒论》
平马：运用脉诊来鉴别诊断太阳病与太阴病

秋叶：下面我们就进入医案解读吧。本次所选的是收录在《疗治茶谈》中的“真寒假热治验”案，其内容非常有趣。开头的一句是“摄阳奥田子服宪民记述”。这“摄阳”是指摄津之国（现在的大阪与兵库县的部分地区）南部，下面则记载了子服宪民所记述的内容。

平马：这玄仙医案的记述者，想来应该是他的弟子吧。

秋叶：医案开篇就给读者带来相当紧张的感觉，是一位 30 多岁的商妇的病例。

平马：因患伤寒，最初见有恶寒发热、身体疼痛以及大汗出。“意欲自利”，大概是指虽有便意，但是却难排出吧。至此的症状描述看似太阳病证，但是脉沉涩，与太阳病的脉证大有不同。

秋叶：玄仙也特意对此加以提示，将其作为一个要点。

平马：所谓涩脉，一般是精血不足或气滞血瘀的脉象，但在阳气不足而无力推动血脉时也可出现。

秋叶：读医案的最初两行文字，感觉恍若《伤寒论》的条文。首诊的处方是桂枝加术附汤 3 帖，到了第二天早上患者状态有变，连续腹泻了多次。

平马：患者最初并未见太阴病特有的腹满、腹痛以及呕吐等症状，但是玄仙当时已经判断其属于太阴中风。想必患者原本是脾阳虚的体质，感受风寒之邪后因抵抗力不足，邪气由表入里穿越太阳而内陷太阴，所以其脉不浮。加之发汗过多更损伤阳气，导致全身筋脉拘挛，身体出现剧烈疼痛。脉也因阳虚不足而呈现涩象。

秋叶：这里恰如其分的记述，应该是源于细致入微的临床观察吧？

平马：是的。因为当时没有腹痛、腹满，一般在太阴病时应用的桂枝加芍药汤并不适宜。于是补在表之阳而止汗、通经络之阳而缓解筋脉拘挛和改善体痛，就成为当务之急，或许选用桂枝加术附汤就是基于这样一种考虑吧。

秋叶：原来如此！不过，因病情变化，患者家人担心故请其他医生上门了。此时，患者的丈夫介绍了之前诊疗的情形，但该医生并未认真参考和省思，就大幅度地变方换用了大承气汤。这里“此非伤寒，乃宿食之毒所致”的诊断，依据是什么呢？

平马：或许是看了病人的表现，误诊为宿食之毒的积滞所致吧。他认为如果不将其毒彻底排出就无法康复，所以才用了峻泻之法吧。

秋叶：所谓“宿食之毒”，在此具体是指什么呢？

平马：我想是因为患者出现了连续的腹泻，所以才被那位医者判断为食物中毒的。他选用承气汤，也应该是为了荡涤胃肠吧。

秋叶：此时，其治疗重点应该是攻下毒邪吧？尽管如此，大承气汤连开 3 帖，该医生的治疗也真够大胆的！

“予不知此变而登门再诊，主人怒责误治，且诉患者晨间状态。

予云，以此则太阴之症悉具者也。吾虽可谓弱手愚昧，然则如此龃龉之甚，实与见犬为猿无异也。遂云容待后日纠误而退。”

秋叶：这里非常有意思！提到了“太阴之症悉具”。

平马：这表明玄仙在初诊时，可能就已经预见到此后会出现太阴病的剧烈腹泻了！

秋叶：此处，他也申辩了自己运用桂枝加术附汤的处方并非误治。其后与患者家人的对话情形也非常有意思：这难道不是与“见犬为猿”一样吗?！想必当时的玄仙也是怒从心头起。他应该是怀着“清白自会见分晓”的心情而离开病人家的吧。

平马：真寒假热是阴阳离决的先兆
秋叶：沉着而冷静地应对重症患者

“家母曾与病者相识。因此二日后又去出诊。六脉浮数而大，身体大热如火，谵语烦躁，渴欲饮水。舌上有黑苔，浑似阳明实热之症。予问侍女，而见其处方乃白虎汤。而该医此前云病为食毒，今却与白虎汤，其理何在？尽管如此，予未言可否而归。其翌日主人来请出诊。即往见之，危笃倍于前日，欲辞去不诊。主人懊悔，乞一匕药。”

秋叶：尾崎医生用承气汤 3 帖，病情进一步发展而换方为白虎汤。这一处置是恰当的吗？

平马：这样的用药是不对的，之后大家都明白了。尾崎医生开始认为是宿食中毒，其后针对变化的病情，一下子就转换为治疗伤寒阳明病的方法。这一过程中的诊疗没有一贯性，所以玄仙对此是相当恼火的。

秋叶：是的，玄仙“未言可否而归”，他的悲愤之情溢于言表。

平马：因为是“家母的相识”，所以尽管并不情愿但还是出诊而去了。然而，患家却偏信尾崎之某并用其处方。玄仙虽然如同骨鲠在喉，却也只能忍耐而归。

秋叶：翌日，患家主人登门拜求玄仙出诊，去了一看患者病情更有加重。其主人也悔不当初地央求：“哪怕是一勺药也好，您再给开个方子吧。”

“予曰：病人本胃中寒冷，表里俱虚之症也。而医反以此大寒冷之药泄下，至变于如此难症者也。此为大逆，今已难救。然以顺治之法或可有令不至于死地之机。即与附子理中汤大剂三帖。其夜往诊，六脉迟缓，烦渴止而谵语稍静。前方再作三帖与之。”

秋叶：在此处以附子理中汤 3 帖，当夜又去探视，嘱咐病家继服该方而归。这里显示出玄仙推理和判断时非常冷静。

平马：玄仙处方时的患者状态是六脉浮大而身体有大热，谵语烦躁，口渴喜饮，舌见黑苔。那时腹泻怎样了未见记载，或许用大承气汤攻下之后，腹泻已经消失了吧。若是如此，确实是与阳明实热的白虎汤证很是相像。所谓大脉，是指下脉形很宽而如波涛涌来一样的脉象，阳明实热证也有可能见到。不过，后者所见的大脉特点是脉势汹涌而应指，与其说大，更多的是表述为洪脉或者脉洪大。

秋叶：白虎汤证时所见到的大脉或洪大之脉，应该是有力的脉。

平马：是的。读脉诊书时，涉及大脉，一定会有虚实两端的叙述。玄仙当时所见到的，应该是虚证的大脉。

秋叶：也就是重按无力，以至于指下难以感应到的脉象吧？

平马：原本体内阳气不足，却用大承气汤攻下，以致阳气更虚。肠内的津液也因泻下而流失，腹泻虽然止住了，但是津液的消耗令口渴出现。体内的虚寒在进展，又伴生出发热而六脉浮数且大的危险状态。我考虑，玄仙正是将这一状态称为“真寒假热”。真寒假热证在虚寒至极时出现，是体内阴阳丧失了相互协调的关系，行将发展到阴阳离决的状态。可以比喻为蜡烛燃烧到终极时所发出的“最后的光辉”，是临终的危重状态。此时体内阴寒过盛而拒阳于外，这种阴阳无法协调的状态也被称为“阴盛格阳”。亦即阳虚至极导致阴阳平衡关系破坏，残余的些微阳气已经不能温养内脏，虚阳就如同无根的水草上浮于体表。为此，发热与六脉浮数且大的“表阳证”就会出现于一时。脉浮大，想必在此呈现出的是脉幅宽而重按无力甚至重按消失的脉象。

秋叶：观察患者病变的过程，有人或许也会作出其他判断。此时，脉诊成为诊断时至关重要的一个关键环节了吗？

平马：玄仙当时确实是重视脉诊而“舍证从脉”的。

秋叶：那么，附子理中汤当时是用了多大的量呢？大约是一般用量的3倍吗？

平马：既然是“大剂”，用量就相当多，我感觉应该是使用了一般量的3倍以上。其夜晚又去探视患者状况的时候，察六脉变为迟缓，烦躁止而谵语也得以改善。这是真寒假热中的热之假象减轻，阴阳离决的危险有所缓解的表现。也说明自己的治疗方针是正确的，所以玄仙才又让患者继续服用 3 帖。

秋叶：不拘门派地活用各类方剂
平马：始终重视温补和扶助脾阳

秋叶：读到这里，我想起了六角重任在《古方便览》里白虎汤项下所记载的自身治疗不当而导致患者死亡时的状态。他从非常错综复杂的临床表现，判断患者应属于真武汤证。证候真假的判断容易令人迷惑，甚至有走向误治的危险。就像刚才平马先生谈到蜡烛，治疗失误了，生命的灯火就会熄灭。

平马：是的。所以玄仙将使用大承气汤的误治所引发的危重状态称为“大逆”，也就是严重的误治。这样的病症，在当时预后是非常严峻的。

秋叶：为此，玄仙才破釜沉舟地说出“以顺治之法，或可有令不至于死地之机”的话。

平马：因受病家所托，所以至少要尽心尽力地认真诊治，即使是回天乏术也要让病人轻松一点离开这个世界。我考虑，玄仙当时或许怀有这样的想法吧。

“其翌日，予因他事外出而归。家母云：病家再三遣使而来，告有急变。予谓：昨夜已稍见良转，何复如此？家母云：人命无常。死生之辨，良医难明，何况于子。”

秋叶：玄仙母亲的话真是直截了当。人命“无常”，没有定数。不过，这里的“予谓：昨夜已稍见良转，何复如此？”显示出玄仙并未丧失信心。给人以或许还有希望的印象。

平马：当时的治疗使用的是附子理中汤。阳虚至极出现假热之际，如若见到四肢厥冷，可以考虑选用四逆汤。不过，似乎玄仙还是考虑全力振奋太阴脾阳最为重要，所以他最终选用的依然是附子理中汤。

秋叶：提到津田玄仙，历来认为他是主要运用时方的后世派代表人物。在此使用的附子理中汤，却是古方派爱用的经方。此前的医案中，他也应用了源自经方的桂枝加术附汤。玄仙视野广阔，在临床上选方用药不拘门派！

平马：的确，桂枝加术附汤是东洞流派的处方，玄仙也善于应用，这是令人感兴趣的。因为有疼痛，桂枝加术附汤可以发挥作用。玄仙应用该方，表明他受到东洞流的影响，是一位不拘一格并善于融会贯通的医家。

秋叶：这其实多少是有些令人感到意外的。以应用《和剂局方》之后的时方著称的后世派医家，在临床上涉及危急存亡的关头，也是能够灵活应用《伤寒论》经方的！

平马：确实是这样。应该说，不管是哪个流派的医家，大家对张仲景都是尊崇的。

平马：战汗乃是邪正斗争的转折点
秋叶：“归元”的观点非常有意思

“予前往视之，见四体热去，皮肤如冰，战汗透衣，气息微弱，眼闭，脉略迟缓，静卧如尸。予云：此阴阳归原，营卫通和，余邪欲从汗去之象。暂且如是，汗应可止。即与前方加黄芪三分，六帖。”

秋叶：翌日登门探视，病情急变。是什么样的变化呢？

平马：热退了，皮肤冰冷，大汗淋漓，呼吸微弱，脉也迟缓，意识模糊。确实是貌似危重的状态。不过，玄仙的判断是“阴阳归原，营卫通和”。此时，患者正趋向于恢复阴阳平衡的状态。这里的“战汗”，多见于急性热病中，是继发于战栗之后而出现的全身发汗，被认为是一种在邪正斗争的转折点表现出来的证候。因为使用了附子理中汤，受到鼓舞的脾阳已经开始恢复，从而出现战汗这样一种病邪将退的转机。此汗不久会止住，脉象也会逐步恢复正常。

秋叶：玄仙此时也更有些自信了吧？

平马：是的。除战汗外，其他症状与四逆汤证非常相似。不过，玄仙注意到战汗，确信继续使用温补太阴阳气的治法，患者是可以挽回的，所以再用附子理中汤并加上黄芪治疗。

秋叶：真是令人赞叹的诊疗思路和方法！

平马：我认为，黄芪加味，一是为补体表阳气而温皮肤，二是为了强化卫分的机能并恢复腠理的发汗调节作用。

秋叶：“归元”的观点也非常有意思。此前的患者阴阳即将离决，确实是已经失却了和谐共处的“原”点。让阴和阳返回原点，玄仙的这一用语显得十分通俗易懂且形象，其文章表述非常简明。

平马：玄仙处于古方派风头正劲、医学革新正在进行的时代，想必他也受了古方派相当多的影响。就玄仙而言，其自身并无需要排他之处。所以，他采取了只要应该学的东西什么都学的态度。因而可以做到用自身掌握的知识巧妙地解释《伤寒论》的方药以及适应证，并且能够灵活地把它们运用到临床诊疗之中。

“翌日，病家礼谢云：今朝患者吸粥二碗。往而视之，四体温温，脉和沉缓。其后调气血、补脾胃，前后疗治二十五六日，痊愈。”

秋叶：玄仙在此之后将要对本案例进行考察和总结。这里所说的“其后调气血、补脾胃”，具体而言要怎样做呢？

平马：由于脾胃大伤，所以需要用归脾汤或者四君子汤加补血药一类的方药吧，这是我的推想。

秋叶：如果补血，患者的恢复会加快吗？此时如果以四君子汤为基础方，又应该加些什么药呢？

平马：气血兼顾应该会提高疗效。我想，四君子汤如果与当归芍药散合用，应该是合适的。

秋叶：有起承转合的结构和内容，本医案堪为范本
平马：为教育门生而将脉诊与腹诊加以鉴别和整理

“此病人，原本脾胃虚寒、血气虚弱、阴阳俱虚。中伤寒苛邪，故未现太阳、少阳之症，径呈阴症者也。然医以大泄峻下，表邪不除，热反亢盛。见其热盛而连续用下，里气受伤，致阴阳不能安其位以归元，而显酷似阳明实热之症者也。于此，真寒假热之象，以脉虽浮数且大，指头按之则散乱于皮肉之间反无者也。详细按寻则

浮数而大，此即真寒假热之脉状也。腹中上下按之濡弱，此即虚腹也。故附子理中汤为相应之方药也。

简言之，医术在脉、腹之诊察，应细心参伍。”

秋叶：医案结尾简洁明快，与他指导者、教育者的身份相符。本医案的整体构成也非常精彩，起承转合条理清晰，堪为医案中的范本。对于这一医案的最后总结部分，平马先生能再简单地点评一下吗?

平马：为了指导和教育门生，玄仙将诊疗过程加以整理和解释，在此特别强调了对于脉象和腹诊的所见加以鉴别分析的重要性。尤其是对脉象的解说，非常值得玩味和借鉴。此外，就腹诊他还提到：“腹中上下按之濡弱，此即虚腹也。”我认为，他在这里所说的“虚腹”，并非指体质上的虚实，而是指在伤寒重症之际反映于腹部的一个里虚的表现。

秋叶：津田玄仙的医案，不仅在理论上始终具有一贯性，内容上也非常晓畅易懂，富有趣味性。

译著缀语

谈谈日本的“本朝经验方”

在日本，目前适用于医保并有成方制剂的 148 个处方中，近半是源自《伤寒杂病论》的经方。其他方剂的来源，以出自宋代的《和剂局方》、明代的《万病回春》所收载的方剂居多。但是也有一些像前面提到的抑肝散加陈皮半夏方那样的，由日本医家所创出的

“本朝经验方”。

例如桂枝加术附汤，是由吉益东洞在《伤寒论》的桂枝加附子汤基础上再加苍术而成。吉益东洞最初用之治疗梅毒所致眼病、神经痛等合并症。

治打扑一方，是江户时代中期的古方派名医香川修庵治疗跌打损伤的一张经验方。其中含有日本独特的用药扑嫩（土骨皮）、川骨。

华冈青洲根据明代《外科正宗》中的润肌膏而改良开发的紫云膏（紫草、当归、黄蜡、麻油），至今仍是日本医保用药中唯一的外用药。

此外，还有柴陷汤（小柴胡汤合小陷胸汤）、连珠饮（四物汤合苓桂术甘汤）、甲字汤、女神散、治头疮一方、紫根牡蛎汤等等日本的常用方。

在本书第12篇还会涉及名医原南阳所创制的甲字汤、乙字汤、丙字汤、丁字汤这一系列方。其中，主要用于痔疮肿痛的乙字汤（柴胡、黄芩、当归、升麻、甘草、大黄）最为有名，至今仍是日本的常用方。

现代古方派医家大塚敬节在四物汤基础上加黄芪、黄柏、钩藤，创出主治高血压病所致肩颈僵硬症状的验方“七味降下汤”。

而荆芥连翘汤、柴胡清肝汤，则是一贯堂的创方。二方都是在八珍汤合黄连解毒汤基础上加味而成，主要用于治皮肤病。属于后世派，注重体质诊疗的“一贯堂医学”，其现代的代表医家是矢数道明先生。

第10篇

津田玄仙疗治茶谈　大刀阔斧条理井然

医家简介：津田玄仙，详述见前文。

秋叶：《劝学治体》的写作年代
平马：以基于临床的教育为目标

秋叶：接着上回，我们来继续探讨津田玄仙的医案吧。此前，平马先生说非常钦佩玄仙先生，我想在此请教一下，在玄仙的著作《劝学治体》里，主要论述了一些什么内容？据说这是创立医校的一份意向书，那么相关的医校是否真的创立起来了呢？

平马：玄仙写完《劝学治体》，就深居于木更津而少出了，创立学校的设想最终未能实现。不过，因为他拥有众多的门生和长期的教育实践，所以他为世人展示了一幅为开展学校教育所描绘的蓝图。

秋叶：《劝学治体》刊行于1788年，3年后跻寿馆以官设医学馆的形式诞生了。

平马：对于创立医学教育机构来说，或许当时正是大势所趋。

秋叶：可以说那时候正从田沼时代（江户时代中期的1751—1789年间）的开放与开明，一下子转入官府的管制变紧时期。《劝学治体》的问世是很有意义的。

平马：他设立医校的构想与医学馆的教育体制有相通之处。作为一位真正的临床家，他抱有要深入浅出地传授医学知识的强烈愿望。例如，作为最初的基础，《黄帝内经》的学习，他认为首先应学王冰的注本，之后学习马莳的注本或者张景岳的《类经》。在方剂学研究方面，他在重视《伤寒论》《金匮要略》的同时，十分青睐《脾胃论》《内外伤辨惑论》等日本后世派所重视的医著。此外，他也在必读书中罗列了江户时期于日本流传甚广的《医方集解》等浅显易懂的著作。对于本草书，则选列了较晚刊行而便于临床参考的《本草纲目》《本草图翼》。

秋叶：他站在了重视实用的角度。

平马：是的。比起以学术为重的医学馆教育，他想要设立的医校教育宗旨更为注重临床内容。

秋叶：玄仙写《劝学治体》的时候，兰方也正在日本盛行。在那之前的十几年前，还有第一册被翻译为日文、介绍西医解剖学的《解体新书》刊行。1804年，华冈青洲使用麻沸汤施行药物全麻下的日本首例乳癌摘除手术。与此同时，医学馆则在推进对于日本的汉方医学来说非常重要的一项建设，即开始了古典医籍的校注而使医学考证学得以长足发展。这些齐头并进的业绩，都是在谈到江户时代的学问研究时不能不提的。那当时可谓是一个多彩的、充满了跃动感的有趣时代。

平马：玄仙可以说是一位处在稍早于您提到的繁荣期的医家。他所面对的是后世派与新兴的古方派之间关系正变得紧张的时期。

秋叶：那么津田玄仙的学问体系，给后人带来了什么样的影响呢？

平马：由于当时的主流是古方派，玄仙的医术未能广泛传播，所以他对其后的医家也未能带来很大的影响。不过，其学术还是由分布于各地的弟子们继承下来了。

秋叶：我们来看医案吧，首先是“真头痛案”。

1. 真头痛案

一男子，年四十余。一日卒然从头上百会穴起，全头疼痛如裂，如铁槌击打，热而如炎。呕逆吐黄水，目不得开，足髌厥冷如冰，甚而气绝不知人事。日发三四度，自云苦楚难忍。诊之，脉细数，无身热，舌上无苔，唯腹内脐中动气振衣，二便如常。乃与伤寒之吴茱萸汤加沉香五分。二日之中，气绝止，呕逆吐水缓，足髌之厥亦稍温。头上之痛与热亦减大半，唯脐动气依然。遂与服桂枝加龙骨牡蛎汤。十日之后，动气稍缓，前症悉愈。

——近世汉方医学书集成（73）　津田玄仙《疗治茶谈》续编附录　名著出版　pp. 43—44

秋叶：吴茱萸汤条文中的头痛
平马：可考虑属于丛集性头痛

秋叶：本案例虽短，却有不少值得探讨之处。其中的“真头痛”，是一种什么样的病症呢？

平马：关于头痛，在《灵枢·厥病》篇里，有对因经脉之气的逆乱而引起的“厥头痛”以及因病邪侵犯头部而出现的“真头痛”的区分。所以，对于头痛的诊疗，传统上就有首先区分厥头痛与真头痛的方法。这两类头痛都相当剧烈，根据本案例所提示的详尽描述，让我们来看看该患者与西医学的哪一类头痛相当吧。患者头痛剧烈，但是未见全身发热。其痛为发作性，并非持续性。此病不像是脑脊髓膜炎或脑脓肿之类的感染或传染性疾病。因没有外伤史，硬膜下血肿等也可除外。从其头痛日发作3—4次的特点，也可排除蛛网膜下腔出血的可能性。尽管偏头痛也在需要考虑之列，但是本患者并没有表现出相应的典型症状。所以，这位40多岁的男性发作性的剧烈全头痛伴呕吐，我认为有很大的可能性是属于西医学所说的丛集性头痛。

秋叶：或许，也可以将案例中“目不得开”的症状视为丛集性头痛患者可见到的眼睑肿胀吧。

平马：分析患者症状，某一天开始突然出现每日3—4次的头痛发作，如同铁槌击打般的剧痛，局部有“热而如炎”的热感，并呕吐黄水。其“目不得开”的症状，或因痛剧，或可能是由于眼睑肿胀。足端厥冷，有时甚至会因为剧痛而引起昏厥，伴见意识障碍。主要可见的体征则有细数脉与脐部动气。对此，玄仙施用吴茱萸汤加沉香治疗。作为经方，吴茱萸汤时常用于少阴病的吐下与厥阴病的头痛，在《伤寒论》中还有食后的呕恶属于阳明病，可用吴茱萸汤的条文。

秋叶：相关的条文是："食谷欲呕者属阳明也，吴茱萸汤主之。"对吧？

平马：是的。不过，需要注意，此时的阳明病，并非阳明胃热的白虎汤证，而是与之大相径庭的阳明胃寒之证。吴茱萸汤是治疗阳明与厥阴亦即胃与肝之虚寒的方剂。肝胃之寒导致肝之浊阴上逆，为此从头顶部到侧头部出现疼痛。胃寒而致胃气上逆，所以患者呕吐。在《伤寒论》里，与吴茱萸汤相关的呕吐症状是"吐涎沫"，吐出的是稀薄的唾液，但是本例患者则表现为头痛并伴有局部热感、吐黄水，可见比一般的吴茱萸汤证更为复杂。如此这般，症状是相当剧烈和复杂的。

秋叶：方中沉香发挥了什么样的作用呢？

平马：沉香的药性是辛苦温的，常用于胃寒呕吐，也有良好的止痛作用，应该是为了增强吴茱萸汤的温胃与降气镇逆的功效而加味使用它的吧。为此，可以推测，玄仙应该认定患者为肝胃虚寒证并着手治疗的。

平马：脐中的动气是心肾不交的表现
秋叶：桂枝加龙骨牡蛎汤为适用之方

平马：吴茱萸汤的应用使症状大都缓解，对于剩下的症状“脐中动气”，则换方以桂枝加龙骨牡蛎汤加以切实的最终治疗。桂枝加龙骨牡蛎汤是出自《金匮要略》血痹虚劳病篇的方剂，适用于阴阳两虚导致的心肾不交而见失眠、心悸、失精等症状者。在此，脐中动气的亢进被视为心肾失调的表现，是这一阶段问题的症结之关键。

秋叶：原来如此！读到“足髌之厥亦稍温”之处，明白肢冷的状态还未完全消失。这桂枝加龙骨牡蛎汤的确是可用于末梢不温。

平马：是的。该方有调整气机升降的作用。在本案例中，最初的治疗主要针对肝与胃的病理状态，采用了吴茱萸汤加沉香。于本阶段则是以心和肾作为调整要点而加以考虑的。总而言之，是以调整阴阳而使患者痊愈作为最终目标的。心与肾的关系若从后世派的观点考虑，相当于五行之中的火和水。

秋叶：调整心与肾，也就是调整五行之中肝和胃之母的水和火的关系而使二者和谐吧？

平马：心与肾和谐相济的平衡状态被称为“心肾相交”。在肾阴上济于心而使心火不至于亢进并上炎的同时，心火也向下辅助肾阳从而发挥温煦全身的机能。如此关系实属《易经》中的“水火既济”卦。人体中水火既济的生理状态称为“心肾相交”，这样的彼此共济状态若失衡了，则会呈现出心肾不交（水火不济）的病理状态。那样的话，表现出心火独亢的火热上炎症状及心火不能温肾的肾阳虚症状，如失眠、焦虑、多梦、女子梦交、男性遗精或外阴湿冷。脐中动气的症状与残留的膝下冷和因下焦阴寒上逆所诱发的头痛、呕吐，这一系列临床表现，应该是由心肾不交所引起的阴阳失调与气的升降失常所导致吧。治疗时首先单刀直入地处方以吴茱萸汤加沉香，接着转方用桂枝加龙骨牡蛎汤善后调理。这一诊疗过程通过医案反映得十分生动。

秋叶：桂枝加龙骨牡蛎汤在此成为调理之方，读来容易理解。那么所谓“脐中动气”，也就是所谓的“脐上悸”吧？

平马：我想应该是的。玄仙重视腹证，表明他确实受到了古方派的影响，并把腹诊灵活地应用于自己的临床之中了。

2. 水逆病案

堂屿一商贾，年三十有五，患吐水。寒热往来如疟，脉促，舌上带有少量黄苔，烦渴而饮水数升，饮辄吐出，吐后复欲饮。小水不利，大便溏泻三十五日，谷食亦绝七日，肌肉瘦而皮肤糙，抚如砂纸。

初请一医，诊为疟而与柴胡桂枝加瓜蒌汤。不应，又请他医。称水逆之证而与五苓散，经六七日诸症未止。又，从舅家迎请一大医。医诊之而曰，脾胃虚，劳役也。乃与六君子汤。三日之后，连绵而发呃逆。遂请予诊之。症状如前，脉促带有微滑。腹中不容穴处，由胃部至小腹硬而胀满，压之痛。予思忖，前医之意，各有其理。然而未效者，皆未合其机也。病家再三求药，予处方以调胃承气汤。

初时二三帖，吐而难入。勉强以服，又兼用硝黄末一大匕。二日后，诸症渐缓，大便泻下臭恶粪汁，继而下燥屎十五六枚，小水通下二合半。吐水始收，寒热往来退去大半，脉反见滑数，依然频服以承气汤。

一日，见有大汗出而润衣。不顾其汗，令服前方。后与柴胡养荣汤调理，十七日后痊愈。

此等病症，初时未必属误治。《伤寒论》言“水入则吐者，名曰水逆”。惜医者未详察脉与腹候；又，投柴胡桂枝加瓜蒌汤，是据寒热往来而用；又，一大医以为脾胃虚寒而取六君子汤，或是以脉促而定为身体之虚。思诊察巧者，反易离其机。如非刻意深心以合参脉腹，则虚实寒热之辨别亦难。

——近世汉方医学书集成（73） 津田玄仙《疗治茶谈》续编附录 名著出版 pp. 44—47

秋叶：与之前的医生截然不同的治疗
平马：针对胃气上逆选用调胃承气汤

秋叶：我们来看看下面的水逆病案吧。

“堂屿一商贾，年三十有五，患吐水。寒热往来如疟，脉促，舌上带有少量黄苔，烦渴而饮水数升，饮辄吐出，吐后复欲饮。小水不利，大便溏泻三十五日，谷食亦绝七日，肌肉瘦而皮肤糙，抚如砂纸。”

秋叶：从开头就给人带来风波将至的感觉。上面这一段内容提示了什么呢？

平马：上一篇，我们看到了玄仙在大阪时诊疗的病例，本案例同样也是大阪的。患者似乎为堂岛的大商家之主，35 岁的男性。主要症状是吐水，寒热往来如疟，脉促，舌苔略黄，烦渴多饮但饮入即吐。小便不利，腹泻持续已 35 天。近 7 天来难以进食，为此消瘦而皮肤出现粗糙碍手的症状。

“初请一医，诊为疟而与柴胡桂枝加瓜蒌汤。不应，又请他医。称水逆之证而与五苓散，经六七日诸症未止。又，从舅家迎请一大医。医诊之而曰，脾胃虚，劳役也。乃与六君子汤。三口之后，连绵而发呃逆。遂请予诊之。”

平马：走马灯似的请过不少医生。某医诊断为疟疾，使用了柴胡桂枝加瓜蒌汤却无效，第二位医生则诊断为水逆证，选用了五苓散，也未能改善病情。

秋叶：对于第三次请来的“一位大医”，尽管没有提及姓名，但玄仙似乎始终还是对他怀着敬意而记述的。

平马：这位医生的诊断是脾胃的虚劳，处方为六君子汤。不仅未见效果，反而是饮服 3 口就引发了持续的呃逆。患家束手无策，于是才请来玄仙先生。

秋叶：腹泻已经35天了，玄仙先生登场前的序幕被拉得相当长！

“症状如前，脉促带有微滑。腹中不容穴处，由胃部至小腹硬而胀满，压之痛。予思忖，前医之意，各有其理。然而未效者，皆未合其机也。病家再三求药，予处方以调胃承气汤。”

秋叶：玄仙大幅度地调整了治疗的思路和方法，其中有哪些理由和道理呢？

平马：脉促而微滑，从腹部的不容穴处开始，上腹至下腹部胀满而有压痛。这些是经玄仙细致的脉诊和腹诊而发现的症状特点。对此，治疗选用了调胃承气汤。调胃承气汤用于胃中邪热而导致的胃气不和证。《伤寒论》中，有言调和胃气而与之的条文。该方通过调和胃气而使胃降浊功能得以恢复。消化吸收要靠脾和胃的协调而进行，在脾的运化与升清功能中，脾将食物中吸取的精华（即“清”）向上转输到肺和心。食物精华中变为气的部分上归于肺，通过呼吸而被散布于全身；变为血的部分则被输运到心，经由血脉而循行于周身。与此同时，被吸取走了精华的饮食水谷，成为无用之“浊”。该部分由胃气的通降而向下移动，经小肠、大肠、肛门而最终被排泄出去。

本案例中所出现的呕吐、呃逆症状，表明胃气的上逆非常严重。烦渴或口渴而欲饮的症状，应该可以视为胃热而引发胃气上逆。对此，推测玄仙正是以恢复胃的降浊功能为目的而使用了调胃承气汤。

另一方面，促脉是指时时有所停顿的数脉，或脉律不齐的数脉，见于阳盛邪实证，也可以见于宿食停滞。由于舌象显示为黄苔，所以舌与脉共同成为了应用调胃承气汤的依据。

平马：为能服下调胃承气汤而兼用硝黄
秋叶：其选方用药真可以说是大刀阔斧

“初时二三帖，吐而难入。勉强以服，又兼用硝黄末一大匕。二日后，诸症渐缓，大便泻下臭恶粪汁，继而下燥屎十五六枚，小水通下二合半。吐水始收，寒热往来退去大半，脉反见滑数，依然频服以承气汤。”

平马：开始换用调胃承气汤的时候，患者药难入腹，下咽即吐。但因为无论如何也要通降其胃气，所以必须想方设法让他服药。

秋叶：此处写有“又兼用硝黄末一大匕”，这硝黄是指芒硝吗？

平马：我想恐怕是指硝石和硫黄。所谓“硝黄”，在当时作为铁炮所用的火药之必要原料而有流通，有时它们也被转用为药材。硝石的成分是硝酸钙，硫黄则是一种原生的矿石。据说它们有时以排除停留在体内的邪毒为目的而被使用。硫黄自身是有毒的，不宜久服。可能主要是为了让胃能够受纳调胃承气汤而用了它们。经如此努力，2天之后调胃承气汤终于可以被胃接受了，患者开始泻下臭恶粪汁，继而转为干结的粪便，进而小便也通利了。由此胃气上逆得以遏止，阳明腑气始通，呕吐也终于平息。

秋叶：噢，原来是这样！就像方才平马先生说到的，呕逆得消是胃肠腑气向下的通降作用得到发挥的结果，也正是为了达到这一效果而选用了调胃承气汤加硝黄，使患者的状态出现良好的改善。

平马：寒热往来缓解大半，出现了滑数脉。这应该是阳明不和，实热证依然存在的表现。所以，玄仙让患者继续服用调胃承气汤。

秋叶：这是为了进一步排除邪气。以单纯的六病位来解释的话，寒热往来属于少阳病。不过此前使用承气汤攻下时有燥屎，说明本患者也存在着阳明病。

平马：阳明热证一般没有恶寒的症状，其热型为日晡潮热，是一种具有热势起伏特点的发热，有时会与少阳病寒热往来的热型表现类似。

秋叶：或许患者是因其发热有起伏变化而被称为寒热往来的吧。回顾其治疗经过，非常干脆利索。当时的玄仙是依据什么样的诊断而这样治疗的呢？

平马：如前所述，吐水与发热为主要症状，加之大便溏泻和无法摄食，都是胃气上逆所致，这是本医案的病机与治疗的关键。考虑其病因为热邪，所以才选用了调胃承气汤。

秋叶：也就是说，患者存在着阳明里实证。玄仙对这一表现有溏泻症状的阳明病患者投以承气汤，通因通用地荡涤胃肠，如此应用也可以说是不同凡响。

平马：使用了下法，先排出秽臭的粪汁，其后又排出干结的燥屎，再次印证了本病例原本就属于承气汤类的适应证。

秋叶：所以才“依然频服以承气汤”，原来如此！

“一日，见有大汗出而润衣。不顾其汗，令服前方。后与柴胡养荣汤调理，十七日后痊愈。”

秋叶：“令服前方”，就是继续坚定不移地使用承气汤，表现出除恶务尽的彻底排邪态度。

平马：某天，患者“见有大汗出而润衣”，这或许就是一种与我们在此前的医案中讨论过的“战汗”相类似的通过发汗而导向痊愈的现象吧。所以玄仙据此作出“已无大碍”的判断，进而在其后换方，转用了柴胡养荣汤而加以善后调理。

秋叶：柴胡养荣汤是一首什么样的方剂呢？

平马：该方源自明代吴又可的《温疫论》，在日本是后世派常用的处方之一。由柴胡、黄芩、陈皮、甘草、当归、白芍、地黄、知母、天花粉、大枣、生姜这些药物组成。

秋叶：给人的感觉本方是属于经方的小柴胡汤与四物汤之合方加减方。方中含有柴胡、黄芩，或许能提示其适应证中还应该有余热未解。如果从六病位来看，则其适应证应该是与少阳病相近的。

平马：除了您所说的那样，对本医案的解释还有另一种观点可供参考：连用承气汤通下之后，虽然邪气被排出了，但是病后体内处于一种正虚的状态吧。

秋叶：那么，柴胡养荣汤是用以滋阴吗？

平马：没错，应用目的就是为了调补津液与血。在用承气汤通下之后，玄仙换用地黄、天花粉、芍药、当归等，应该是企图养血润胃；同时以柴胡、黄芩配知母，则是期冀它们清解余热。当然，这些是我的理解和推想。

秋叶：如此多的源自临床的奥妙与理念，实在是妙趣横生、引人入胜。

秋叶：医案结尾处的总结也非常有趣，富于启示意义
平马：基于综合判断而制订治疗方针的过程有条不紊

“此等病症，初时未必属误治。《伤寒论》言‘水入则吐者，名曰水逆’。惜医者未详察脉与腹候；又，投柴胡桂枝加瓜蒌汤，是据寒热往来而用；又，一大医以为脾胃虚寒而取六君子汤，或是以脉促而定为身体之虚。思诊察巧者，反易离其机。如非刻意深心以合参脉腹，则虚实寒热之辨别亦难。”

秋叶：这里是玄仙自身所归纳的小结。就自己接手治疗之前几位医者的诊疗，他也作了点评。

平马：与上次讨论的医案中他对别的医家使用承气汤以及白虎汤的失误进行批判而有相当大的不同，玄仙在此对之前3位医者的治疗，首先承认并肯定了他们各自的处方都具有相应的临床表现作为依据，只是说那些方药与患者的病机未能准确相合。就门生的教育而言，如此循循善诱或许正可以让大家汲取其中的得失吧。

秋叶：正因为如此，他才是一位被称道的优秀教育家。玄仙在医案的结尾处所作的教育性总结是意味深长且有趣的，与现代研究论文中最后的总结也有些相像。

平马：是的！他非常和善地提示，患者如果是“水逆”的话，医生选用五苓散就是理所当然的事情；对于一般疟疾，也是可以考虑使用柴胡桂枝加瓜蒌汤的；对于运用了六君子汤的某名医，他的解释是：或许对方将促脉视为虚象而加以判断了，这倒是身为名人

反而易于出现的失误吧。不过，回顾患者最初的临床表现，可以看出是与阳明里实证的舌、脉以及其他表现多相吻合的。总而言之，临床诊疗首先需要细致地观察和把握患者全身的证候以及脉、腹、舌的特点，继而进行综合性的判断，并一步步地实施治疗。这些对于后学者来说是很有启发性的。

秋叶：本医案也反映出他在诊察时详审脉诊和腹诊等切诊内容的特点。正因为如此，他才能将切诊所得的重要信息用于辨证并体现于选方用药。他的诊疗是非常中规中矩的。

平马：我也有同感。有一些江户医家的医案因语焉不详，我们读起来有时对其中所说的病症就无法理解，对于为什么会采用其中所提示的方法治疗，往往也是无从猜测，着实令人困惑。

秋叶：有些医案显示疗效很好，但缺少内容的说明，以至于简略得无法参考。

平马：有的医案记述不全，有的医案甚至将歪打正着的偶中也自鸣得意的记录下来。

秋叶：我考虑，这种情况的出现与吉益东洞当年在《医断》中所说的“吾党不言因也”所产生的广泛影响相关。一说到病因，就好像被抓到了短处，针对患者表现出的症状，仅仅能言用“某某汤”，这是无法让他人参考的。

平马：与之相比，玄仙的医案就非常易于读懂。不仅诊察细致，对于治疗经过也有完整的记载，再加上自己最后的总结，可以说是很具有说服力的医案。

秋叶：包括上次我们所讨论的医案，我们都可以从中看出玄仙对于问诊也是十分认真的。正是因为如此，他才每每能辨证准确。

平马：依据综合性的判断而确定治疗方针，进而选方用药，这样的诊疗程序是不宜随意省略的。对此，玄仙为我们做了示范。

秋叶：津田玄仙辞世已经将近200年了，即使在今天我们也期待他能继续为我们垂范并指点，这是我读了他的医案之后的感想。

译著缀语

1. 日本的古方与经方

日本所说的古方，也就是我们所说的张仲景之经方；而后世方，则指《伤寒杂病论》之后，特别是中国的宋金元时期以及明清时期的时方。不过，日本的古方派与中国的经方派，各自具有不同的特点，二者之间还不能简单地画上等号。相类似的是，日本在进入闭关锁国的江户时代以来，所受中国温病学派的学说影响不多，这就导致岛国以使用时方为特点的后世派，与中国的时方派存在诸多不同。

2. 日本古方派、后世派与中医学

后世派，是指在中国的金元时期以及明代医学影响下兴盛于江户时代初期的一个医派。该学派所重视和传承的主要是中国金元时期的“李朱医学”（李东垣、朱丹溪）体系，所以也被称为“日本化了的金元医派”或者“李朱医派”。

《伤寒论》的内容传到日本后受到广泛重视是江户中期以来的事情，所以后世派在临床上应用与传承最多的是中国宋朝以后的所谓时方。而汉代《伤寒论》所收载的经方，在日本则被称为古方。

重视《伤寒论》经方研究与应用的古方派，兴起于 200 多年前的日本江户时代中期，至今在日本汉方医学界占有主导地位。

古方派、后世派与中医学的差异，主要在于对病因病机的认识不同。

中医学强调“辨证求因”与“审因论治”。这里的“因”主要是指病因。不过，由于病因是与病机相关的，说病因其中也常常包含病机内容，说病机也一定离不开病因。对于病因与病机的探究和诠释，最终还是为了树立“证”这一目标，即确立病位、病因、病性、病势等，以准确地进行辨证诊疗。

不过，如同秋叶先生在本篇指出的那样，古方派的代表人物之一吉益东洞，曾在其著作《医断》中主张“吾党不言因也”；“方证相对，不问因也”；“医之学，唯方耳”。为此，在吉益东洞眼里的中医病因病机学说，不过是些“空理空论”。

然而，从本篇的医案与解说中，我们可以清楚地感受到：如果抛弃病因与病机理论，就无法解说诊疗过程中的临床思维，无法阐释使用某种方药的原因和道理，无法回顾以往治疗的疗效机理以及诊疗过程中的得与失，也难以展望下一步诊疗的路径或方法。

第 11 篇

秋叶探访玄仙故里　平马细说先哲用方

医家简介： 津田玄仙，详述见前文。

1. 百合病案

妇人二十六岁，患一奇证。其证始则恶寒，发热，咳嗽等，外感之证备。因此加用感冒之治而无效，经数日间，更增自汗、盗汗、头痛、喘急、胸中痞硬等症，所见宛如感冒后因循所致之虚劳。故对其主药反复加减指引以治，却无寸效，反添呕吐、眩晕、不食、健忘、耳聋之证。或面色忽赤如现戴阳，或梦中独语、郑声，若见百合之证。或忽热忽冷而冷热不定，或以手按肌肤而感热甚。

问之，云无热，或腹诊见胸中痞硬而病人却云无。脉亦随时为变，虚实不定。又察腹部，自脐下至胸胁以手细勘，全腹各处皆有动气，胃脘之下以至脐中尤甚。因思其或有癖块，而实则无也。此动之甚亦连及肩而疼，其人于此也钝而未有察知。凝神静心以手掌贴肌细察，自可知其皮下微澜。

众医为此混杂诸症所迷，或以痰治，或以郁治，或以劳治，或以痧治，或以气治，遂治疗乱杂引致甚危。

予，投以《伤寒论》之炙甘草汤二帖。其翌日起，好转日益显著。经十五日，千死一生之久疾得以痊愈。

又邻家之奴仆，疟后亦患前证。察其腹动气亦如前者。因用前方六帖，果然见有改善，然其效未及所望。转方以人参养荣汤，用至六帖而得大效，及十五帖而得痊愈。

予用心而观，妇人尤多是证。以来，用此二方治此证未有无效之事。但就此证腹部之动气须细细探寻，其乃此证之目标也。《伤寒论》有“脉结代、心动悸者，炙甘草汤主之”之论，应知其主证即此之类也。

予，退而思其理。炙甘草汤乃出于《伤寒论》太阳病篇第四十三之方，虽谓其病为应发汗之证，然虚弱至津液枯槁，表药稍用亦难。故其方药物以桂枝解肌而寓桂枝汤之全体，以阿胶、地黄、麦门冬、麻仁四品润补其津液之枯槁，再以人参、甘草、大枣三味建立中气，为托送表部陷伏之邪而制方也。

今此病妇，禀赋虚弱而感外邪。邪气久滞，陷伏表部，周身之津液日益虚耗，而无发散旧邪之势。因此病证因循，生出前段诸症而不愈。今得此方（炙甘草汤），津液、气、血一举而三补，又稍兼桂枝解肌一法之故，对此证居然可为无余无漏之神方，导其痊愈并非无理。

再论其后之奴仆病证，疟后之身，邪已悉去，气血纯虚之外，更无一点可攻之邪。若用炙甘草汤，则方中桂枝因解肌无用反为余物而有害。其上，若应因外邪所致之津液枯槁为目标，专一施用此方，则其调气血之功偏弱。又，人参养荣汤无论外邪有无，可以气血之虚弱为专一目标而用之，唯其润补津液之功嫌轻。今此奴仆因气血虚弱甚故，以炙甘草汤未必显效，用养荣汤则可得大效而获益也。故于此方条下，应补列以治气血虚而名状难以归结之证为是也。

此二方区别，比之《伤寒论》太阳篇亡阳之证用真武汤，兼漏风之表邪用桂枝加附子汤，其意气与方之结构多有相似也。

——近世汉方医学书集成（72） 津田玄仙《疗治茶谈》初编 名著出版 pp. 44—48

秋叶：本次是我们连续第 3 次就津田玄仙的医案加以探讨。前几天，我特意前往津田玄仙的故居去拜访了一次。地点在千叶县木更津市的郊外，玄仙的子孙们至今依然居住在那里。其宅邸的北侧挨着房总丘陵，一座并不太高的山丘，宅邸背靠着树木繁茂的山丘而建在一个小高地上，站在那里，木更津郊外的风景可以一览无余。其宅邸前，有一棵夫妇同体的大树，据说树龄约有 500 年。想必玄仙先生健在的时候，每天也会在此眺望朝晖和晚霞吧。

平马：他的墓还在吗？

秋叶：我也去拜谒了他的墓。菩提寺名为波冈寺，是一座曾经信者云集的庄严寺庙。只是，我也身在千叶，但以往居然一次都没有去过那里，所以感到很惭愧。

平马：玄仙的子孙繁盛，其旧居也能存留至今，实在是一件难得的可庆之事。

秋叶：其家族的家谱也留存至今，而且还原原本本地都让我能得以观览，非常令我激动。走访先哲医家的故里，让我真切感受到，对于相关的文物和资料，尽可能珍藏和保护是一件非常重要的事情。

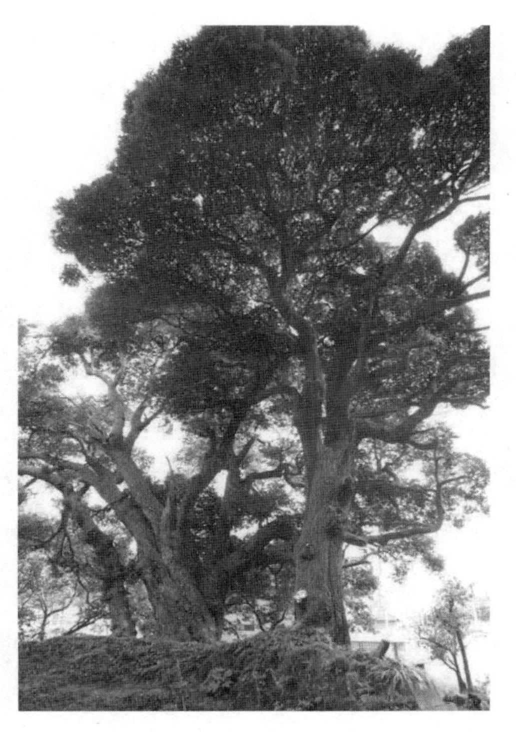

据称树龄已有 500 年的夫妇合抱木（田村家）

秋叶：患者的临床表现难以归结，病情复杂
平马：百合病或与现代所称的歇斯底里相近

秋叶：我们今天从《疗治茶谈》初编里选取以“百合病案”为标题的医案来加以解读。

“妇人二十六岁，患一奇证。其证始则恶寒，发热，咳嗽等，外感之证备。因此加用感冒之治而无效，经数日间，更增自汗、盗汗、头痛、喘急、胸中痞硬等症，所见宛如感冒后因循所致之虚劳。故对其主药反复加减指引以治，却无寸效，反添呕吐、眩晕、不食、健忘、耳聋之证。或面色忽赤如现戴阳，或梦中独语、郑声，若见百合之证。或忽热忽冷而冷热不定，或以手按肌肤而感热甚。”

秋叶：患者从一开始就呈现出复杂的症状，我在读的过程中脑海里分析着这些症状与诊断的关系，感觉很难作出结论。平马先生，您对此是如何考虑的呢？

平马：医案中提示了“外感之证备”，也许患者最初得的是感冒一类的病，只是其体质可能原本就比较虚弱。推测最初所用的疗法是发汗解表，如果是古方派医家会用桂枝汤或葛根汤，而后世派的医家则常选香苏散、参苏饮、人参败毒散等方。但是，如此这般的方法未能发散出外邪，反而使病情迁延并加重，以至于出现类似于虚劳的状态。而且，患者既有盗汗等症状，同时又有头痛、胸中痞闷等症状，表现为虚实混杂的复杂状态。于是考虑为虚劳，所用的基本处方也大致是滋阴降火汤或秦艽鳖甲散一类的气阴双补之方剂吧。

秋叶：医案中提到“加减指引”，这“指引”是什么意思呢？是指药物的增减吧？

平马：“指引”，应该是左右调整的意思。不过，上述治疗却适得其反地使病情复杂化，以至于出现连寒热、虚实都难以判断清楚的混沌状态。

秋叶：这里提到的“戴阳”，是一种什么样的状态呢？

平马：所谓“戴阳”，是在真寒假热证时出现于面颊部的一种红晕现象。

秋叶：这戴阳证并非一种实热证吧？

平马：戴阳证发生机理是下焦阴寒逼迫虚阳上浮，从而在颜面部表现为如同化了妆的红晕。其证属于真寒假热，是阴阳的严重失衡所致。戴阳出现，提示病情是危重的。

秋叶：患者也表现出一些精神症状。从《伤寒论》来看，“独语、郑声”是属于阳明病一类的症状吧？

平马：因热而谵语是阳明病的表现，但本案例里患者的“独语、郑声”，情况有所不同。

秋叶：其中还提到“百合之证”，那又是一种什么样的病证呢？

平马：所谓“百合之证”，最初源自《金匮要略》的百合狐惑阴阳毒病篇。现在看来，本证与处于焦虑状态的歇斯底里表现，或更年期综合征的精神不安症状相似，往往呈现为寒热、虚实都非常难辨的复杂证候。百合之证是由心阴虚所引起，表现为心神不宁而见有谵语等精神状态不安定的症状。

“问之，云无热，或腹诊见胸中痞硬而病人却云无。脉亦随时为变，虚实不定。又察腹部，自脐下至胸胁以手细勘，全腹各处皆有动气，胃脘之下以至脐中尤甚。”

秋叶：向病人问诊，却得不到所期待的回答，这又是怎么回事呢？

平马：玄仙为搞清寒热、虚实，查体与问诊同时进行，但是自己的所见却时与患者所述有所不同。或许他想表明患者的身体状态已经出现相当多的异常。

秋叶：服用两剂炙甘草汤就出现转机
平马：存在着心阴虚所致的心气不宁

“因思其或有癖块，而实则无也。此动之甚亦连及肩而疼，其人于此也钝而未有察知。凝神静心以手掌贴肌细察，自可知其皮下微澜。

众医为此混杂诸症所迷，或以痰治，或以郁治，或以劳治，或以痧治，或以气治，遂治疗乱杂引致甚危。”

秋叶：这一段文字十分精彩。由腹诊而发觉动气，也就是腹动的特点非常明显，以至于影响到肩部。

平马：此处我们不禁感叹玄仙对于腹部诊察的细致入微。他原本是一位后世派医家，不过也受到了古方派医家的影响，在诊疗中也非常重视并擅长运用腹诊。

秋叶：他强调，只要凝神静气的细致诊察，是能够发现问题的。在医案中，他还运用了“或以痰治，或以郁治，或以劳治，或以痧治，或以气治”的排比句式，对之前众医使用的方法一一罗列。

平马：当时说到的“痰”，被认为是一种病因。特别是伴有精神症状的复杂病症，大多与痰相关，这是朱丹溪的观点。

秋叶：有“怪病治痰”的说法，这是一种独特的见解。那么在这种情形下，治疗就需要使用能够祛痰的药吧？

平马：是的，要应用半夏等药祛除痰邪。

秋叶:“郁”为气滞、气郁，所以治疗应该用理气解郁之类的药吧。对于接下来的“劳”，应该怎样理解呢?

平马:“劳”是指“虚劳”，因慢性热病而被消耗的状态，其典型表现是结核后期的虚弱状态。本例患者因热病后的消耗也曾被视为虚劳而治疗过吧。下面的“痧”含义较多，例如麻疹等发疹性病症可称为“痧”，麻疹后的虚弱状态、麻疹合并脑炎，或者罹患疟疾之后的状态，或许都可能被视为“痧”。只是我们在此难以推测玄仙对“痧”是如何认识的。

秋叶:我记得书中有所谓“痧病”就是恙虫病的说法。实际上，千叶县所在的房总半岛中小河川纵横，这一流域湿地很多，恙虫病以往也常见。如果是当地的病人，那么也有可能会感染这种寄生虫。

平马:“或以气治”，应该是说通过调气而加以治疗，包括运用补气药或者行气药的意思吧。

秋叶:后面的“遂治疗乱杂引致甚危”，提示了上述一系列治疗导致病情越发复杂和危重。就治疗者而言，或许是由随证治之的观点出发而用药的。但因为没有准确地对病情加以把握和判断，反而将患者治成一种虚弱的状态了。不过，玄仙下面与众不同的治疗，让病情一下子就出现了转机。

“予，投以《伤寒论》之炙甘草汤二帖。其翌日起，好转日益显著。经十五日，千死一生之久疾得以痊愈。”

秋叶:读来非常有意思。2 剂药就使病情一下子出现了转机，这说明了什么呢?

平马:炙甘草汤原本是适用于伤寒后期心动悸、脉结代的方剂，此案的患者则是心阴不足导致心气异常，表现出一系列心身症状。

秋叶：这也就是说，患者发病的病因是阴虚？

平马：是的。病之根本应该是阴虚。我推测玄仙或许是考虑由于心阴或心血不足而引发心气不宁，所以表现为“动气”从整个腹部放射到肩部。而选择使用炙甘草汤治疗的理由，由此也可以想通。

秋叶：这是一例取得显著疗效的医案。我至今也针对甲状腺功能亢进等疾病所表现出的“脉结代、心动悸”而使用炙甘草汤，但只是按照《伤寒论》的条文，以“方证相对”的形式应用。如果我们也能像本医案一样，通过病因分析，认清患者是由逐步消耗的心阴之虚而导致心气不宁，并引发出腹部至肩的“动悸”，以“审因论治”的方式选用炙甘草汤，就更好了！

本医案的后面部分，还有精彩有趣的内容。

“又邻家之奴仆，疟后亦患前证。察其腹动气亦如前者。因用前方六帖，果然见有改善，然其效未及所望。转方以人参养荣汤，用至六帖而得大效，及十五帖而得痊愈。”

秋叶：不适于发汗的时候用炙甘草汤
平马：或许这是津田玄仙独特的经验

平马：这里所说的是邻家佣人的病例。“亦患前证”，是指所患病症与之前的女性相同。我想，玄仙在此应该是特指腹部的动气。

秋叶：本例的诊疗经过，与前例是有若干差异的。

“予用心而观，妇人尤多是证。以来，用此二方治此证未有无效之事。但就此证腹部之动气须细细探寻，其乃此证之目标也。《伤寒论》有‘脉结代、心动悸者，炙甘草汤主之’之论，应知其主证即此之类也。

予，退而思其理。炙甘草汤乃出于《伤寒论》太阳病篇第四十三之方，虽谓其病为应发汗之证，然虚弱至津液枯槁，表药稍用亦难。故其方药物以桂枝解肌而寓桂枝汤之全体，以阿胶、地黄、麦门冬、麻仁四品润补其津液之枯槁，再以人参、甘草、大枣三味建立中气，为托送表部陷伏之邪而制方也。”

秋叶：这一段读起来也有恍如福尔摩斯的推理探案一样的感觉，平马先生能给解说一下吗？

平马：玄仙在此叙述了他对炙甘草汤的应用心得。首先，本次的第一例病案由感冒而起，第2例则是疟疾之后出现的问题。罹患诸如此类感染性或传染性的外感病之后，正气虚弱，伴有腹部动气等多种复杂症状就易于表现出来，且其患者以女性居多。这时，其中的一部分用炙甘草汤治疗有效，另一部分则用人参养荣汤可以解决，他对以上两方的应用及其疗效都怀有相当的自信。不过，他特意强调，辨别适应证的关键在于对腹部动气的细致诊察。同时，他是将腹部的动气与《伤寒论》中所述的“脉结代、心动悸”之条文内容，以同样的病因病机而加以扩展解释的。刚才我也提到，心阴的不足导致心气不安，其结果会诱发脉结代与心动悸。玄仙则认为腹部动气也是以同样的机理发生的，可以通过腹诊进行确认。

秋叶：后面在对炙甘草汤的解说中，有“炙甘草汤乃出于《伤寒论》太阳病篇第四十三之方，虽谓其病为应发汗之证，然虚弱至津液枯槁，表药稍用亦难”这样一段话。意思是，即使认为发汗是恰当的治法，但是对于一些患者来说，该法也是难以应用的。

平马：因有外邪的停滞，所以想用解表的方法。然而已经虚弱的患者正处于津液不足的状态，如果再用发汗方法，就会进一步耗伤津液。

秋叶：即使是桂枝汤之类的比较平和的发汗药也不能使用吗？

平马：或许玄仙认为，即使是桂枝汤也是有危险的吧。

秋叶：炙甘草汤是在滋补阴血的同时发挥着平和的治疗作用。所以，治疗虚弱之人外感时，玄仙先生的炙甘草汤应用思路也是可以借鉴的。

平马：炙甘草汤能否应用，也要看时机和临床表现。不过，如前所述，在需要解表却难以应用汗法的时候考虑炙甘草汤，这或许是津田玄仙独特的经验。

秋叶：炙甘草汤中没有使用桂枝汤里的芍药，因此可考虑该方的作用部位会上移至胸部。因为关于桂枝去芍药汤的适应证，《伤寒论》里有“脉促而胸满”的条文。那么促脉与动悸之间，是否也具有什么关联性吗？

平马：如此看来，炙甘草汤也可以视为桂枝去芍药汤的一个发展方吧。

秋叶：在炙甘草汤里，有不少阿胶之类的滋阴药。

平马：炙甘草汤中炙甘草的用量是人参的 2 倍，生地黄的用量也相当大，还配伍有麦门冬、阿胶、麻子仁等滋补阴血之品，目的是着力补益心阴。

秋叶：所以炙甘草汤才体现了“药物以桂枝解肌而寓桂枝汤之全体”，“以阿胶、地黄、麦门冬、麻仁四品润补其津液之枯槁”！不过，后面所说的“表部陷伏之邪”是指什么呢？内陷而潜伏的意思吗？

平马：是的。推测玄仙所说的含义是：其邪因发汗而未能透散出去，于是就停滞在表部。这“表部”，或许是表位之中稍稍偏深的位置。邪气陷入，就变得难以祛除了。

秋叶：正因为如此，玄仙才千方百计地考虑各种治疗方法。

平马：炙甘草汤能补益气、血、津液
秋叶：其中的桂枝汤成分还协同解肌

“今此病妇，禀赋虚弱而感外邪。邪气久滞，陷伏表部，周身之津液日益虚耗，而无发散旧邪之势。因此病证因循，生出前段诸症而不愈。今得此方（炙甘草汤），津液、气、血一举而三补，又稍兼桂枝解肌一法之故，对此证居然可为无余无漏之神方，导其痊愈并非无理。”

秋叶：“今得此方，津液、气、血一举而三补”，说的是什么意思呢？

平马：这应该是指炙甘草汤的作用。气、血、津液是人体的必要物质，而炙甘草汤具有同时补益气、血、津液这三者的功效。方中的地黄、麦门冬、阿胶、麻子仁等主要补阴，而地黄与阿胶也可以补血，人参、大枣、甘草等则用以补气。

秋叶：另一方面，该方里的桂枝汤成分则可祛除陷伏之邪，功效可谓全面。所以玄仙对炙甘草汤的组方绝妙在此大加赞叹。

平马：作为一张名方，炙甘草汤的配伍复杂，要把握它的用法并非易事。为此，玄仙的应用对我们来说具有重要的参考价值。滋补心阴的处方，在张仲景的经方中是非常少见的，炙甘草汤可以说是最为基本的一张方剂。不过，需要注意的是，在本医案中，方中的桂枝也发挥了通心阳的作用，而人参则主要用于补益心气。从治法来看并非仅仅是滋阴，所以它看起来是一张有点儿复杂的方剂。

伤寒的特点是感受寒邪而致使体内阳气被消耗，温病的特点是感受了温热之邪而主要损伤体内的阴分。在张仲景之后的温病学，吴鞠通以炙甘草汤为基础方，推衍并发展出一系列名方，加减复脉汤就是其中之一。炙甘草汤原本也被称为"复脉汤"，因其主要用于结代脉等脉律不齐的病症，可使之恢复正常。加减复脉汤的组方中减去了炙甘草汤里温补、温通阳气的人参、大枣、生姜、桂枝等药而加入了芍药，由此就变身为功效更加明确的滋补心阴方剂。不仅如此，因加了芍药，该方里芍药甘草汤的方意也得以突显，酸甘化阴而使补阴之力进一步增强。在此基础上，针对心悸更为明显的情况，该方加牡蛎成为一甲复脉汤；病情再进一步时，加入鳖甲、龟板而为二甲复脉汤；阴虚更严重时，鳖甲、龟板、牡蛎三者同时并用，就成为三甲复脉汤。而炙甘草汤，对这一系列方剂来说，就当之无愧地成为重要的基础方。

秋叶：在夏季常用的李东垣创方的清暑益气汤里，也含有滋补阴津的麦门冬、五味子和人参。它们在处方里发挥了重要的补阴作用。

平马：麦门冬与五味子是具有补阴作用的对药，再加上人参就构成生脉散。这 3 味药也存在于李东垣的清暑益气汤之中。人参在该方中的主要作用与在白虎加人参汤中的作用是相同的，都是养阴生津。

秋叶：金元四大家之一的朱丹溪强调“阳有余而阴不足”之论，当时确实是一个阴虚常在的时代吗？

平马：朱丹溪的学术观点的确是那样的。不过，金元以降，进入明代之后，中国的医学界里又有了重视补阳的学术观点了。薛己与张景岳等明代的温补学派医家，就曾经给江户中期的日本汉方以极大的影响。例如被视为古方派医家的名古屋玄医就主张贵阳抑阴、贵阳贱阴之说，他的观点明显地受到中国明代温补学派的影响。

“再论其后之奴仆病证，疟后之身，邪已悉去，气血纯虚之外，更无一点可攻之邪。若用炙甘草汤，则方中桂枝因解肌无用反为余物而有害。其上，若应因外邪所致之津液枯槁为目标，专一施用此方，则其调气血之功偏弱。又，人参养荣汤无论外邪有无，可以气血之虚弱为专一目标而用之，唯其润补津液之功嫌轻。今此奴仆因气血虚弱甚故，以炙甘草汤未必显效，用养荣汤则可得大效而获益也。故于此方条下，应补列以治气血虚而名状难以归结之证为是也。”

秋叶：医案最后的部分感觉有些难以读懂，您来解释一下好吗？

平马：内容是有关第 2 例的解说。这里的“疟”病，应该是指疟原虫感染所导致的热病，体内的正气会因之而被消耗。玄仙诊察之际，认为患者全身的邪气已经尽消，只呈现为单纯的气血虚弱状态。为此，没有可攻之邪，也就意味着没有再使用桂枝的必要性了。

秋叶：所以医案的作者提到，如果使用炙甘草汤的话，其中的桂枝反而有害。

平马：其中还提到，炙甘草汤可补益气血津液，尤其以滋润津液为主。与人参养荣汤相比，炙甘草汤相对而言“调气血之功偏弱”。人参养荣汤是在四君子汤合四物汤基础上加减而成，所以说它补益和调整气血之力更强。进一步，他认为“人参养荣汤无论外邪有无，可以气血之虚弱为专一目标而用之”。而从总体上看，炙甘草汤是以润补津液为主，人参养荣汤则是以补益气血为主，这是两方的主要区别。第二个医案的患者，因气血虚弱明显，比起炙甘草汤，选用人参养荣汤才更为适宜。

秋叶：听了您通俗的解说，医案中的内容一下子就明白了。我们也进一步体会到，津田玄仙确实是身手不凡。

平马：是的。如此细致入微地对治疗方药加以解说的医案，在江户时代也是比较少见的。

平马：人参养荣汤的使用目标8则
秋叶：人参养荣汤为什么不用川芎

“此二方区别，比之《伤寒论》太阳篇亡阳之证用真武汤，兼漏风之表邪用桂枝加附子汤，其意气与方之结构多有相似也。”

秋叶：这里，作为相似的例子举出了真武汤与桂枝加附子汤。它们彼此间的不同是什么呢？

平马：有无残存的外邪，既是人参养荣汤与炙甘草汤之间的区别，也是真武汤与桂枝加附子汤之间的区别。桂枝加附子汤常用于伤寒时因发汗太过而津液亏虚，进而阳气也随汗液外漏导致表阳非常虚衰之证。而同以附子作为主药的真武汤，其治疗靶向则不在表而在于里。而玄仙看来，这二者的区别与人参养荣汤同炙甘草汤之间的区别是十分相似的。

秋叶：如此举例说明，十分恳切而具体！

平马：津田玄仙是非常钟爱人参养荣汤的医家，与归纳出名方补中益气汤的 8 个使用目标的做法相类似，他也列举出人参养荣汤的 8 个适应证（见表 11-1）。此外，作为气血双补之剂，十全大补汤也是与人参养荣汤相似的方剂。玄仙认为，与十全大补汤以肉桂、黄芪等温补药为主的特点有所不同，人参养荣汤里由于含有远志等安神药，所以在治疗气血不足，特别是心血不足所致的心气不宁而出现的健忘、失眠、心悸等症状时，可以加以应用。

表 11-1　人参养荣汤与补中益气汤的使用目标

方剂名称	人参养荣汤	补中益气汤
使用目标	①毛发脱落 ②面色无华 ③集中力下降，健忘 ④口中无味，食欲减退 ⑤动悸失眠 ⑥全身皮肤干燥 ⑦爪甲枯脆易裂 ⑧肌肉失濡而拘挛	①手足倦怠 ②声音低弱 ③目中无神 ④口多白沫 ⑤食物无味 ⑥喜热饮食 ⑦脐间动悸 ⑧脉散大无力
药物组成	当归、白术、熟地黄、茯苓、人参、桂枝、芍药、陈皮、远志、黄芪、甘草、五味子	人参、白术、黄芪、当归、柴胡、陈皮、大枣、干姜、甘草、升麻

（摘自津田玄仙《疗治经验笔记》，监修：平马直树）

秋叶：人参养荣汤里含有四物汤的成分，但是为什么要去掉其中的川芎呢？

平马：在四物汤中，地黄与当归相配则补血之力增强。但加入川芎之后，川芎与当归配伍，则可行血，即促使血液周流于全身。这样一来，有动悸等症状的时候使用川芎，反而可能使症状加重，在希望达到安静状态之时不如使用远志等宁心安神药，减去行散善动的川芎。

秋叶：非常有意思的考虑！玄仙针对方剂的适应证而归纳出的两个8则，并非仅为了他个人，主要目的还是为了面向弟子们的教育。他实在是一位优秀的教育家。

平马：他是在要求门生们牢牢地把握住这8个要点，进行细致的诊疗。玄仙在他别的著作里曾经指出：气血双补的方剂原型，乃是张仲景的黄芪建中汤。以该方为基础，演化和发展出了一系列名方，人参养荣汤、十全大补汤及归脾汤则是其中首先可以列举出来的3方。若论它们的区别，则人参养荣汤主要是针对津液的枯竭，十全大补汤应用于气血的虚寒，归脾汤最适宜于心脾的血虚，这是它们各自最基本的要点。其表述非常简明扼要，说起来他真是我非常想当面请教的一位江户医家。

秋叶：今天我们讨论的医案有趣且百读不厌，其内容很有参考价值。

译著缀语

1. 人参的生津作用

中医学认为，人参能够大补元气，是以补气作用为主的药物。古方派人物之一的吉益东洞则认为“药无补法”，他在《药征》中统计并比较人参于《伤寒论》里相关诸方中的作用而得出结论：人参是用于治疗口渴的，亦即口渴才是人参的适应证。

有的医家在谈到《伤寒论》的白虎加人参汤与李东垣的清暑益气汤时，说方中的人参能生津，或许就是从认为人参能改善口渴之后而开始的。

2. 在日本被称为“医王”的补中益气汤

日本江户时代初期，后世派兴起，该派也被称为“李朱医学派”，以尊崇金元时期李东垣、朱丹溪的学说为特点。因此，强调“内伤脾胃，百病由生”的东垣学说深入人心，补中益气汤也因此在日本受到重视和偏爱，以至于被视为“医王汤”。直至今日，在日本可以适用于医保的 148 种汉方处方的成药制剂之中，补中益气汤的处方量与销售额依然位居前列。其背景在于日本目前“高龄少子化”的社会特点，即高龄人口成为医疗对象的主体。老人多虚，补中益气汤在补虚弱、抗衰老、强免疫等方面的功效和作用，经由日本多方的临床与药理研究，得到越来越多、越来越深入的证实。

3. 李东垣的清暑益气汤与王孟英的同名方

同名而组成和功效不同的清暑益气汤方有二：其一出自李东垣的《脾胃论》，由人参、黄芪、当归、苍术、白术、甘草、升麻、葛根、泽泻、麦门冬、五味子、青皮、陈皮、黄柏、神曲组成，以补中益气汤为底方，具有益气生津、健脾利湿功效。用于平素气虚又受暑湿，症见身热头痛、口渴自汗、四肢困倦、不思饮食、胸满身重、大便溏薄、小便短赤、舌苔白腻者。

其二是清代温病医家王孟英所创的清暑益气汤，出自《温热经纬》。由西洋参、竹叶、黄连、石斛、麦门冬、知母、甘草、粳米、荷梗、西瓜翠衣组成，功效为清热涤暑、益气养胃。适用于身热汗多、口渴心烦、小便短赤、体倦少气、精神不振、舌红少苔或干苔、脉虚数等暑热气津两伤证，也常用于小儿夏季热属气津不足者。

王氏方在清暑益气之外，还侧重养阴生津，宜于治疗暑热伤津耗气者；李氏方清暑生津之力稍逊，但侧重于健脾燥湿，适用于治疗元气本虚，伤于暑湿或痰湿之证，其应用并不限于夏季。

伴随后世派的兴起，李氏清暑益气汤于日本得以广泛应用。每年夏秋之际，环海的日本暑湿迁延，加之日本人贪凉饮冷，伤暑脾虚的“苦夏”者众多，日本目前有可适用于医保的该方颗粒成药。

而江户时代中期以来，重视张仲景经方的古方派在日本成为主流，中国的温病学说较少传到日本且未被重视，王氏清暑益气汤的知名度在日本也就远低于李氏清暑益气汤。

第 12 篇

宗法仲景原氏南阳　沉稳刚猛善用大黄

医家简介：原南阳，1753 年（日本宝历三年）生于水户（现在的茨城县）。号南洋、丛桂亭，名昌克，字子柔，通称玄贞、玄春。最初追随身为水户侯侍医的父亲学医，其后游学于京都，在山胁东门处学习古方派学术，又随贺川玄迪修习产科。曾在江户开业，后为水户侯的侍医。著书有《丛桂亭医事小言》《丛桂偶记》《寄奇方记》《经穴汇解》，还著有日本第一部军事医学书《战阵奇方砦草》。1820 年（日本文政三年）殁。

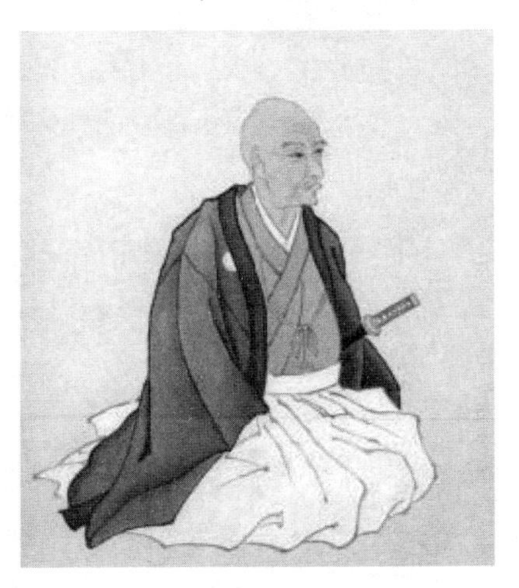

原南阳像
武田科学振兴财团杏雨书屋所藏

秋叶：他曾因治死患者而消沉迷茫
平马：他也是豪放传说里的主人公

秋叶：今天我们就原南阳《丛桂亭医事小言》里的医案加以探讨。

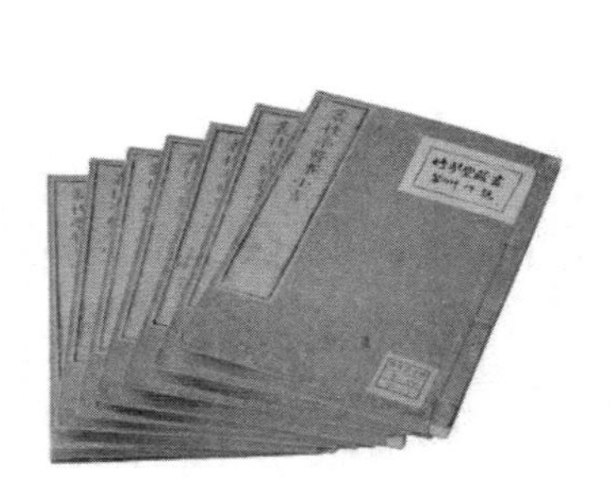
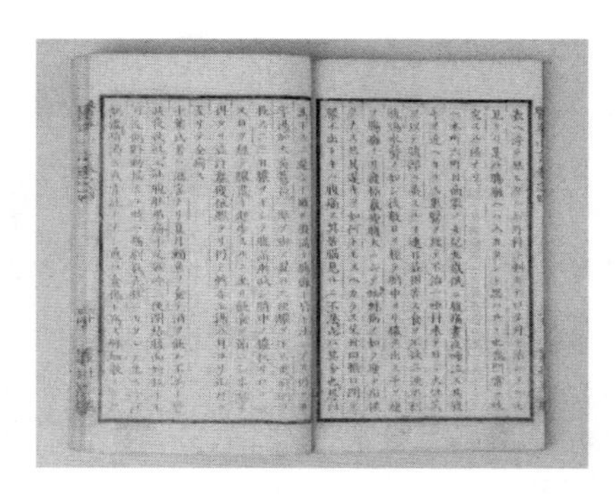

《丛桂亭医事小言》 北里大学东洋医学综合研究所修琴堂文库所藏

平马：原南阳是津田玄仙的好朋友。南阳年龄较小，但玄仙曾经请年轻的南阳为自己妻子诊病。此外，玄仙也曾为南阳的代表作《丛桂亭医事小言》写序，可见这两位医家彼此是非常敬重的。

秋叶：原南阳的临床也很精彩，有许多值得我们学习和参考之处。

平马：他曾经以走马汤治好水户侯的病，至今依然流传着许多关于他的有趣传说。在众多的江户医家中，南阳是一位被今天的日本汉方界所喜爱的人物。

秋叶：年轻时的南阳曾经以柴胡四逆汤治好疫病。最初，他对一位患者连用承气汤而攻下，未承想不但没有好转，患者反因正气逐渐亏虚竟至于死亡。本为患者救困解厄，却导致这样的结果，这令他当时十分迷茫和消沉。偶然间，他在元代继洪所著的《岭南卫生方》中看到了同样的案例，其中还提示了小柴胡汤加附子的治疗方法。由此，他得到了关于附子用法的启示。随后，他将小柴胡汤与茯苓四逆汤合方而创制出柴胡四逆汤，并在临床上取得了极好的疗效。

平马：附子辛热而温中的作用很强，我印象中它似乎适宜于在寒冷的北方应用，但实际上反而在中国的四川或云南等南方地区有着大量使用附子的习惯。当地的见解是：在湿度高，特别是寒湿盛的时期，如果不用足量的附子，侵入体内的寒湿就难以发散出去。我曾经听到一位上海的老中医讲述这样的经验：他中年之际曾被下放到云南，在当地的诊疗中体会到，如果附子的用量不能比在上海时多出数倍，就难以取效。他模仿云南当地的老中医们，附子用量达 30g 以上，临床取得了非常好的疗效。附子的功效不仅仅是散寒，其逐湿的作用也非常值得关注。

秋叶：所谓寒湿，是指寒性的湿邪吧？“寒”与一般的低温、寒冷并非相同，它是一种邪气。

平马：是的。自古以来就有大量应用附子的案例。

秋叶：下面我们来分析一下医案吧。

1. 肠痈案

一本町六町目，商家之女儿，九岁。突发腹痛，昼夜啼泣。其腹拒按，手难接近。经数医而未能治。一哑科医登门，日日以大炷艾于腹部施灸。连日治疗，益发困苦。不欲食，二便不利，腹鸣如水声。再经数日，脐中出脓，迎予。肠痈也。疲极，羸瘦，腹大而病如蜘蛛，瘦而现疳候。唯其治已迟，实难施策。

父母曰，脐口闭脓不出则发腹痛。见其苦恼而不忍，如若不治亦属其命也。愚以为，下之虽迟，然腹满与肠痈皆取决于下。遂以甲字汤加大黄、薏苡二帖与之。翌日大便下脓，再投前剂。二三日脓下，腹满渐减，脐中脓收、口敛。又，经日脓尽，至于起步。节饮食，得半愈。盗汗、羸瘦依然，继而转用弄玉汤，由八月至正月痊愈。

——近世汉方医学书集成（18） 原南阳《丛桂亭医事小言》 名著出版 pp. 468—469

秋叶：接诊因肠痈、腹满而衰弱的患者
平马：慎重地应用下法，步步为营收功

秋叶：这是个小儿病例。患肠痈而历经困苦，但最终治愈了。原南阳中途接诊，那么在他之前的治疗是什么样的情况呢？

平马：本例或许是从阑尾炎发展到出现腹膜炎。最初因阑尾炎

而表现出腹痛、哭闹状态，在经数位医生的治疗过程中走向了慢性化。然而，经某小儿科医生在腹部连日用热灸之后，病情进展，出现脐部流脓的状态。其实，那应该是运用清热或泻下法加以治疗的病症。

秋叶：南阳先生此时应诊了。他看过病人后，立即作出了肠痈的诊断。患者已经处于极度衰弱状态，腹部膨胀而手足细瘦，形若蜘蛛。

平马：病症慢性迁延而饮食难进，导致营养不良状态的出现。南阳尽管认为"其治已迟，实难施策"，但还是感觉不能见死不救。

秋叶：南阳先生认为："下之虽迟，然腹满与肠痈皆取决于下。"无论是腹满还是肠痈，目前也唯有下法可用。

平马：提示了无论是腹满的症状还是肠痈这个病，都是下法的适应证。

秋叶：这里选用的方药是甲字汤加大黄、薏苡仁。甲字汤是原南阳所创制的处方，您能就此说明一下吗？

平马：原南阳所创的处方中，至今依然有名的是乙字汤。由于浅田宗伯在《勿误药室方函》中介绍过，所以其制剂至今作为日本的常用方之一而在临床上应用。其实，他创有甲字汤、乙字汤、丙字汤、丁字汤 4 首新方，可以说是他的频用处方之 A、B、C、D。处方 A 就是甲字汤，其组成是桂枝茯苓丸加甘草、生姜，可以说它是桂枝茯苓丸的类方，也可以解释它是将桂枝茯苓丸作为汤剂使用而加入了甘草、生姜，临床使用时按桂枝茯苓丸的方意去考虑即可。

《金匮要略》中的大黄牡丹汤可治疗肠痈。因为病情迁延，患者已经相当虚弱。尽管泻下治法势在必行，但如果选用大黄牡丹汤这样的强力攻下之剂，或许还是会有顾虑的。为此，他选择了桂枝茯苓丸的加味方——甲字汤。由于下法不可或缺，于是在方中又加入了大黄、薏苡仁。

秋叶：薏苡仁是针对腹中的肿物而用吧，可以这样理解吗？

平马：薏苡仁具有排脓消肿的功效。在用于肺痈的方药千金苇茎汤里就有薏苡仁，用于肠痈的方药薏苡附子败酱散里也含有此药，可针对化脓性疾患使用。此外，对于身体上部甲状腺的肿瘤或者颈部淋巴节肿大，也常选用桔梗与薏苡仁这样的对药；对于下半身的肿块，也常使用桃仁与薏苡仁这一组合的。矢数道明先生治疗子宫肌瘤时，就常用小柴胡汤加桃仁、薏苡仁这样的方药。但总体来说，在此最为关键的应该还是应用具有清热、凉血、活血、泻下等功效的大黄，它才是至关重要且不可缺少的药物。

秋叶：只是，大黄用量的问题非常重要。此时如果泻下过猛也会出现虚虚之弊，必须慎重地斟酌药量而用。

平马：病人当时的状态是难求速效的。

秋叶：于是，暂且先处方 2 帖，观察患者翌日的状态变化。因有所反应，就再次使用同样方药。2 至 3 日后泻下脓液而腹满减轻，脐部也停止流脓，开口部得以闭合。又经数日治疗，脓尽，病人好转到可以独步了。“节饮食，得半愈”，是说至此已经好了一半。至此，稳扎稳打的治疗终于取得了可喜的效果！

秋叶：小心翼翼的稳健治疗很值得参考
平马：善于活用和化裁《伤寒论》经方

秋叶：其后，“盗汗、羸瘦依然，继而转用弄玉汤”。方药的应用出现了变化。

平马：由于大病之后的消耗状态依然存在，所以还可见有盗汗、羸瘦等症状。弄玉汤也是原南阳的创制方，用于小儿疳证的治疗。所谓“疳”，是指一种营养不良或消化不良的状态。这里，针对大病之后处于营养不良状态的患儿，使用了弄玉汤。弄玉汤由苓桂术甘汤加黄连、木香、陈皮组成。

秋叶：黄连能调和胃肠，木香与陈皮都是理气药。

平马：是的。该方在白术、茯苓健脾益气的基础上加理气和胃的木香、陈皮等药，能够增强食欲、促进消化和吸收。

秋叶：从8月开始治疗到正月最终治愈，可以想象治疗是需要极大耐心的。一般我们提到原南阳时，眼前浮现出来的大概是一个雷厉风行、快刀斩乱麻者的形象。然而在本案例中，他表现出的并非大刀阔斧的回转局面，而是一直用甲字汤加大黄、薏苡仁这一轻下、缓消的方药小心翼翼地步步为营，他的耐心与稳健是非常值得我们学习的。

平马：原南阳是一位非常尊崇《伤寒论》的医家，甲字汤就是他巧妙地活用和化裁张仲景的经方，使之成为自家药箱中常用处方的一个实例。在本医案的治疗中，他以甲字汤加大黄、薏苡仁治疗肠痈，体现了他极高的选方用药水平。

秋叶：南阳以苓桂术甘汤加黄连、木香、陈皮而创出弄玉汤，不禁让人联想起他的弟子本间枣轩将苓桂术甘汤与四物汤合方，从而创出名方连珠饮的故事。实际上，我就非常喜欢连珠饮，临床上经常使用它，疗效确实很好。从原南阳到本间枣轩，相似的经方活用与化裁创方，让人能够感受到二人之间的学术关联与承继现象。

平马：本间枣轩是精通内外两科的名医，而原南阳曾在贺川玄迪产科学习。据说在仅靠汤药诊疗连生活都难以维持的时期，南阳也曾经从事针灸及按摩。所以他是一位临床领域相当宽广并善于兼收并蓄的医家。

2. 肠痈案

千叶氏者，酒客也。夏月食沙丁鱼而饮酒，觉不适。该夜，欲吐而不得，腹肚挛痛，手足厥冷，二便闭结，腹面如板，手难挨近。侧卧动摇时，痛剧欲死。凭柱而坐，冷汗如流，烦渴。或视为霍乱，或认为食伤。脉细数，唯胃气尚存为吉也。腹候因痛而难详察，手欲探其小腹边时，近而未触已现痛形。思乃肠痈，然尚未能定及向他人语。问是否腹鸣，家人曰，常若雷鸣者也，病来其声尤强。遂暂坐其傍，诊其样态，水声乃作。

因之投甲字加大黄。三日未下脓，腹益鸣，定诊为肠痈。至四日痛剧，小便点滴不出，余亦计极，与大黄牡丹汤。至夜，大便下脓如泻，腹满痛顿止。又与甲字汤，数日而愈。一夕，因食酱烧豆腐而痛再发。痛虽不及初次，却以病后未调之故，虚疲已极。然若非泻下，治愈无望。乃以大黄加倍，再下脓。经数十日，平复。

——近世汉方医学书集成（18）　原南阳《丛桂亭医事小言》　名著出版 pp. 469—471

秋叶：判断为肠痈，却依然作治疗式诊断
平马：当机立断地使用大黄牡丹汤以攻下

秋叶：此例患者也是因肠痈而用了甲字汤。开头提到患者吃沙丁鱼并饮酒，当时就感觉不好吃、不舒服，或许那时已经开始发病。到了夜里，恶心欲吐却吐不出来，二便不通，并出现剧烈的腹痛。

平马：手足厥冷，是因气血无法周流于手足。这应该是由腹部的邪正剧争所导致的。患者在医生的手触及其腹部之前就已经出现痛的表情、感觉以及拒按反应。“手难挨近”，是邪气内阻而亢盛的征兆。

秋叶：于是就请了几位医生。有诊断为霍乱者，有认为是伤食者，未得定论和改善，直至“脉细数，唯胃气尚存为吉也”的状态。南阳是此时受托前来的。

平马：脉象“数”表明热象明显，“细”则提示身体已经虚弱，

是有些令人担心的状态了。“唯胃气尚存为吉也”，是凭什么样的脉象而言并没有说明。一般所谓有胃气，从脉而论其特点是脉律齐整，和缓有力，重按不虚。由此而判断，患者的身体还是具有一定的抵抗力。

秋叶：刚才平马先生提到，患者腹部剧痛以至于无法切诊是属于邪实的状态。非常有意思的是，“思乃肠痈，然尚未能定及向他人语”。当时初步考虑应该是肠痈，但是还不能充分明确。这里有南阳“问是否腹鸣”，那么此时的腹鸣症状具有什么样的意义呢?

平马：肠道发生炎症时肠道的蠕动亢进，肠鸣音就会增多。这应该是南阳为了印证肠痈的诊断而特意问诊的吧。其家人回答“常若雷鸣者也”，是说平时他的肚子就常咕噜咕噜响，这或许与酒客喜欢美食而贪吃的习惯有关吧。“病来其声尤强”，提示当时患者腹部的肠道蠕动是相当亢进的。

秋叶：“遂暂坐其傍，诊其样态”，特意提示了自己在患者身边安静地进行细致观察的情形。于是，听到了“水声乃作”。这应该是指腹鸣的声音吧。

平马：是的。腹鸣声中，也掺杂有震荡的水声。想必原南阳也由此而确诊“肠痈”。

秋叶：那么他也应该是在此时决定了要用甲字汤加大黄。

平马：毕竟发病以来已经过了一段时间，与前面的医案类似，不用峻下之法，而先以甲字汤加大黄的方法试探一下病人的反应，或许最为稳妥。

秋叶：这是采用了“治疗式诊断（试探性诊断）”。以甲字汤加大黄观察了 3 天，脓虽未下，腹鸣渐增，认为可以确诊为肠痈了。其翌日腹鸣加剧，小便点滴不出，应该是处于脱水状态。此时，南阳感觉到除了大黄牡丹汤之外，已经别无他法了。

平马：“余亦计极”，表明南阳当时确实非常为难。疾病诊断为肠痈是不会错了，针对已经有所迁延的病情，南阳先考虑采用比较温和的甲字汤加大黄，希望患者多少有所改善，但是却未能控制疾病进展。于是他终于下定了决心，做出改用大黄牡丹汤加强攻泻的决断。

秋叶：使用大黄牡丹汤后，终于像他所期待的那样“大便下脓如泻”，效果相当迅捷。

平马：南阳应该是以最初提到的“脉细”为据，分析患者尚有胃气，也就是身体还有抵抗力，所以才做出还可使用大黄牡丹汤攻下的决定。

秋叶：这样的依据成为他最终能下决心改换大黄牡丹汤攻下的底气吧。继而，患者“腹满痛顿止”，效果非常好。不过，南阳其后马上又把处方改为甲字汤了，这是为什么呢？

平马：这正是值得玩味之处。应该是考虑到如果用大黄牡丹汤继续泻下的话，体内的正气也要继续被消耗。

秋叶：甲字汤加大黄与大黄牡丹汤，二者的相通之处是都用了大黄。那么两方的差异在哪里呢？

平马：大黄牡丹汤的泻下作用更强。

秋叶：像承气汤那样，大黄牡丹汤里有芒硝，除此之外，还加入了冬瓜子。

平马：冬瓜子与薏苡仁，二者具有相似的排脓消肿功效。

秋叶：我对南阳在决定使用大黄牡丹汤之前的心理变化很感兴趣。一旦认准方向并下定决心，就向病症发动强力的攻击。这让读者也感到有趣，痛快酣畅！

平马：应该说，在他脑中原本就有“肠痈可考虑大黄牡丹汤”的想法，但是并未用之，这是需要慎重判断和勇气的。因为担心强力的泻下反而可能消耗正气，导致病情进展，所以当初先选用了甲字汤加大黄观察病人反应。由于甲字汤加大黄未能达到预期的治疗目的，就只能下定决心使用大黄牡丹汤了。

秋叶：在《伤寒论》关于阳明病的论述中，有先与小承气汤而观察患者是否有转矢气的诊法。如果有，则可用泻下剂放胆攻击。南阳的做法与此是非常相似的。从这里我们可以看出南阳身为古方派医家的一些特点了。

平马：在医案所描述的这 3 至 4 日期间，南阳对患者进行了非常细致的观察。说不定他当时是住在患者家了呢。

秋叶：我读到原南阳使用甲字汤加大黄，在 3 天期间凝神屏气地进行细致观察的医案内容时，也具有很强的画面感。如此的诊疗观察和记录非常重要，也引人入胜！

秋叶：应用大黄牡丹汤治疗急性阑尾炎
平马：与抗生素合用，有可能缩短疗程

秋叶：我本人也有一些运用大黄牡丹汤颗粒制剂治疗阑尾炎的

经验。在这里简要介绍一个案例。

患者是一位 56 岁的强壮男性，因下腹痛和腰痛持续 3 天而就诊。患者回盲部可触及拳大的有痛性肿物，白细胞 16×10^9/L，诊断为急性阑尾炎合并局限性腹膜炎。我曾劝告患者手术治疗，但是对方不希望住院而坚持保守治疗。于是，在以随时使用电话报告病情、一旦出现危急情况立即转外科求治作为前提条件，我为他开始了汉方治疗。我选择大黄牡丹汤颗粒制剂，最初的 2 天内使用了 3 倍量。每隔 2 小时服用 2 包（5g），同时配合抗生素静脉给药。

初诊的 3 小时后，我接到患者的电话报告："出现轻度腹泻，疼痛感觉轻松了，腰也可以伸展了。"我让他继续服用。翌日诊察发现，其右下腹肿物缩小至原来的 1/3，于是让患者继服。到了第 3 天，腹部肿物消失，白细胞降至 11×10^9/L。

平马：这个病例的疗效非常好！到了合并腹膜炎的阶段，敢采用以汉方为主的保守治疗，是非常需要勇气的。您这样的治验，既可以成为探索汉方、验证疗效的一个突破口，也可以成为对江户医家经验的检验，并能使之为今天的临床服务，所以很有意义，我非常佩服！在抗生素问世之前，大黄牡丹汤一直是治疗外科领域化脓性疾病的一个常用处方。不仅仅是对阑尾炎，该方还广泛应用于痔疮、尿路感染、盆腔炎、乳腺炎、麦粒肿等病症。大黄牡丹汤若与抗生素合用，可使疗效提高、疗程缩短。即使在今天，我认为大黄牡丹汤依然具有重要的实用价值。

秋叶：我还用大黄牡丹汤治好过多例小学生的单纯性阑尾炎。不过，用于被高度疑诊为合并局限性腹膜炎的病例还是第一次。该患者其后没有复发，这给我留下了深刻的印象。

秋叶：日本的汉方医家应该追求的境界
平马：现代住院患者的治疗也可以参考

秋叶：我们再回到南阳的医案吧，还有最后一幕可看。

“一夕，因食酱烧豆腐而痛再发”。虽然没有痛得像初次那样剧烈，但因患者处于病后尚未恢复的状态，其痛还是让人紧张。“若非泻下，治愈无望”。在这里，南阳表现出了他身为汉方家的自信。于是他以倍量的大黄，再次下脓，数十日后患者终于彻底痊愈了。他在临床上的这种自信和笃行，不正是我们汉方医界应该追求的境界吗？

在现在的临床上，有些医师仅仅按照西医的病名诊断而使用汉方；或者不管是否有效，只是漫不经心的开方。读了南阳的医案，我感觉，如果我们也能像他那样面对患者生死攸关的局面而殚精竭虑地思考与用药，那该多好！

平马：可以说，江户时代的汉方，也是能够为我们治疗现代住院患者提供许多有用启示和参考的。肠痈，也就是现在所说的阑尾炎，自古以来就是中医或汉方疗效确定的病症。如果采用保守疗法，那么像刚才秋叶先生所介绍的那样，汉方与抗生素的合用，一定也会有助于疗效的提高。

多年前我曾到中国留学，当时我 6 岁的儿子也从日本到了北京，期间他得了阑尾炎。经介绍，我带着孩子去了北京最大的儿童医院。

应诊的是一位 70 岁左右的西医外科专家，给人的感觉和老中医一样。他在诊察之后告诉我："这确定无疑就是阑尾炎，不过目前的状态并不严重。你既然到广安门医院来学习中医，那不如就带孩子回广安门医院，用中医的方法治疗看看吧。"

于是，我转而求诊广安门医院中医外科的医生。孩子服用中药后很快就痊愈了。只是当时得到的处方笺我没留底方就交到药房去了，所用的具体方药内容没能保留下来，这让我至今感到遗憾。在残留的记忆之中，那张处方大致上是以清热解毒药为主，配合了少量泻下药。

所以说，即使是对于急性病症，汉方也是能有相当多用武之地的。我相信，在各种医疗机构之中，汉方的应用领域也是有可能得以广泛拓展的。

秋叶：我也有同感。

译著缀语

日本的历法与节日等的变迁

在明治维新以前，日本沿用的是源于中国的农历（日本称为"旧历"）纪年。而从 1868 年明治维新后，日本改用了公历纪年。由此，传统的春节和正月被合并到"阳历"的新年，也就是元旦之际。江户时期的医案中所记述的正月、3 月或 8 月等时令，都是指农历月份；而在现代日本语境中的正月、3 月或 8 月，所说的都是公历月份了。

日本作为一个传统的农耕和渔猎民族，对日常生活中季节时令和物候的推移变化非常敏感，这从其《万叶集》到《源氏物语》等文学作品里随处可见的惜春伤秋等纤细的感触描摹中，也是不难看出的。

不过，由于明治维新以来对纪年和传统时节的人为变规，令人们在时空环境与心身感受之间往往会有违和感。例如，因为废除了“旧历正月”(农历春节)，在目前日本每年所迎来的“新春正月”(春节)，就变为阳历的新年元旦。但其时还处于严冬，因而出现“迎春”不见春的尴尬。原本阴历的重阳节被改在阳历的9月9日(称为“敬老日”)，而那时自然盛开的菊花还不多。现代生活与传统文化之间由此表现出不相符的错位。与此相关，二十四节气对诊断、养生的指导和参考意义，在现代文化环境中也被忽视。

第13篇

痰饮症状复杂多样　病机方证须辨周详

医家简介： 山田业广、山田业精，详述见前文。

“痰饮”到底是什么？

秋叶： 我们的江户医案纵横谈迎来了第13篇。从得到的反馈来看，有不少读者对此内容颇感兴趣，我们为此感到十分欣喜和荣幸。今天想选择山田业广和业精父子《井见集附录》中几则短小的医案，在此和大家分享。

本次所选的几则医案，皆以痰饮作为核心话题。所谓“痰饮”，似乎与日本古方派医家所熟悉的“水毒”概念相近。水毒一词解释为停滞于体内过剩的水液。那么，“痰饮”到底是什么呢？平马先生，请您解释一下好吗？

平马： 如果按现代中医学教材里的解释加以单纯定义的话，所谓“痰饮”是指津液的输送、分布、代谢的失调而导致其停留于体内所产生和变化出的一种对人体有害的病理性产物。痰饮可引起其阻滞的脏腑、经络、组织的机能失调，诱发出多种多样的病症。因存在部位的不同，痰饮相关的症状是多样的。例如，痰饮阻肺会引发咳喘，阻胃则诱发恶心、呕吐，凌心则导致心悸，上犯头面能引起眩晕，停滞胸中则产生痞满、胸闷，滞留于胸胁则局部胀满，下注肠间则泄泻，走窜于经络则肿，停留于四肢会引发痹痛，等等。此外，痰饮不仅仅表现于局部，也会影响到全身，包含各种各样的精神症状及多种躯体症状。就像“怪病多痰”一语所提示的那样，奇难杂症常常会以痰饮来解释。

在最早确立中医学理论体系的经典著作《黄帝内经》里，并没有“痰”这个字。当时是以“水饮”“积饮”等词语来表示现在所说的痰饮。

一般认为，“痰饮”的最早出处是《金匮要略》。张仲景在该书里设有“痰饮病篇”，论述了痰饮病的成因与证治。不过，人们根据对晋唐时代的《脉经》与《千金方》等文献的考证，得出的结论是：《金匮要略》中的“痰饮”，原本作“淡（澹）饮”，而“淡（澹）”是修饰“饮”的形容词和定语。《金匮要略》的“痰饮病篇”里所论的内容是4种饮证（水饮内停证），并非“痰”。也就是说在《黄帝内经》与《金匮要略》的时代，虽然有“饮”的概念，但还没有“痰”这一术语。《金匮要略》所论述的淡（澹）饮之证，原本描述的是水液潴留于肠间而引起动荡的病理现象。

本次我们所要探讨的医案，除了二陈汤之外，都是应用仲景经方的案例。医案中所涉及的是因津液分布的不平衡而引起的多种关于“水饮”的病症。

秋叶：作为岛国，日本四季多湿。所以，如果说日本人的几乎所有病症都与痰饮有关，不算为过吧；而中国内陆多为干燥气候，这是两者在气候上的最显著差异。对日本患者来说，痰饮是一个常见且主要的病因，这也成为气血水辨证方法与六病位辨证方法在日本都受到重视的原因。要提高临床诊疗技能和水平，研究痰饮的治疗对策也是必不可少的。

“浊阴上逆”，是指生于脾胃的痰饮上冲而导致呕吐、头痛的状态

1. 呕吐案

一妇人，年三十左右。患呕吐而休作有时。发则呕水、呼吸迫塞、烦躁欲死，休止则忽然如忘。其人手足逆冷，足胫浮肿，胸下痞满，脉微。一医以脚气冲心，投唐侍中一方，无寸效，因之邀先君子。先君子以浊阴上逆所致，乃与吴茱萸汤。服之，诸症霍然而去。因语于余曰：脚气冲心并无休作之变，不可不知也。

——近世汉方治验选集（13）　山田业广、山田业精《井见集附录》　名著出版　pp. 36—37

秋叶：“先君子”是指父亲业广。医案中提示了什么样的症状呢？

平马：主要症状是呕吐，表现为间歇性发作。发作时吐水而呼吸困难，极度烦躁。不过，在发作的间歇期则症状消失，似乎回到正常状态。此外，还可见手足发凉而下肢肿，胸下堵闷，脉微等症状。

秋叶：对此，最初的医生诊断为“脚气冲心”，并且给患者用了《外台秘要》的唐侍中散。

山田業広 36

《井见集附录》(吴茱萸汤治验)

平马：脚气病是当时的一种常见病，由维生素 B_1 缺乏引起，初期有浮肿等症状，严重者可有心悸、胸闷症状。或许就是因患者表现有呼吸困难以及烦躁欲死等貌似心衰的症状，最初的医生认为是“脚气冲心”。

秋叶：可是，按脚气病治疗并没有取得一点儿效果。

平马：是的。所以在医案的最后，业广指点业精说：“脚气冲心并无休作之变。”这就清楚地提示了前医的误诊。

秋叶：“浊阴上逆”一词，应该如何理解呢？

平马：所谓“上逆”，就是上冲的意思。本病引发了呕吐或头痛等症状。对于呕吐或头痛的病因病机，常常会用“浊阴上逆”或“浊阴的吴茱萸证”来加以说明。这里的“浊阴”，是指胃中的寒邪或痰饮，它们可以发作性地向上冲逆而导致呕吐或头痛等症状。

秋叶：业广在此选用了吴茱萸汤。“服之，诸症霍然而去”。也就是说，一下子就治好了。由此说来，选用吴茱萸汤的理由，亦即作出相应诊断的依据，是什么呢？

平马：其实，从呕吐、手足冷、浮肿、腹泻这些症状来看，似乎四逆汤也是可以考虑的。只是，患者还有呕吐症状，这一症状特点就与心肾阳虚的少阴病之四逆汤证不相符了。业广在《椿庭经方辨》中解释四逆汤与吴茱萸汤时认为，鉴别两首方的适应证是相当困难的。这首先是因为它们彼此的临床表现非常相似吧。本案例并非心肾阳虚所致，而是由寒邪侵犯肝经与胃经，引起肝胃之气间歇性地上逆而诱发呕吐的出现。

秋叶：患者的主要症状，就如同《伤寒论》所称的“食谷欲呕者”的状态吧？那么，您所说的“心肾阳虚”又是怎么一回事呢？

平马：所谓“心肾阳虚”，是指心与肾之阳气虚衰，这属于少阴病的四逆汤证。

秋叶：噢，原来如此！吴茱萸汤证也可见到手足逆冷的症状，它与四逆汤证的手足逆冷有何不同呢？

平马：吴茱萸汤证所治疗的手足逆冷并非心肾的阳气虚衰所导致的虚寒，而是寒邪阻塞肝经之气导致手足的气血运行不畅，引起发作性的手足逆冷症状。不过，就手足发凉这一症状而言，在四逆汤证与吴茱萸汤证上的表现是极为相似的。

平马：选择吴茱萸汤的要领是肝胃有寒

秋叶： 吴茱萸汤也经常用于偏头痛，这也与前面对该方的解释内容相通吗？

平马： 吴茱萸汤主要可以去除停留于胃经或者肝经的寒邪。所以，吴茱萸汤所适用的头痛，应该是寒邪侵犯肝经而引起的。

秋叶： 吴茱萸汤的知名度很高，但是像本医案这样的用法我至今还没怎么见过。抓住什么要点，才可能在类似的情况下应用呢？手足逆冷可以算是要点之一吗？

平马： 寒与冷确实是重要的指标。一般而言，人们容易注意到肝经寒凝而将本方作为头痛药使用，其实本方对于胃寒也具有非常好的疗效。

方才秋叶先生提到了《伤寒论》中“食谷欲呕者，属阳明也。吴茱萸汤主之”的条文，这里的阳明如果按“胃家实”来理解的话就与现实不符了。不过，阳明病也存在自觉胃中冷的胃寒证候，这在宋版《伤寒论》里就有明确的记录。对此胃寒的阳明病来说，吴茱萸汤正是合用之方。餐后，由于胃中寒凝而导致食物难以消化和通降，于是往往诱发胃气上逆而出现呕吐，这正是业广先生所说的“浊阴上逆”状态。

如果把“食谷欲呕者，属阳明也”之条文中的“阳明”也按表现为实热证的“胃家实”之阳明病来解释的话，就会出现混乱。或许正是因为胃寒呕吐这一适应证在日本至今未被许多人认识到，所以吴茱萸汤在此方面的应用也出现了局限性。将“食谷欲呕者，属阳明也”的病机解释为胃中寒凝，则这段条文就会变得非常易于理解，吴茱萸汤也确实是治疗胃寒呕逆的一张良方。

秋叶：噢，是这样！除头痛外，或许有读者今后会将该方应用于呕吐患者。不过，在治疗呕吐时，吴茱萸汤与五苓散或小半夏加茯苓汤等方又该如何区别呢？

平马：寒邪的存在、发凉或怕冷的症状依然成为要点。小半夏加茯苓汤、二陈汤及其类方所针对的适应证，是以痰饮阻滞中焦而导致脾胃升降失调所引发的呕吐为特点的。吴茱萸汤则是以病因为寒邪、症状为发凉或畏寒作为特征的。

秋叶：吴茱萸汤由人参、吴茱萸、生姜、大枣这几味药组成，处方非常简洁。其中发挥温里散寒作用的，主要就是吴茱萸吧？

平马：我想，应该主要是吴茱萸与人参这两味药的组合。

秋叶：那么人参的作用，在此也仅仅是温里吗？

平马：对这个问题，我们可以旁参一下人参汤（理中汤）。人参汤以人参为名，容易给人以该方应该是人参为主的感觉。但实际上从功效来看，温中散寒的干姜才是其中的主药，而人参为臣药。吴茱萸汤也是如此，方中吴茱萸的温胃之力得到了人参的强力辅佐。

秋叶：就本医案而言，如果用人参汤，则止呕效果难以期待。五苓散也是治疗呕吐的常用之方，五苓散与吴茱萸汤所治疗的呕吐，病症上有什么不同呢？

平马：五苓散相关的病症也是由水饮停滞引起的，与全身的水液运行障碍有密切关联。不过，吴茱萸汤与之有很大的差异。

秋叶：说到底，吴茱萸汤主要还是适用于胃中寒凝所致的病症吧？

平马：是的。在本案例中，尽管浮肿作为一个伴发症状有时也可出现，但不属于五苓散证，五苓散主要用于全身水液运行障碍甚至小便的通利障碍。

秋叶：也就是说，五苓散证是以全身津液代谢的低下状态作为基本特点的，所以尽管也会见有呕吐症状，病机上却与吴茱萸汤证不同。其实吴茱萸汤的适应证是多方面的，不能仅仅把它视为头痛用药。

平马：《伤寒论》的条文为此提供了非常好的线索。

秋叶：比如有关胃中寒，刚才您提到它出自宋版《伤寒论》。

平马：其他版本的《伤寒论》虽然也可以参考，但是有关吴茱萸汤证是由阳明胃寒导致呕吐的说明，如果不借助宋版《伤寒论》的注解，确实难以解释清楚。

秋叶：《伤寒论》中还明确提示“少阴病，吐利，手足逆冷，烦躁欲死者，吴茱萸汤主之”，而本医案的患者也表现为“烦躁欲死”。

平马：在《椿庭经方辨》中，业广也对吴茱萸汤证与四逆汤证的鉴别要点进行了论述。四逆汤类与吴茱萸汤的适应证，尽管都可见到干呕、吐利、厥冷等相同的临床表现，但是吴茱萸汤证中还有吐涎沫、胸满等不同之处。另外，“烦躁欲死”这一点，与“奔豚病发则欲死，还复止”的表现也颇为相合。所以他认为，吴茱萸汤证的“烦躁欲死”，应该是奔豚一样气上冲而引起的发作性的烦躁。与此不同的是，四逆汤证的特点是心肾阳虚，其症状不是发作性出现，而是“但欲寐”，总是呈现无精打采的疲惫欲卧状态。相形之下，吴茱萸汤证是因寒冷的阴邪、寒饮的时时发作性的上冲而突生呼吸困难、烦躁欲死的症状，但是这些症状在缓解之后，患者则又形若常人。

秋叶：要领是在这里！所以业广才特意在结尾处对业精加以谆谆叮嘱，十分值得参考。

平马：是的。我们不仅应看到他的诊治取得了良好的疗效，对他细致的临床观察品质我们也应学习。

不拘囿于主诉，也详察作为背景的周身情况

2. 膝痛案

一男子，罹中暑。下痢二三行，饮食无味，微渴，微热，其脉浮数。且左膝骨烦疼而苦于步行，需假人手。因中湿之所为，以五苓散投之而奏大效。

——近世汉方治验选集（13）　山田业广、山田业精《井见集附录》　名著出版　pp. 110—111

秋叶：接下来要讨论的是业精的医案，内容是针对膝痛运用五苓散。

平马：主诉为膝痛而难以步行，但除此之外还有许多症状。医案从“一男子，罹中暑”开头，先予患者以中暑的诊断。治疗中暑

之病，虽然有清暑益气汤或香薷饮等常用方药，但是五苓散也是自古以来常使用的处方。

秋叶：特别是针对急性中暑。

平马：在《伤寒论》中，五苓散是在体表尚残余表证而体内水湿停留时应用的方剂。于本案例中也可见到微热、浮数脉等表证的残留症状，并且见到下利，考虑可能兼有口渴、排尿减少等表现。这样，详察与患者的发病背景相关的周身情况，确认既有外在的表证又存在水湿内停的里证，就可以判定这是与五苓散证相契合的情况了。

秋叶：业精并未仅将眼光局限于膝痛这一症状上，他关注到全身性的水液代谢异常，而且联系到是由中暑引起，至此才选方用药，所以能收到桴鼓之效。

平马：这里的膝痛，不是由跌打损伤等骨伤科疾病导致，而是中暑所导致的全身失调以至于影响到肌肉、关节，水湿之邪阻塞了经络之气而引起。水液的循环和代谢如能恢复，局部疼痛就会明显缓解。

秋叶：如果患者的症状仅仅是膝痛，那么治疗上的考虑自然会不同吧？

平马：是的。患者原本没什么问题，而自中暑发生以来，出现了一系列症状，主诉是“左膝骨烦疼而苦于步行”。就本医案的诊疗而言，首先需要意识到，一连串的临床表现乃是因中暑而起；在此基础上，能够认清由中暑所引发的全身证候是五苓散证，则为诊疗的关键。

秋叶：认证准确，方证相应，所以效果就立竿见影。这提示我们，在诊疗时要重视把握患者全身的情况。

平马：可以说五苓散是善于调整全身状态的一个代表方，其适用范围广，是一首可以在多种情况下灵活应用的基本方。

不漏过细微信息，当即纠正失误

3. 痰饮案

本乡元町有云水户屋之客舍，其妻年三十余。妊娠正值六个月，云时时动悸高亢，冲击心下。气短，食而无味，头重，起身即眩，手足倦怠。诊之，其脉沉微，舌上微白苔，心下膨满，大便四五日一行，小便一日二三行。乃与小柴胡汤加牡蛎，却吐而未纳。余以为大误，转用苓桂术甘汤，服之三帖全治。

——近世汉方治验选集（13）　山田业广、山田业精《井见集附录》　名著出版　pp. 121—122

秋叶：一位 30 多岁、妊娠 6 个月的女性。时时动悸而冲击胸口，或呼吸气短，饮食无味，头重，眩晕，手足倦怠，症状很多。业精最初的处方为小柴胡汤加牡蛎，如此选方的依据是什么呢？

平马：或许是将心烦和心下悸、食而无味、起身即眩，与《伤寒论》小柴胡汤证相关的条文中“默默不欲饮食”“心烦喜呕”“目眩”加以联系了吧。这里的临床表现有不少确实与小柴胡汤证相合。

秋叶：那么为什么要用小柴胡汤加牡蛎呢？

平马：加牡蛎的用意，或许是因为患者有“时时动悸高亢，冲击心下”的症状，以牡蛎来重镇降逆。

秋叶：噢，是这样。根据上面所说的这些症状，我也认为选用小柴胡汤应该是合适的。不过，患者“却吐而未纳”，也就是没有能够服下，该方最终未能发挥作用。对此呕吐症状的出现，业精认为是一个非常重要的信息。由此，他察觉到自己此前的判断是有所失误的。

平马：与小柴胡汤极为类似的证，却出现了“吐而不纳”的特点，这或许让业精想到，此症状难道不是水饮停滞于胃的表现吗？

秋叶：如此说来，自然就需要对此水饮加以处置，改用苓桂术甘汤也成为理所当然的事情。苓桂术甘汤也可用于时时动悸、头眩等病症。

平马：用小柴胡汤不合适，原因之一是其胃拒药，另一个原因是病变的部位为“心下”而非胁部。心下乃脾胃领地，说明脾胃里有痰饮的存在。此外，还有脉沉微的信息，这提示了中焦阳气不足。于是，在此基础上出现了因水湿或痰饮内盛而呕恶及时时动悸冲心的症状。为此，业精当初或许也同样思考过，猛然意识到了这样的问题。

秋叶：是的，说不定他在最初选择处方时，也曾经感到过一些犹疑或踌躇。所以其后根据患者的反应，他马上就敏锐地意识到当初的判断存在“大误”。在饮用某药而出现呕吐时，能意识到在心下亦即胃中可能有需要祛除的痰饮，这是非常重要的事情。

平马：是的。比如对严重的吐泻，五苓散常常是有效的。如果处方能与病情相合，疗效就可能是显著的。

秋叶：类似的情形，如果可以先不论是否有痰饮，权且先为了止吐而选用小半夏加茯苓汤或者二陈汤之类的调水之剂，是否也可算说得过去呢？

平马：可以用那样的权宜之计。不过，因为不同的方药在功效上毕竟会有差异，只要是祛水方药都可能会有效的想法未必能在临床中兑现。

秋叶：就本医案而言，苓桂术甘汤则是与病情正相吻合的方药。作为一张常用方，我很希望苓桂术甘汤能在各种各样的临床场合中得以恰当和灵活的广泛运用。

二陈汤是调理脾胃而化痰饮的基本方剂

4. 心下痞案

一男子，吐利后，虽可食，但云心下痞而如有物。又，一女子，心下痞，气宇郁闭，无食欲。以上均与之以二陈汤，药后得爽。

又，一男子下痢后心下痞。以二陈汤令大便通调而取效，如法加入乌梅而用。

——近世汉方治验选集（13）　山田业广、山田业精《井见集附录》　名著出版　pp. 484—485

秋叶：痞满的3个案例，都是运用二陈汤治愈。二陈汤是个非常有趣的方剂，但是在我的印象中，单纯运用二陈汤的医案却还是非常少见的。该方的适应证是什么呢？

平马：痰饮停滞于脾胃所导致的呕恶、眩晕等证候，是该方最主要的适应证。二陈汤作为治疗痰饮的基本方，被广泛地应用于痰饮相关的病。例如，温胆汤等众多的方剂，都可以称之为二陈汤的衍生方。

秋叶：提到二陈汤，常常有五虎二陈汤那样的通过与其他方剂合方的形式而增强或者扩展功效的用法。不过，其原方主要是针对胃中痰饮的。

平马：是的。五虎二陈汤用于痰饮犯肺。其中的五虎汤（麻杏石甘汤加桑白皮），具有清泄肺热的作用。肺有热痰之际会咳出黄痰，此时仅用五虎汤清泄肺热，疗效未必能够使人满意，借助二陈汤的化痰之力则可增强清化热痰的作用。与二陈汤类似的作为复合方剂中基本配伍单元的小方还有很多。比如四物汤，它与黄连解毒汤相合而成为温清饮，与人参汤（理中汤）相合则组成人参四物汤，与四君子汤相合就成了八珍汤。诸如此类，两方相合的合方，实在是各种各样。

秋叶：理解了这些，就容易理解和把握组成方剂的各种单元或药物的功效与作用了。因为我在临床上对五虎二陈汤的功效比较熟悉，也常常将小青龙汤与二陈汤合用治疗小儿哮喘或春季的花粉症。我偶然读到北京中医药大学的裴永清教授在《伤寒论的50种读法》（东洋学术出版社，2007，中文原版书名为《伤寒论临床应用五十论》）里，也谈到运用小青龙汤合二陈汤治疗寒痰的经验，真让我感觉是遇上了知音！某方与他方的巧妙合方，有时可期待其增强原有的作用，这是非常有趣的现象。这是我自己的点滴经验和体会，也希望日本的年轻同道了解并能以此形式应用汉方颗粒剂，我想你们一定会获得更精深的造诣并拓展自身的汉方临床之路。

平马：二陈汤是出自宋代《太平惠民和剂局方》的方剂，我认为它的起源应该是张仲景的小半夏加茯苓汤。

秋叶：小半夏加茯苓汤的组成是半夏、茯苓加上生姜。

平马：半夏与茯苓，是祛除痰饮的常见配伍，再加上调整中焦气机而行气的陈皮，更增强了半夏与茯苓的功效。只增多陈皮一味，但整体药效就会大增。与此相类似的例子还有四君子汤，在它的基础上再加一味陈皮，就成为五味异功散了。所谓“异功散”，是形容它具有非同一般的特异良效。二陈汤则是为了增强小半夏加茯苓汤祛除痰饮的功效而加入陈皮以发挥协同作用的。如果痰饮较盛，可用四君子汤与二陈汤相合，这样就组成了与许多日本人的体质非常相合的六君子汤。

秋叶：最后，提到“如法加入乌梅而用”，处方中还使用了乌梅。在业精的二陈汤相关医案里，他总是加入乌梅，这或许是一种习惯吧？

平马：他应该是原方原样应用的。宋代的《太平惠民和剂局方》作为官修方书，当初目的之一是为了向民众提供尽可能便宜的药品。其中所收载的处方，从剂型而言大多属于“煮散”，也就是粉末药。那时流行的做法是，在这些粉末药中加入生姜、大枣而用水煎服。

原书中所提示的二陈汤的用法是：水煎半夏、陈皮、茯苓、甘草这四味药的粉末时，加入生姜和乌梅少许。

秋叶：噢，是这样！这样做可能有不少原因，用乌梅之酸来调味也应该是原因之一吧？

平马：乌梅味酸，食之能刺激脾胃产生津液，可以调和二陈汤燥湿化痰的干燥之性。所以，在煎药时加入乌梅，或许也含有使整个处方的药力更为平稳的期待。只是，由燥湿以化痰除饮的目标出发，后世在使用具有收敛作用的乌梅时，担心其影响到该方的功效发挥。所以后来在使用二陈汤时，不再加入乌梅的人就逐渐增多了。

秋叶：在处方里有时会加入与主要功效略微有些不同的药物，这一做法很有意思。

平马：脾为生痰之源，肺为贮痰之器；痰生于脾而贮于肺。说到二陈汤，虽然刚才我们谈到了五虎二陈汤可以用于痰热蕴肺，但应该强调的是，二陈汤原方主要还是针对脾这个滋生痰饮的源头而加以调整的。本次我们讨论的几个案例，病因都在于脾胃的痰饮，所以着重于治脾的观点和做法在这几个案例中也是一直贯穿的。

此外，我们还应该注意到，痰可以阻滞全身的经络之气而引发各种各样的症状，例如最后一例医案中提示“一女子，心下痞，气宇郁闭”。其实，气郁时常会引发精神症状。祛除痰饮的二陈汤，可以改善痰气交阻所致的精神症状。

秋叶：围绕着痰饮的证治，您说的这些内容，值得进一步深入思考和探讨。

下一次，我们还将继续就《井见集附录》中的有趣医案加以研究与讨论。

译著缀语

1. 汉方医学的气、血、水与中医的气、血、津液概念比较

汉方医学与中医学关于气、血的所指相同，但汉方医学中的“水”与中医学所说的“津液”，在概念上需要区别和比较。

在汉方医学里，“水”既是一个生理学概念，也是一个病理学概念。作为生理学概念，它相当于中医学所说的津液；作为病理学概念，水也被称为“水毒”，它包含了中医学所称的痰、饮、水、湿以及浊邪等概念。

2. 日本中医学界对于痰饮的系列探讨

本篇中的案例，涉及痰饮水湿相关的内容。日本汉方界对痰饮的理论与临床应用也有较为广泛的研究。

1998 年，以小高修司会长和平马直树副会长为首的东京临床中医学研究会（以之为基础，2001 年成立了日本中医学会，2021 年改名为“一般法人社团 日本中医药学会”），曾经利用半年时间，在每月一次的例会交流中连续以痰饮为题进行系列讨论。当年的议题如下：

1 月 23 日，病例讨论：支气管哮喘（路志正病例，浮田医院 浮田恒夫解说）。

2 月 20 日，生药解说：半夏（栃本海天堂 小松新平）；研究报告：治疗痰饮的方剂解说（平马医院 平马直树）。

3 月 20 日，生药解说：贝母（内田和汉药 佐桥佳郎）；古籍研究：有关痰饮的起源（东京理科大学 远藤次郎）。

4 月 17 日，生药解说：竹茹、竹叶（栃本海天堂 小松新平）；特邀讲演：《金匮要略》中痰与饮的概念（长春中医药大学 袁世华）。

5 月 15 日，研究报告：关于痰饮水湿的鉴别诊断（东洋学术出版社 戴昭宇）；研究报告：《伤寒论》中的痰饮（冈田医院 冈田研吉）。

6 月 19 日，研究报告：有关《启迪集》中的痰饮（庄司药局 庄司良文）；病例讨论：痰饮的病例（斋藤医院 斋藤辉夫）。

在此基础上，该学会还专门组织了综合讨论，就系列研讨中的疑点问题进行深入交流。其后，在 2000 年 10 月于广岛召开的第 19 届中日传统医学交流会上，北京中医药大学田德禄教授应邀参加，痰饮相关内容又继续被作为研讨主题。

说到“痰”，在《黄帝内经》与《伤寒杂病论》中本无其字，今本所见《金匮要略》中的“痰饮”，原本为“淡饮”，是饮而非痰。不过，随着隋唐以降特别是金元以来中医痰病学说的发展，多种不同质、不同因而又使人不甚了了的病症被认为与“痰”相关。

日本江户时代以来，有关痰饮的著作与研究颇多，如石崎淳古的《饮病论》、新井保之的《饮病篇》、藤资诚的《治饮卑功》、目黑道琢的《骊家医言》、多纪元胤的《疾雅》、多纪元简的《医賸》与《伤寒论述义》、多纪元坚的《杂病广要》、喜多村直宽的《金匮要略疏义》、高阶枳园的《求古馆医谱》等著作，以及今人远藤次郎教授等人的研究。我们从中可以看到他们对于痰饮寻根溯源的文献剖析，其研究涉及了“中医发生学”方法，这些著作与研究对理解痰饮相关内容提供了借鉴与参考。

译著者就此也有所考察，并曾经就痰饮相关的内容，应邀到秋叶哲生先生的医院做过学术交流。对日本江户时期以来痰饮的研究感兴趣者，可参考译著者戴昭宇所著《日本汉方医学与中医学——主要流派及诊疗特点》一书中的相关内容。

第 14 篇

勤求古训活用经方　六经六病并非一样

医家简介：山田业广，山田业精，详述见前文。

1. 蓄血证案

驹込东片町，有名汤川吉定者。其人为造兵司职工，实岁年龄二十四。行途遇雨而身湿，忽然恶寒，因之速归家中卧床。尔来发热，大渴，腰腹疼痛。云其痛时，上冲心胸。一医以为疫，投小柴胡汤，未效；因腹痛时而剧发，转用小建中汤，依然未效。遂乞诊于余。诊其脉浮缓，小便快利，大便不通，饮食未全绝，精神如常，舌上无苔。察其腹痛之状，自右小腹而上至心下，按之气冲痞结。加之发热与腹痛相伴，每入夜则发，昼日则无。余以为蓄血，投桃核承气汤。水泻四五行，前症顿去。时明治十二年五月。由是而思成氏谓桃核承气汤并非仅为下热散血之剂，亦涵破血之义，诚非虚妄。

——近世汉方治验选集（13）　山田业广、山田业精《井见集附录》　名著出版　pp. 120—121

秋叶：接着上次的内容，我们再就山田业广与业精父子《井见集附录》中几则比较短的医案一起解读和研讨。

首先来讨论一下桃核承气汤的验案。年轻男性因突然遇雨而发热，其后发热持续而“大渴，腰腹疼痛”。而且疼痛还具有时时上冲心胸的特点。

平马：推测本病最初是感受风寒或风湿之邪而引发的感冒之类病症。“尔来”是说从那以来，没有提示具体是经过了多长时间，不过患者的发热与腰腹疼痛是一直存在的。只是，从小柴胡汤的应用来考虑，发热也可能并非持续的，呈现出时而升高、时而下降的情形也是有可能的。

桃核承氣湯治驗　駒込東片町ニ湯川吉定ト
云フ者アリ其人ハ造兵司職工ニシテ本年齢二十四
歳ナリ行途曾ク雨ニ濡レ忽然悪寒シテ發ス
因テ直チニ家ニ帰リ床ニ入ル尔来發熱シ大ニ渇
シ腰腹疼痛ス其痛ミ時ニ上リテ心胸ヲ衝ク
ト云フ一医以テ疫トナシ小柴胡湯ヲ投ス効ナシ
腹痛時ニ剰発スルニヨリ小建中湯ニ轉ズ又効ナ
シ因テ診ヲ乞フ診スルニ其脈浮緩小便快利大
便不通飲食全ク絶セズ精神平ノ如ク舌上苔
ナシ其腹痛ノ状タルヤ右ノ小腹ヨリ起リ上リ

山田業精　120

《井见集附录》（桃核承气汤治验）

秋叶：最初来的医生用的是小柴胡汤，它是以什么为依据的呢？

平马：因为本医案中对此没有具体的提示，所以尚不清楚。只能推测或许是因患者所表现出的热型与小柴胡汤证相应吧。

秋叶：前医“以为疫”，这“疫”是指什么呢？

平马：我想其含义应该是指广义的流行病。或许当时也正有什么传染病在流行吧。

秋叶：哦。或许也可能是前一个医生认为，患者发病几天之后，急性期已过，考虑其当时的状态属于少阳病，所以开了小柴胡汤的处方。不过，由于“腹痛时而剧发”，就转用小建中汤了。但结果是“依然未效”，疼痛和发热并未得到改善。在这种情况下，才向业精求诊。业精在此也提示了他的诊察信息，从中我们能看出一些什么问题呢？

平马：首先，从“其脉浮缓”，可以推测依然有邪在表。而对“舌上无苔”，参考业精在其他医案中的写法，我们可以认为这并非具有什么重要意义的所见。在这里，我认为大小便的状态也应该是被视为重点诊察内容的。由于小便快利而大便不通，这就排除了水病，于是就会考虑应该有其他的病因病机需要搞清，由此就推动诊察进一步深入。

秋叶：接下来有关于腹痛的描述。所谓小腹，是指从脐部向下的下腹部。由下而上冲的腹痛，触之则感觉剑突下呈痞结状态。而且医案中还特意写明腹痛与发热是每值夜间出现，“昼日则无”。这也是一个诊断上的要点吧？这之后，是“余以为蓄血”的判断，那么他是怎么考虑到有“蓄血”的存在呢？

平马：大便不通，时而从下腹部有气上冲而发作疼痛，这应该是肠道中气滞妨碍了脾胃的升降。其原因何在呢？这就需要我们更进一步考虑了。根据《黄帝内经》的论述，在人体觉醒状态时，为维持体温和日常活动，卫气要不停地在体表循行，在睡眠状态时卫气则潜伏体内。如果血分蕴热，睡眠时体温升高而出现夜间发热。业精或许就是依此而考虑病在血分的吧。

秋叶：这里所说的“蓄血”，也属于血分证中的一种吗？

平马：血行不畅，就会为患，可能成为疼痛以及气逆上冲的原因。对于“蓄血”，可以将之与今天所说的瘀血看作是大致相同的概念来加以理解。

秋叶：所以，业精就用桃核承气汤攻下瘀血了。患者也因之“水泻四五行”，病情迅速改善。话说到这里，使我联想到今天在日本被视为常用止痛名方之一的疏经活血汤。该方出自明代的《万病回春》，原著中也提到夜间疼痛加重的原因在于血。这与本案例中所说的“蓄血”，是一回事吗？

平马：是的。疼痛有因气滞而致者，有因血瘀而致者。比如，因气滞而痛者，其原因就在于气的运行障碍，气行顺畅了，疼痛就会改善；如果是因被棍棒殴打，局部出现瘀斑和持续性的剧痛以及夜间更为显著的疼痛，其原因就是血行障碍了。

秋叶：也就是说，此时是血液循环出现了问题。

桃核承气汤既可清泻血分之热，又能祛除外邪

平马：本案例提示，患者精神状态未见异常。不过，在《伤寒

论》有关桃核承气汤的条文中，可以看到“太阳病未解，热结膀胱，其人如狂，血自下”等论述，提示了桃核承气汤常常会在出现精神亢奋的症状时使用。而且，如有下血，凭借自我治愈能力，血分之热就可消解。此外，相关条文还强调“其外未解者，尚未可攻”，提示在有外证之际，应用大承气汤之类的峻泻攻邪之法是必须慎重的。《伤寒论》里进而还提出，“当先解其外，外解已，但小腹急结者，乃可攻之”。也就是说，在外证于某种程度上已经治好了的前提下，桃核承气汤才便于应用的。

秋叶：这里的“外证”，是否也可以考虑为表证呢？

平马：是的。本案例里的桃核承气汤，是在外证尚存的时候被使用的。其中最主要的要领在于，通过泻下可以将血分蕴热排出体外，而其外证也可消解。刚才我们提到“血自下”的条文，是说患者在病程中可能会呈现出这样的自然变化。我们可以认为，在本案例里，桃核承气汤就发挥了促进和协助“血自下”的作用。

秋叶：针对热而用桃核承气汤泻下，想想并非我们轻易出手的领域。刚才我们提到了《伤寒论》中有关“其人如狂”的症状描述，这是由于血热上逆而引发精神状态失衡的表现吗？

平马：由于血停滞于下焦，气行也会受到影响。通降失司则大便不下，其气逆而上冲。严重的气逆攻冲有可能导致精神症状的出现。

秋叶：通过泻下，可以改善气流并消解其上冲之力。看来这一原理和方法是我们在日常诊疗中也可以应用的。结尾之言，寓含作者很深的感慨。他所说的“成氏”与“桃核承气汤”，又是怎么一回事呢？

平马：针对《伤寒论》第106条的桃核承气汤条文，成无己在《注解伤寒论》的解说里有“与桃核承气汤，下热散血”的内容。我想，业精所说的“成氏谓桃核承气汤”，所指应该就是这句论述。他父亲业广也曾经对《注解伤寒论》有过很高的评价。

秋叶：这里出现了“破血”一词，二者有什么不同吗？

平马：治疗瘀血，我们一般多用“活血”一词。而强力的活血，被称为“破血”。桃核承气汤是活血法与下法的组合，因其作用相当强，所以有时也被视为破血之剂。在本医案中，作者期待桃核承气汤所发挥的功效不仅仅是强力的活血作用，同时还希望能以之清解血分蕴热并改善血行。

秋叶：明白了，本案例很有意思。

伤食停滞脾胃，导致食积与痰饮

2. 伤食霍乱案

三吉泰令之老母年六十有余。一日伤食而心腹绞痛，前日所吃食物尽数吐出，然其痛丝毫未去。曾受一医之治而无寸效，痛反转甚。闻其方法，外施皮下注射，内投药水口服。至此，急而招余。诊之，为伤食所致霍乱也。舌上微白苔，渴欲饮冷水。其脉沉紧，心下右方急痛。乃与黄连汤加茯苓，渐渐改善。

而心下之候，按之痛，不按则不痛，大便一直不通。遂兼用大甘丸，全治。

其人因呕剧，洋医所与之药水自不必说，一切饮食均难受纳。唯余所与之药，竟然未吐，亦可谓一奇也。时明治十三年十一月。

——近世汉方治验选集（13）　山田业广、山田业精《井见集附录》　名著出版　pp. 122—123

秋叶：接下来要探讨的，是伤食引起霍乱的案例。

平马：案例所描述的，应该是由食物中毒引起的一系列症状。其“心腹绞痛”，表现为从胸至腹的范围内出现拧绞般的疼痛，并且持续不息，所吃的食物都被吐出。

秋叶：一位医生以皮下注射和药水治疗过，却丝毫未见改善，于是患家请业精出诊。他立刻就诊断为“伤食所致霍乱也”。霍乱，主要表现为剧烈的上吐下泻。不过，对饮食所伤者也用此病名，是否妥当呢？

平马：患者此时并没有腹泻，或许业精判断她是以呕吐为主要症状的霍乱吧。

秋叶：本案应用黄连汤加茯苓而使症状得以改善。业精是如何依据四诊信息而使用黄连汤加茯苓的呢？

平马：从口渴而欲饮冷的症状看，这应该是胸中蕴热的表现。而对呕吐，我推测应该是心下的胃气无法正常通降使然。黄连汤的适应证特点是上有热而下有邪，患者的状态正与《伤寒论》里所提及的黄连汤“胸中有热，胃中有邪气，腹中痛，欲呕吐”（第 94 条）的病机及症状是相吻合的。

秋叶：患者有“心下右方急痛”的症状，确实与《伤寒论》所说的一致。另一方面，从黄连汤的构成来看，该方与小柴胡汤颇为相似。

平马：是的。黄连汤的组成既与小柴胡汤相近，也与半夏泻心汤类似。针对心下的脾胃气滞痞塞，运用辛开苦降的半夏、干姜与黄连的组合，是半夏泻心汤的基本方意。《伤寒论》称黄连汤证的病机是“胃中有邪气”，一般认为“邪气”在这里是指寒邪。以此才可以解释去掉了小柴胡汤及半夏泻心汤里的黄芩而加入桂枝的缘由与道理。

秋叶：如此说来，胃中的邪气不只是寒邪？

平马：业精在本案例中运用的是黄连汤加茯苓这一处方，或许患者的胃中之邪也含有水饮。方中半夏和茯苓的配伍，使祛除心下水饮的作用得以增强。伤食导致脾胃食积停留，或许也兼夹有饮邪的存在吧。

秋叶：按照这一思路治疗，患者得以逐步改善。“心下之候，按之痛，不按则不痛”，虽然已无自觉的胃痛，但压痛依然存在。而且，由于大便也还未通，所以业精就给病人服用了大甘丸，也就是大黄甘草汤的丸剂。

平马：邪气阻滞了心下之气导致升降失常的状态。黄连汤的适应证中不一定伴有便秘，治疗时还应该需要黄连汤以外的方药。

秋叶：仅用黄连汤，难以解决所有问题。不过，不仅是西医开的药水，患者就连所有饮食也是纳入即吐，但是黄连汤加茯苓却能被顺利地咽下。最后，作者写明这是明治十三年的事情，那时期汉方的复权运动还正在如火如荼地开展。

平马：那时正值日本西医学兴起的初期，医案里提到了皮下注射和西药疗法。大学东校开办西医学教育的初期，业精即入学学习西医，所以他对于西医的一般疗法也是有所了解和掌握的。

秋叶：他将当时被视为采用了最先进的医学疗法却未产生疗效的情况在此淡淡地进行了介绍，并特意写清这是明治十三年之事。那时，他在大学东校，其间明治维新的废藩置县政策得以实施，高崎藩也被废除了。业精正在忍受着学业无法继续下去的苦痛，这是一例耐人寻味的治验。

用五积散调整经络的气血循行，改善症状

3. 产后右足不仁案

御所见村葛原天沼农民、清田惣右卫门女名素，二十二岁。产后恶露量少，且妊娠中咳嗽甚，分娩后亦微咳。时时恶寒，大便溏，一日二三行，小便微赤色，食味异常，一日食用三碗。其右膝下至足尖麻痹，时有微痛。诊脉急数，右手浮，左脉沉，舌上略有白苔。全腹部拘急而不胀、不疼、不动。余以其妊中风邪之残余尚存血中，却苦于乏处置之术。因之依古人之成案，

试用五积散。去方中桂枝，代之以黄芩，更加入杏药而与之。四五服后获验，舌苔去，脉数去，腹中变软弱，足麻亦减半，食欲大发。遂令继用前方。明治三十九年七月。

——近世汉方治验选集（13）　山田业广、山田业精《井见集附录》　名著出版　pp. 543—545

秋叶：22 岁的产后女性，右膝至足尖麻痹，时时疼痛。业精也非常为难，他以五积散投石问路，对五积散的效果也未必十分有把握。

平马：主诉是右足不能灵活运动。问诊非常细致，像轻微的咳嗽，尽管它不是分娩后的主要症状，但也引起了业精的注意，并由此推测出妊娠期间就已经有外感病，而这是造成目前症状的主要原因。这一点足见其眼光敏锐，他的诊察是非常了不起的。此外，医案里还提示了时时恶寒，脉急数而右脉浮等几个外感表证所残留的症状，以及产后大便溏，小便微赤，食味异常，腹部拘急等里证的临床表现。业精正是把这一系列症状综合起来，才判断出患者属于妊娠后因风邪侵入血分，身体无法将其祛除的状态，也正是为此而选用了五积散。说到五积散，它一般用于外感风寒、内停寒湿，内外的邪气共同引发的身体疼痛。

秋叶：对照患者的临床表现，确实应该是五积散证。五积散的药物繁多，我们对其功效和用法也确实是难以轻易把握的。

平马：五积散所称的“五积”，是指寒、湿、气、血、痰停滞于体内而导致气、血、津液无法正常循行的状态。推测本例患者是先感受了风湿、风寒之邪，在此状态尚未彻底改善的情形下迎来了分娩，导致寒湿与气滞、血瘀、痰湿等在体内停留，使病情迁延。进而，对于“妊中风邪之残余尚存血中”之证，应该用什么样的方药，或许业精也为此绞尽脑汁了吧。

秋叶：“古人之成案”说的是什么不得而知，但业精似乎从中得到了很大的启发。该“成案”到底是什么内容，我非常感兴趣。实际上的应用则是去桂枝而加黄芩。

平马：患者脉急数，小便微赤，加上其他症状表现，整体而言给人的感觉是偏于热证的。或许是多种邪气的停滞与气血循行失调，引发了体内郁热。去掉辛温的桂枝而改用可以清除郁热的黄芩，其目的也正应该是在这里。医案中所提及的“杏药”，我觉得其所指可能就是杏仁，这应该是针对残留的咳嗽而用的。

秋叶：让人感兴趣的是，服用该药后，患者舌苔变薄而趋于正常，数脉与诸种热象消失，腹部变柔软，足麻的症状也减半了。

平马：由于寒、湿、气、血、痰的停留，经络之气阻滞，引发出多种多样的症状。其中足麻的表现，通过疏通经络的气血也得到了明显的改善。

秋叶：藤平健先生曾经概括五积散的方证，提出该方应该是“应用于头热昏冒与下肢发凉，类似于上热下寒的状态”，强调的是在患者症状多种多样时，可应用此方。五积散的适用范围非常广，从神经痛到感冒等都有可能发挥功效。因该方可促进分娩，听说有在难产之际服用而获效的案例。大阪的妇产科医师荫山充先生就曾总结过一些针对难产者使用五积散获效的病例。

平马：五积散里的当归、芍药具有活血作用，苍术则可以祛湿而改善气的循行。该方对于身体各部位的疼痛，特别是伴随天气的急剧变冷而加重的发凉、畏寒与疼痛，疗效是非常好的。

秋叶：分析五积散的组成药物，其中包含几个有名的方剂。也就是说，它是由复数方剂相合而组成的一个处方，其中蕴含许多先人积累的经验。在汉方界流传着这样一个有名的故事：昭和初年，矢数道明先生的长兄矢数格先生，因患疟疾而服用金鸡纳霜后胃气败坏，饮食或服药尽吐，多处求治无效，以至于羸弱不堪。属于后世派的一贯堂医流创始者森道伯先生，给他服用五积散。矢数格先生服用该药后，顽固的呕吐一下子就治好了。据说此事也成为他其后致力于汉方医学的一个契机。由此我也感到，对于五积散的应用实有必要进一步加强研究。

小柴胡汤可以纠正水液在体内的分布不均

4. 感冒、瘰疬案

早川村派出所坂井氏之妻，年纪二十七岁。妊娠五个月，罹患感冒。头痛发热，左颈瘰疬凝结，按之痛剧，饮食辄咽内亦痛。舌上白苔，表有大热。其脉数急，虽渴却因呕而难饮水，少腹微痛。乃投之以小柴胡汤，二服而诸症顿去。明治三十九年九月。

——近世汉方治验选集（13）　山田业广、山田业精《井见集附录》　名著出版　pp. 553—554

秋叶：这是应用小柴胡汤取效的一个简单病例。平马先生对此案的诊疗有些什么考虑呢？

平马：这应该是感冒合并急性咽喉炎的案例，也有淋巴结肿大的表现。而且医案里提到“表有大热”，说明表证的存在依然不容忽视。虽然最初也有感受风寒之邪的可能性，不过从咽痛而口渴、脉数急的特点来看，已经出现明显的化火入里趋势。

秋叶：为此而选用了治疗少阳病的方药小柴胡汤。现代研究证实，该方具有相当强的消炎作用。此时，如果以原方加上桔梗、石膏等清热利咽药，是否也是可以的呢？

平马：是的，那样的话或许效果会更好。看到患者出现了表邪入里的趋势，此时要扭转这一局面，正是小柴胡汤所能发挥的作用。

秋叶：那么说是邪气已经到达“膜原”了吗？外邪由咽喉侵入横膈膜，还要进一步深入的时候，就需要以小柴胡汤来和解表里了吧？在此阶段，单纯以解表的方法治疗自然就不合适了。

平马：是的。患者咽痛、口渴而脉数，这不是麻黄汤或桂枝汤的适应证。这里所称的“少阳病”之中的“少阳”，从中医学观点看，包含手少阳三焦经和足少阳胆经的概念。而与三焦经相连的内腑是三焦，它为气血水的通道。少阳经的病变，有可能引起气血水的疏泄不利。水液会因之分布不匀，表现出口渴而呕、饮水难入的三焦经气不利症状。此外，“少腹微痛”也有可能是由足少阳胆经之气为邪所阻而致。仔细看一下可以发现，本例患者表现出了不少与少阳经病变相关的症状呢。

秋叶：如果按照古方派对于《伤寒论》的理解，在我的记忆里，呕是以少阳为中心的证候。此时，因呕而难以饮水，但却可以咽下小柴胡汤，正所谓“身体有需就会要”，这一点非常令人感兴趣。我们通过这一医案还看到，小柴胡汤不仅能够治疗慢性病，对于类似本例患者的急性病，也是可以应用的。

平马：在《伤寒论》里有不少小柴胡汤可以用于热盛状态的论述。

加用川芎而期待其疏肝与止痛的功效

5. 脑痛、心下痞案

落合村山田惣次郎二女藤，年纪二十一。患脑痛数日，心下痞塞，气宇不爽，无食欲，二便不利。诊之，脉沉数，舌上平。心下坚如板，按之痛。初与抑肝散，脑痛减，心下微豁，然仍荏苒。转用上方（半夏厚朴汤加川芎）而获显效。明治三十九年九月。

——近世汉方治验选集（13） 山田业广、山田业精《井见集附录》 名著出版 p. 555

秋叶：患者出现“脑痛”症状，说不定会是什么重大疾病呢。最初的处方是抑肝散。为什么会选该方？有什么诊疗上的线索或依据吗？

平马：强烈的头痛是其主诉。或许业精考虑患者是肝郁气滞引发气逆，进而化风并上扰清空，导致头痛出现，属于“肝风上扰”之证。气宇不爽、食欲不振的症状，也可以肝郁气滞为背景，选用疏肝行气而解郁的抑肝散应该说是对证的，所以也表现出一定的效果。

秋叶：患者脑痛虽有减轻，但难以得到进一步的改善。于是业精先生就转而改用了半夏厚朴汤加川芎的处方。川芎善于疏风止痛，用之是为了治疗头痛吧？

平马：我也是同样的想法。半夏厚朴汤不仅适用于气郁，还具有降气燥湿、化痰利饮的功效；而抑肝散则难以解决痰饮的问题。或许业精先生考虑本例患者的病机，应该是以气郁与痰饮相合而成的痰气郁结吧。

秋叶：哦，那就是说，他的最终诊断与最初的判断相比较，是有所变化的。

平马：使用抑肝散，仅仅让心下坚痛略有改善，但因患者还有二便不利的症状，或许业精由此考虑到痰饮也可能存在。加入川芎，应该不是取其活血功效。实际上，川芎也有很好的行气作用，与香附非常相似。在行气活血方面，香附以行气为主而以活血为辅；川芎则正好与之相反，即它是以活血为主而行气为辅的“血中气药”。正由于川芎具有良好的活血与行气作用，能够气血兼顾，所以常常应用于多种疼痛性病症的治疗。特别是针对头部或眼部以及胸部等上半身的疼痛，其行气活血和祛风止痛的作用历来很受青睐。无论是川芎茶调散还是清上蠲痛汤等具有止痛功效的方剂中，川芎都被寄予着发挥止痛作用的期望。

秋叶：针对鼻窦炎，日本也有验方——葛根汤加川芎辛夷，临床应用较多。

平马：川芎还有与柴胡类似的疏肝作用。比如当归芍药散可以用于肝气不疏所引起的腹痛，川芎在该方里就发挥了疏调肝气的作用。正是因为川芎能够疏肝和止痛，所以才在当归芍药散的组成中配伍了它。

受寒是根本病因，调肝经气血可以止痛

6. 心腹及腰脚痛案

御所见村葛原天沼之农、清田久右卫门女儿名清，年纪二十二岁。患心腹痛数日，因而乞诊。其状午前发而午后休，痛自左小腹至左胁，拘挛引及腰部，且右脚挛痛。

其脉沉，舌中央红而两缘白，无寒热，无渴，时而欲呕。不思饮食，食辄腹部苦满雷鸣。大便溏，一日两回，时有下血。小便短少。遂投上方（当归四逆加吴茱萸生姜汤）而全治。时明治三十九年九月。

——近世汉方治验选集（13）　山田业广、山田业精《井见集附录》　名著出版　pp. 555—556

秋叶：本例的临床症状多样，为什么要选用当归四逆加吴茱萸生姜汤治疗呢？

平马：主要症状是心腹痛，上午痛但是到下午就会缓解。痛自左小腹而至左胁，伴随着拘挛感向腰部放射，同时右脚也痉挛而痛。其脉沉说明病位在里。舌中央红而两缘白，则提示中央有热而两侧有寒。医案中的“无寒热”，应是指没有表证的恶寒、发热。口咽不渴，时而欲呕，不思饮食。食则肠鸣辘辘，苦于腹胀。大便 1 天 2 次呈现腹泻倾向，时时还可见到便血，尿频。综合这些临床表现，让人感觉到病变的核心应该主要是与经络之气的循行障碍相关。那么，是什么阻滞了经络之气呢？是痰湿？还是寒邪或热邪？从治疗选用的处方是当归四逆加吴茱萸生姜汤来看，业精所考虑的病因病机，应该是以寒邪为核心的。尽管患者并未表现出明显的畏寒、肢冷等寒证的症状。

秋叶：当归四逆加吴茱萸生姜汤，可以说是源自桂枝汤的一个衍化方。患者的主要症状是心腹痛，如从“寒盛则痛”的病因和机理来考虑的话，选用当归四逆加吴茱萸生姜汤也是顺理成章的。不过，使用该方又是如何取效的呢？

平马：自左小腹至左胁的疼痛，应该是与肝胆经的经络不通相关。当归四逆加吴茱萸生姜汤是用于治疗寒邪阻滞肝经而疼痛的方剂。尽管该方多用于腹痛，但是足痛等与肝胆经络的循行部位相关的各种疼痛，也是可以应用的。

秋叶：吴茱萸在方中的作用也应该非常重要吧。

平马：是的。加入吴茱萸，可以进一步增强祛除肝经之陈寒痼冷的功效。

秋叶：本案例的治疗，最终是针对腹部寒凝，通过改善肝气循行而获效的。

秋叶：通过对上述几则医案加以赏析，我们可以看出山田业精非常重视经络，能够将经络的相关理论在临床诊疗中灵活地运用。

平马：是的。他对于中日两国的古代医籍都有广泛的涉猎，也有很深入的钻研。他在临床上凭借的并非什么异想天开的灵感，也没有多少标新炫奇之处，主要运用的还是从历代医家学说里汲取到的如同常识一样的思路与方法。例如最后的医案是非常简短的，是否还会有一些未被该医案所记载的症状？对于作者的诊疗思路，我们也需要展开想象并加以推理，否则有些地方就难以读懂和解释。理解了他的诊疗思路，我们最终就会感觉到他的选方用药与病情是非常贴切的。

秋叶：山田业广与业精父子，从学派上看，基本上是属于考证派吧？

平马：考证派的医家，大都热衷于勤求古训并虚心坦怀地钻研医学古籍。而山田业广与业精父子同时是临床家，还持有重视学术实用性的理念。无论是研究古籍还是面对临床，他们的认真和谦虚都是能让我们感知和引起共鸣的。对于这样在学术和人品上都非常超凡脱俗的先生，如果他们还活着的话，我无论如何是要去拜访和请教的！

秋叶：这父子 2 人虽然也常选古方派爱用的经方，但是他们并没有将自己的学术局限于《伤寒论》之中，他们的眼界是非常宽广的。

平马：是的，在尊崇《伤寒论》的同时，他们对《黄帝内经》

《难经》等古代医籍也非常重视，在苦研经典、博览群书的基础上，又能灵活地把经典著作的理论运用到临床之中。

秋叶：在今天的日本，存在着轻视经典的倾向，这是令人遗憾的。山田业广与业精父子身体力行的学术之路，难道不是我们今后也应该去追随的吗？

平马：山田业精的临床实践证明，《黄帝内经》与《伤寒论》在学术体系上并非对立的。而且，对当时正在日本普及并成为正统医学未久的西医学，他也表现出了兼收并蓄地加以接受的鲜明态度。也正因如此，他被汉方医学界一些人视为叛徒，曾经遭受不少非难。

秋叶：山田父子的医案，体现了现代医学与传统医学的结合，很富有参考价值。

译著缀语

“六经”与“六病位”

平马先生以现代中医学的观点，即结合了经络理论来解释六经，这与古方派的六病位说大有不同。

《伤寒论》中的“三阳”是指太阳、阳明和少阳；“三阴”则是指太阴、少阴与厥阴。这“三阴三阳”原本是张仲景按外感病发病后由表入里、由浅入深、由实转虚、由阳转阴的规律所划分出的六个阶段和类型，也合称为“六病”。目前的中国中医学界将三阴三阳称为“六经”，并将按三阴三阳而诊断“六病”的方法归结为“六经辨证”。

对于“经”的解释，中医学有“边界”之说，并认为“三阴三阳”是与脏腑、经络密切相关的。在中医学界，对于《伤寒论》中的三阴三阳，主流的观点是常将之与经络和脏腑等理论相结合而加以看待及解释的，认为张仲景的学说与《黄帝内经》中的阴阳五行、脏腑经络学说具有一脉相承的特点。

日本江户中期时代以来兴起的古方派，却对上述见解提出质疑。他们认为张仲景在《伤寒论》中并未提及“经”与“六经”，只是后人在用经络理论解释三阴三阳以及“六病”，并且存在“论足经而不论（避而不谈）手经”等牵强的现象，于理难通。他们认为不宜将“三阴三阳”和“六病”与经络及其生理病理等同视之。

古方派中的激进人物吉益东洞，更是明确强调“三阴三阳”与经络、脏腑和五行等理论并不相关，认为仲景的《伤寒论》与《黄帝内经》实属于不同的医派,《黄帝内经》的内容多是“空理空论”，应该将《伤寒论》与《黄帝内经》加以区别对待。在学术上，吉益东洞是“独尊仲景”而唯重方药者。他的见解，对于民国时代以来中国中医学界的《伤寒论》研究产生了一定影响，上述争论也延续至今。

第 15 篇

谨守病机审因论治　舌脉腹诊综合考量

医家简介：山田业广，山田业精，详述见前文。

1. 呕吐案

华族米津侯夫人，罹患呕吐。经一医之治未见寸功，因而邀先君子。诊见其有肝气亢旺之性，腹中拘挛明显。乃与四逆散加羚角、钩藤，其呕吐全止。尔来，大便不通，虽投大黄剂而无效。因之与三和散，大便霍然畅通，遂全治。

——近世汉方治验选集（13）　山田业广、山田业精《井见集附录》　名著出版　pp. 68—69

秋叶：我们的江户医案纵横谈迎来了第 15 回。本次，想选择大家在本系列里已经熟悉的山田业广与业精父子的另外一些医案，加以赏析。

首先，我们来看运用四逆散治疗呕吐的一则短篇验案。这里的呕吐应该是个急性症状，推测其可能是某种感染所引起的吧。已经接受过某医的治疗，但是“未见寸功”。初诊时患者是什么样的状态，当时使用过什么样的方药，医案中没有提及。

平马：一般而言，呕吐被认为是胃气上逆所致。所以，前面的医生有可能采用了和胃降逆之法而选用吴茱萸汤或者半夏泻心汤一类的方药。

秋叶：这里的“先君子”，是业精在指代其父山田业广。对于患者，业广诊见其“有肝气亢旺之性”，且“腹中拘挛明显”。此处的“腹中拘挛”，应该是指腹直肌痉挛的状态。而所谓素有肝气亢旺之性的印象，应该是得自问诊以及望诊吧？

平马：或通过向患者家人问其性格，或通过患者表情而推测，病人原本就肝气亢旺。再加上腹诊获得的腹肌明显拘挛的症状，从而判断其病症是由肝气郁滞而犯胃，出现了胃气上逆。

秋叶：业广的诊疗方式，与“古方派”的医家似乎是有所不同的。

平马：他的诊断思路和方法，与中国中医学的辨证论治也略有不同。不过，业广的诊疗方法是既运用传统理论来解释用方，也注重四诊合参，特别是经常结合腹诊以及脉诊的所见来解释和判断病情。

秋叶：在此，业广开出的处方是四逆散加羚羊角、钩藤。四逆散是一首日常频用的方剂，不过为什么要加用羚羊角和钩藤呢？

平马：四逆散有疏肝调气的作用，羚羊角与钩藤则具有平镇上逆之肝阳的作用。针对气逆导致的呕吐，用它们的目的就是为了平肝镇逆。不过，在此使用平肝镇逆的药，是件很有意思的事情。一般而言，以四逆散疏肝调气，再配合和胃降逆之药时，最常用的是半夏或者旋覆花、代赭石之类。而业广在这里的判断，或许是只要镇肝就能平抑胃气的上逆，从而达到消解呕吐的目的吧。

秋叶：如果只从胃气上逆考虑的话，刚才平马先生提到的半夏泻心汤确实也在可以选用的范围之内。说到四逆散的适应证，古方派重视通过腹诊而确认有无腹部两侧腹直肌的拘挛以及胸胁苦满之类腹证的存在。胸胁苦满也是与肝气过亢有密切关联的临床表现吧？

平马：少阳经的经络之气流通不畅时，就会表现出那样的腹证。

不用大黄剂而通便

秋叶：服用四逆散加羚羊角、钩藤的处方后，患者“呕吐全止”，一下子就改善了。这印证了业广的诊断是准确的。不过，患者从那时起就大便不通了。“虽投大黄剂而无效”，推测当时为了通导大便而使用的大黄剂，应该是大黄甘草汤或承气汤之类，但是居然未见效果！为此，业广换方用了三和散，终于奏效。那么这三和散是个什么样的处方，选用它又是如何考虑的呢？

平马：对于之前出现的呕吐，比起治胃，业广更注重平镇肝气的疗法，并起到了桴鼓之效。而接下来要面对的，是大便不通的情况。一般情况下，便秘是阳明经络之气也就是胃与大肠之气的向下通降失调所致，所以借承气汤类等大黄剂之力通导阳明以促进排便。不过，大黄在此却未能取效。由此，或许业广经重新考虑之后，判断出行气对于该患者来说才是尤为重要的治法吧。出自宋代《和剂局方》的三和散，在江户时代的日本也是一首常用方。它时常被用于腹部胀痛或手足烦疼以及便秘不通等病症。该方没有使用大黄等泻下药，而由苏叶、大腹皮、沉香、木香、陈皮、槟榔等众多理气药组成。其功效主要是通过行气而促进肠道蠕动，进而改善便秘。

秋叶：那么三和散的方名，也蕴含着什么特别的寓意吗？

平马：《和剂局方》在解说三和散时，提示其“治五脏不调、三焦不和”之证，说明调整五脏、调和三焦是该方的主要功效，三和散的得名或许也由此而来吧。

秋叶：本验案篇幅虽然短小，却在治疗过程中先后两次采用了与一般疗法略有不同的治法和方药。首先，着重于镇肝而止呕吐；其后，针对便秘使用大黄类方这一常规手段无效的情况下，换用了理气剂而使大便得通。其诊断思路清晰，换药选方也是有法有度。

平马：是的。特别是不用大黄而着重于行气，使得大便霍然畅通，给人以举重若轻的感觉。

秋叶：大便失调在临床上经常可见，仅仅依赖大黄剂的使用，有时确实难以解决问题。

平马：对于习惯性便秘，初时借助大黄之力以通便确实是一个便利的方法。不过，有些患者使用大黄会伴发腹痛，由此就难以持续使用了。

秋叶：此时，理气剂就常可发挥重要的作用。将目光转移到理气剂，这对于现代临床来说也很有参考意义。像三和散这样通过行气而通便的颗粒成药，在日本目前是否也有类似方药呢？

平马：我认为香苏散合九味槟榔汤（其中也含有少量的大黄），在功效上就应该是与三和散接近的。此外，大建中汤也是不用大黄而可通便的方剂之一，其特点是通过增强肠道的蠕动而促进通降功能。当然，已有很多研究证实，对于老人的气虚便秘，应用补中益气汤增加肠道的推动力也会有利于排便。

秋叶：千叶的古方派前辈伊藤清夫先生曾经告诫过我们："诸君在面对便秘时，每每考虑用的是大黄或含有大黄的方药。但是这样的方药即使有效，也不过是在最初阶段。各位应该努力考虑应用人参或者芍药等方法解决便秘的问题。"说到人参，平马先生刚才提到的补中益气汤里也含有它。

平马：芍药有缓急功效，以之可以缓解肠道的过度紧张状态，从而有利于肠蠕动和腑气通畅，也是一味有利于改善便秘状态的药物。

治全身浮肿用小青龙汤加槟榔方

2. 全身浮肿案

先考尝语余，有用发表剂却引发下利而最终治愈之例。

兹明治二十五年六月，通勤于小石川初音町造兵司之滨井善吉者，年三十八岁。其人某日感冒，出现恶寒、喷嚏、鼻涕之症，自未以为意。经四五日全身发肿，咳而不能仰卧。大便不利，小便快利。食思如故，不渴，不呕，无表热。其脉缓，舌上无苔。初与小青龙汤加槟榔，其咳稍减，浮肿益甚。遂至阴囊肿大，全腹胀满。因而转用苏杏防己汤，二便俱畅。由此，上部浮肿颇减，下部肿势反增，不能平坐。且大便泄泻，一日七八行，小便亦随之而增。仍守其方。经四五日浮肿全去，遂愈。

——近世汉方治验选集（13）　山田业广、山田业精《井见集附录》　名著出版　pp. 69—70

秋叶：接下来我们讨论运用苏杏防己汤的医案。这是一个继发于感冒的全身性浮肿案例，其发端非常值得思忖。为了发汗而选用解表剂，未承想招致了腹泻。不过，最终还是治好了。

“先考”，与之前出现过的“先君子”意思相同，所指都是业广。本医案应该是业广生前向业精讲述的。患者某一天得了感冒，但是并未在意。4—5 天后，出现浮肿、咳剧而无法平卧，大便不下，小便反多，纳食尚可。

平马：“全身发肿”，提示一定是水液的代谢出了问题。但是从小便通畅、口咽不渴的特点来看，尽管水液循行存在问题，其问题却有些非同一般。症结所在应是虽然小便快利，但大便却不利这一点上。

秋叶：这里“不渴，不呕，无表热。其脉缓，舌上无苔”，所提示的都是没有阴性症状。我们应用《伤寒论》的诊断方法，一般是从太阳病开始，依次考虑病变的所属到底是少阳病还是阳明病，或者是太阴病以及少阴病等等，分辨其于六病位中的所在。这里的“不渴，不呕”，应该提示了病患并不属于少阳病吧？

來大便不通ニテ大黄剤ヲ投ズレドモ効ナシ因テ三和散
ヲ与フルニ大便霍然トシテ快通シ遂ニ全治セリ
發表剤ヲ用ヒ却テ下利ヲ発シ治愈
蘇杏防已湯治験
スルコアルモノ也先考嘗テ余ニ語レリ茲ニ明治廿五
年六月小石川初音町造兵司通勤ノ濱井善吉ト云フ者
年三十八歳也其人一日風邪ニ感ジ悪寒噴嚏鼻涕
ノ症ヲ発ス自カラ以テ意ニトナサズ而シテ四五日ヲ経テ
全身腫氣ヲ発ス咳シテ而シテ仰臥スルコト能ハズ大便不利
小便快利食思故ノ如ク渴セズ嘔セズ表ニ熱ナク其脉
緩舌上苔ナシ初メ小青龍湯加桔梗ヲ与ヘ其咳稍減シ

69　井見集 附録

《井见集附录》（苏杏防己汤治验）

平马：“不渴，不呕”以及“舌上无苔”等信息，能让我们联想起小柴胡汤的条文。另一方面，没有食欲的减退，也没有口渴、呕吐症状，即使患者大便不通，也表明该患者并不属于阳明胃经病。

秋叶：“无表热”则提示了没有表证，说明至少是太阳病的阶段已经过去了。

平马：医案里还记述“其脉缓，舌上无苔”。这“脉缓”提示患者当时并没有激烈的邪正相争状态。舌上也未生出相应的苔，由此似乎也可排除阳明病。

秋叶：业精在此开出了小青龙汤加槟榔的处方。为什么要用这样的处方呢？

平马：槟榔除理气外，还有利水作用。因为小便是通畅的，故其治法并非直接利小便，而是以麻黄类方调整在表之气以图利水，所以才选用了小青龙汤吧。小青龙汤经常用于浮肿的治疗，在该方中加入槟榔，可以增强利水的作用。

秋叶：这一点非常有意思。至今，运用小青龙汤治疗肾炎的治验报告很多。而在方剂中加入槟榔，以往是在治疗脚气病时常常这样用。

平马：的确，江户时代在治疗脚气病时，常常加入槟榔这味药。我想，其目的还是针对浮肿吧。

变方为木防已汤加苏子、杏仁而奏效

秋叶：如果从刚才提到的六病位诊病法来考虑，患者的诊断与选用小青龙汤的理由，似乎都难以说清楚。的确，随着病证由少阳而向阳明进展，患者的舌苔会渐渐增厚，但本例患者却是“舌上无苔”。以此若考虑患者属于病入三阴，也就是在向阴证的太阴或少阴方向进展，似乎也与其症状不符。或许业广先生考虑患者的情况还是与太阳病相近，于是就权且试用了小青龙汤加槟榔的处方吧。由此，咳有减轻，但是浮肿不仅未见改善，反而越发严重了。

平马：没有达到预期的目标。

秋叶：以至于“全腹胀满”，好像连腹水都出现了。此时，业广换方使用了苏杏防己汤，这是一首什么样的方剂呢？

平马：从方名上推测，有可能是木防己汤加苏子、杏仁之类吧。

秋叶：我想，本方也应该是利水消肿的方药。不过，它与前面使用过的小青龙汤加槟榔，在功效上会有些什么样的不同呢？

平马：木防己汤针对的是膈间的支饮停滞，患者表现为胸胁部胀满硬痛，或者横膈膜紧张而引发气短、呼吸困难的状态时应用。

秋叶：如此说来，木防己汤所要治疗的患者，许多应该是患有心力衰竭一类的病症。在最初所选的小青龙汤里，麻黄等药的功效原本是调整体表卫气的，但即使体表的状态能有所改变，该方还是难以应对膈间的水饮。所以，才转用了以木防己汤为主的利水化饮方吧。

平马：虽然咳嗽有所减轻，但依然还在持续。在木防己汤的基础上加苏子、杏仁，或许是出于调整肺气的考虑。

秋叶：于是，此次未出所料，“二便俱畅”了。但与此同时，“上部浮肿颇减”，而“下部肿势反增”。不过，这些都属于一时的状态变化。

平马：尽管下半身的浮肿反而加剧了，但是看到身体上部的浮肿颇有改善，就可以判断当时的治法并没有错。更何况，“大便泄泻，一日七八行”，小便也随之增多了，这些都表明体内的水饮正在被排出呢。

秋叶：由此，业广确信自己的治疗方向无误。于是“仍守其方”，最终痊愈。

平马：重度的浮肿，“经四五日而全去”，这真是病情变化很快的。

为了不陷入治疗的冒险主义

秋叶：刚才听了您的解说，我再一次痛感，对于汉方治疗而言，诊断是至关重要的。如果我们今天还继续效仿吉益东洞“不言因也”的观点，无视五脏以及病位，就像瞎猫要去碰死耗子一样不断地换方试药，以求偶中，自然就会感受到局限性。要提高日本汉方医学的水平，病因病机学体系的建设已经不可或缺。如若不然，在临床上就无法应对诸如本医案这样的病情。也就是说，我们需要调整思路，参考中医学的辨证论治方法，发展汉方语言的病因病机理论。

平马：在开始应用某种治法的时候，密切观察病人的治疗反应是非常重要的。只有如此才能判断治法是否妥当。在患者出现预期以外的反应时，我们还需判断这是治疗过程中的一个良好征兆还是不良反应，作出是否需要改弦更张地换用其他方法的判断。正确的判断需要敏锐的眼光，这就需要医者综合分析患者的症状、脉象、腹候、舌诊等信息，充分把握患者的病情并进行合理的诊断，而不能仅靠直觉判断。只有这样才能避免出错，避免治疗陷入冒险主义的陷阱。

秋叶：我也是这样想。本案例虽然简短，但是我们还是可以从中看出，业广先生对于患者的病因与病情有恰当的认识和把握，其治疗选方也是在此基础上进行的。

大建中汤下蛔虫

3. 虫症案

一妇人，龄四十有余。一日心腹痛发，仅可左卧，不能右卧。行则体屈而不能仰，且腰部亦疼痛。又，不欲食，食则即吐。其脉沉微，舌上如平，无身热。其人云平素腹痛时，每用杀虫剂治。其腹部之候，右胸下石坚，痛而不可触近，而多腹鸣。余以为蛔证无疑。乃与大建中汤，如法煎服。三帖服后，下蛔五十条许，而其痛半减。用之三日，蛔虫陆续而下，食欲颇出。然右胁下拘急且痛，因转以黄连汤加椒梅，诸症全去，休药。后经十日，舌边及齿龈生白点，微痛妨碍饮食。乃投甘草泻心汤加椒梅，外敷绿袍散以愈。

——近世汉方治验选集（13）　山田业广、山田业精《井见集附录》　名著出版　pp. 124—126

秋叶：患者虽可左卧却不能右卧，腰痛，无食欲，食则吐，无身热，脉沉微。这“舌上如平”，是指淡红舌、薄白苔吧。读到“杀虫剂”，不免心中一颤，这说的是驱虫！患者平素腹痛时，经常使用驱虫剂。其腹部的征象是“右胸下石坚”，硬得像石头。痛不可触，而且肠鸣不已。看到这些，业精认为一定是“蛔证无疑”，于是就处方以大建中汤。以一般的药量煎服，于是“下蛔五十条许”，患者痛减了一半，成效显著。连用该方 3 天，蛔虫不断排出，病情大有好转。读到这里，联想起《金匮要略》里有关大建中汤的条文："心胸中大寒痛，呕不能饮食，腹中寒，上冲皮起，出见有头足，上下痛而不可触近，大建中汤主之"。由此而论，《金匮要略》所描述的症状，就有可能是蛔虫而引起的。

平马：可以如此考虑。

秋叶：目前，大建中汤在日本的应用很多，是大家都熟悉的一张方子。它还具有如此的功效，这是很值得我们体味的。

用蜀椒和乌梅进一步驱虫

秋叶：治疗到这一步，依然有"右胁下拘急且痛"，这提示尽管已经驱出大量蛔虫，但患者腹中还应有残余。于是就换方转用黄连汤加椒梅了。

平马：也就是黄连汤加蜀椒、乌梅。这蜀椒和乌梅，都是驱虫时的常用药。

秋叶：噢，如此说来，大建中汤的驱虫功效也与其中配合了蜀椒相关吧。这里使用黄连汤，是将患者右胸下拘急的症状，与《伤寒论》里提示黄连汤"腹中痛，欲呕吐"的条文所述之状态联系到一起了吧？

平马：是的。应该是考虑到用辛热的大建中汤已经驱出许多蛔虫，目前患者则可能处于胸中蕴热而心下空虚的状态了。为了调整横膈上下的平衡，而选用了黄连汤吧。

秋叶：最后，则以甘草泻心汤加椒梅口服，配合绿袍散外敷而收尾。甘草泻心汤的应用与黄连汤相似，都加味了蜀椒和乌梅。

平马：“舌边及齿龈生白点”，有可能是口疮。那么这里所选用的甘草泻心汤，其依据可能是《金匮要略》里使用该方治疗狐惑病吧。在此就对口疮选用了甘草泻心汤。

秋叶：甘草泻心汤在组成和功效上与半夏泻心汤是非常相似的。最后的绿袍散，是外用于口疮痛处的吧？

平马：绿袍散里含有黄柏、青黛等清热药，具有消炎敛疮的功效，就像我们常用的曲安奈德口腔软膏一样，涂抹于患处。

秋叶：配合甘草泻心汤，继续加味使用蜀椒和乌梅，这一点非常有意思。目的是针对蛔虫，想彻底地斩草除根吧？我现在的临床上几乎用不到乌梅，平马先生呢？

平马：我现在也几乎用不到这味药。在我们以前讨论过的山田业广医案中，曾经有仿照原书而运用二陈汤加乌梅的案例。乌梅在那时或许是一味常用药吧。

秋叶：经过加工的乌梅外皮起皱，其表面还出现一层霜状物，酸味很浓。现在蛔虫症已经非常少见了，乌梅也由此很少有机会再用了。

本案例所涉及的处方我们都不生疏。大建中汤、黄连汤，以及与半夏泻心汤相似的甘草泻心汤，都是在临床中经常会用到的。恰当而灵活的应用，可以让它们发挥出令人喜出望外的功效。

四逆散加味方治疟

4. 疟疾案

本乡弓町警部补饭岛直之妻，年四十许，尝患疟而间发。发热而无汗，两脚挛痛，胸中迫塞，腹中绞痛，妄言骂詈。热去则诸症顿除，唯感疲倦。余以为虫疟，投杀虫剂，下蛔一条。腹痛虽去，本症依然。因与九味清脾汤，兼服截药。一时虽截，仍见再发，且兼左腰脚挛痛复作。乃投四逆散加羚、钩、将，痊愈。

——近世汉方治验选集（13）　山田业广、山田业精《井见集附录》　名著出版　pp. 126—127

秋叶：这是一则关于疟疾的治验案例。40 岁左右的女性患者，曾经患疟而间歇发作。发作时“发热而无汗，两脚挛痛，胸中迫塞，腹中绞痛，妄言骂詈”，出现了精神症状。这是发作期的特点；而进入间歇期，“则诸症顿除，唯感疲倦”，表现为无精打采了。业精最初的诊断是“虫疟”。这“虫疟”是什么样的病症呢？

平马：所谓“虫疟”，应该是指以寒热往来的症状作为发作特点，病因为寄生虫感染。之所以称之为“疟疾”，则是因为发作之际时而发热、时而发冷，并伴有一系列痛苦的症状；间歇期则除了疲倦，症状都消失了。

秋叶：作为驱虫剂，上一个医案使用了大建中汤。而海人草与槟榔也很有名，或许已经使用过。以此驱虫，但是疟疾并未改善。于是就改方用了九味清脾汤和截药。所谓“截药”，也就是截疟剂。其意是截断疟疾的病程，而使之不至于再发。其实《伤寒论》里的小柴胡汤，也属于截疟剂的一种。

平马：是的，小柴胡汤可以针对寒热往来而应用。江户时代治疟，经常使用槟榔、常山、草果等药。九味清脾汤也是常用的抗疟方药，可以看作小柴胡汤的加减方。对于本案例，虽然用过了驱虫之法，但是疟疾的发作依然如故。于是改用九味清脾汤加抑制疟疾的槟榔以及蜀椒、乌梅之类的药，病情虽曾经有一时的改善，但旋即又旧态复萌。

秋叶：最后选用的处方是四逆散加羚、钩、将，也就是四逆散加羚羊角、钩藤与将军，这将军是大黄的代称。应用本方之后，患者的疟疾终于被治好了。

平马：治疗过程中的复发，表明还可能有根本性的问题没有被解决。最终为什么会选择以四逆散加味来治疗呢？我想，业精应该是注意到患者腰腿的挛痛，意识到肝气不能疏达才是最重要的问题，这大概也是他选择四逆散的理由。与本次我们讨论的第一则医案相同，这里平镇肝气也是以羚羊角和钩藤加味，再加上大黄同用，平降肝气之力就进一步增强了。虽然搞不清大黄当时的用量是多少，但是以之通腑降气后，可以改善全身的气机，这或许也是导向痊愈的一个要素。

秋叶：如果是按照这样的意图而使用大黄，用量应该会不少。

虽然疟疾已经与我们目前的生活和临床有一定的距离，但是本医案中的临床思维还是很有趣的，也富有参考价值。医案虽然简短，但是其中却蕴含许多值得讨论和思考的话题。

不拘泥于主诉，通过其他临床表现而把握病因

5. 左手痛案

伯父后藤丰功之女，年二十二岁。一日，左手四指（大指除外）疼痛，其痛有缓急。云急则痛及肘肩而难忍，或按抑、或抚摩、或浸入水中，方渐渐可轻。因之而诊，起因于外邪。其证候见头痛，咳嗽，微恶寒，夜间发热，舌上微白苔，脉弦数。乃与小柴胡汤加杏、桑，六帖而诸症痊愈。

——近世汉方治验选集（13）　山田业广、山田业精《井见集附录》　名著出版　pp. 127—128

秋叶：22 岁的姑娘，某天左手除了拇指之外的手指出现了疼痛。有时剧痛连及肘肩以至于难忍。为了缓解其痛，患者又是按揉，又是水浸，千方百计地在应对。业精前来诊疗，一下子就作出了“起因于外邪”的判断。其理由何在呢？

平马：尽管患者以剧烈难忍的局部手痛作为主诉，但是业精却同时也观察和注意到了她的其他症状，头痛、咳嗽、微恶寒、夜间发热等。

秋叶：所以才选用了小柴胡汤。杏仁与桑白皮的加味，是针对咳嗽吧？

平马：患者还有头痛，如果选择柴胡桂枝汤似乎也是可以考虑的。从“舌上微白苔，脉弦数”等症状，参考《伤寒论》的论述，就可判断病情属于外邪侵入少阳吧。

秋叶：服药“六帖而诸症痊愈”，势如破竹的治疗效果！

平马：最终，对于本例手痛的病机，或可用邪入少阳经而导致筋脉拘挛，继而引起手痛来加以解释和说明吧。

秋叶：这确实非常有意思。与本医案相类似的病例，我们在日常诊疗中随时都可能会遇上。业精为我们留下的细致记录，弥足珍贵，足资参考。

译著缀语

汉方医学主要流派的划分与判断标准

在讨论本篇的首则医案时，秋叶先生与平马先生也对山田业广的诊断思路和方法进行了分析。他们认为，业广的诊疗方式，既与古方派医家有所不同，又与中国中医学的辨证论治略有差异。其诊疗思路是既运用传统理论来解释用方，也注重合参四诊信息，特别是经常结合腹诊以及脉诊来解释和判断病情。那么山田业广与业精父子，是属于汉方医学哪个流派呢？

有关这一点，在下一篇（第16篇）的开头，秋叶先生提到业广是活跃于江户幕府末期至明治时代初期的著名考证派学者，这为我们提供了答案。

不过，您或许会问，对于汉方医学的不同流派，是否有一个既体现他们各自的学术特点又比较公认的、简单明了的划分与判断标准呢？

有的。在下一篇中被提及的活跃于昭和时代且同为考证派的学者安西安周氏，于 1960 年在《汉方的临床》杂志上曾经连载“日本古医学派考”的系列论文。他认为，中医学与汉方医学体系，均主要是由“法”与“方”两个部分组成。“法”指理论和诊疗法则；而“方”则指方药。汉方医学各流派的分化，关键在于彼此遵循或重视的“方”与“法”不同。为此，“方”与“法”的差异，就可以作为区分汉方医学不同流派的标准。

安西安周氏所具体提示的区分标准如下：①取法《黄帝内经》。②取法《伤寒论》。③主要运用古方（经方）。④主要运用新方（时方）。

按照这一标准，后世派的特点是以①和④为核心，即重视《黄帝内经》理论，主要运用宋代以来的新方；古方派的特点是以②和③为核心，即取法《伤寒论》，主要运用伤寒古方；折衷派则以③和④为主，并辅以①和②。也就是说，折衷派以《伤寒论》学术为核心，同时辅以《黄帝内经》理论以及后世新方；而考证派对上述①②③④同等并重，亦即他们对《黄帝内经》和《伤寒论》同样重视，在临床运用上也是广收博采，于古方或新方之间并无主观意识上的拘泥或偏重。

汉方医学至今出现过哪些流派，这在日本至今依然是一个见仁见智的问题。安西氏的上述标准，在一些日本医家看来并非严密，对于一些医家来说，依此难以恰当归类。特别是折衷派与考证派，二者难以明确区分，有人认为这两个学派实为一体，也有人干脆否定此二者的存在。

第16篇

博涉知病业精于勤　屡用达药道悟在心

医家简介：山田业广、山田业精，详述见前文。

生未逢时的名医

秋叶：今天我们继续就《井见集附录》中的山田业广、山田业精医案进行赏析。业广是活跃于江户幕府末期至明治时代初期的一位非常著名的考证派学者，被称为伊泽兰轩门下的五哲之一。不过，直到昭和时代初期，居然没有人了解山田业广与业精父子的具体生卒年月。同为考证派的学者安西安周氏为此去探访山田家的子孙，翻阅其家族过往的文书，才得以查到上述问题的答案。明治时代以后，日本政府采取了独尊西洋医学的一统化政策，由此导致大量珍贵的传统医学文献散佚，情景十分凄惨。业广之子业精，原本是东京大学医学部的前身“大学东校”的首批入学者，但是却中途退学了，他的人生也充满了波折。1907年，业精50多岁时便英年早逝，这是和田启十郎出版《医界之铁椎》3年前的事。可以说他们父子都是生于严峻的时代，逝于寒冬的岁月。

平马：为争取汉方复兴，山田业广创立了汉方医界团体温知社，之后不久他就去世了，其后浅田宗伯成为领袖。业精在温知社的初期也担当过理事，但是不久便辞任了。大塚敬节先生曾就此查阅过明治时期的医学杂志，对于当时在反对政府取缔汉方运动中温知社内部的种种论争，进行了深入的考察。业精凭借他在大学东校学习的经验，提出"西医学同样不可忽视""外科领域可以委让给西医"的观点，表明自己对于东西方两个医学体系都客观地加以尊重的态度。为此，他被位居汉方复兴运动核心的一些保守人物视为汉方界的叛徒。

秋叶：业精确实有过发源于西方与中国的两个医学体系并非完全对立的论调。

平马：他认为，对于《黄帝内经》的一些内容，可以利用近代医学里诸如解剖学等的知识进行补充。他为此受到不公正的抨击，以至于在汉方界内部失去了话语权。或许，他是出于这种自身不能被理解的状况而不再参加温知社的活动了吧。

以理中汤通心下之气，真武汤温煦肾阳

1. 疫病案

本乡弓町永井邸内，铃木氏之女患疫。其症为下利，一日三四行，水泻。尿色赤，渴饮冷水，时时谵语。其妇虽颇委顿，尚可自就便器。诊之，舌上白苔不干，其脉沉微而数。表无大热，小腹微痛。与参胡三白汤加麦门冬而诸症依旧，因转用升阳散火加附子。至翌日，心下急痛，自欲刀割胸部。再诊，舌上变黄苔，口渴弥甚，且心下至脐上拘急。乃以理中加茯苓倍甘草与之，其痛全去。诸症日益减退，每食可至一碗，而下利尚未全去。遂换用真武汤，下利止，始下软便，小便快利，渐渐好转。再变方参胡三白，余热未退。又换用柴胡养荣汤，终全治。

——近世汉方治验选集（13）　山田业广、山田业精《井见集附录》　名著出版　pp. 128—129

秋叶：我们先来分析一下这则疫症治验案吧。患者病情多变，医者则随机应变地变换方药，终于得以痊愈。被称为“疫”的本案病情，是一种什么样的状态呢？

平马：有水泻症状，可能是属于“疫痢”一类的感染性腹泻吧。

秋叶：“尿色赤，渴饮冷水，时时谵语”，这谵语是指伴有意识

混乱的胡话，应该是比较重的病情。

平马：患者确实是处于相当虚弱且意识模糊的状态。

秋叶："虽颇委顿，尚可自就便器"，这"委顿"是指虚脱无力之状，尽管如此，病人还可勉强起身利用室内便器。其后，记述了舌脉等所见，以及选用参胡三白汤加麦门冬的处方。至此阶段的诊疗，我们从医案的上述内容里可以读出一些什么道理呢？

平马：有白苔，提示了邪气在里。不过舌苔不干，说明尽管有连续的腹泻失水，但是体内津液的损伤并不严重。脉沉微，表明正气也就是抵抗力有所减弱。进而见有数脉，参合"表无大热"，也许是要告诉我们有里热蕴结的状态吧。此外，还记述患者有下腹痛的症状。

秋叶：参胡三白汤是一首什么样的方剂呢？

平马：所谓"参胡"，是指人参、柴胡，而"三白"指代白芍、白术、白茯苓。这 5 味药组成的参胡三白汤，既具有类似于四逆散的疏肝理气的功效，又含有补气健脾的四君子汤成分。

秋叶：该方如同四君子汤加柴胡、白芍，给人以腹部用药的感觉。不过，用过该方后患者病情依旧，没有见效。于是，换用了升阳散火加附子的处方，这是出于什么样的考虑而作出的调整呢？

平马：要问之前的参胡三白汤为什么无效，我感觉挺难回答，推测业精当时的思路是以如何祛邪而止泻为核心的。首先用柴胡、人参为主的配伍，未能见效。其次所选的升阳散火汤，则是江户时代的后世派在热病持续而虚热蔓延于体内时经常应用的一首方剂。业精用该方或许是为了除虚热，加用附子以及人参，也是温阳以降虚火的方法。只是本方也未达到预期的目标。

秋叶： 翌日患者“心下急痛，自欲刀割胸部”，也就是痛得难忍，自己想要以刀切胸。再次诊察，见“舌上变黄苔，口渴弥甚”。至此，患者的病情又是如何变化的呢？其内热又有进一步的加重吗？

平马： 我想是内热向上了吧。内热向上，舌苔变黄，口渴明显。剧烈的上腹痛则提示心下部分的气机痞塞不通，所以患者的这一部位呈现出重度的拘挛状态。

秋叶： 再次调整处方，改用了理中汤加茯苓倍甘草。也就是人参汤加茯苓且甘草用量加倍。

平马： 此方的应用，比起针对上升之热，疏通心下之气成为了最优先的目标。以理中汤里的人参、干姜而缓“心下至脐上拘急”，配合倍量的甘草，更可以增强缓急以解痉止痛的功效。

秋叶： 这次马上就见效了。“其痛全去。诸症日益减退，每食可至一碗”，食欲有相当的恢复。“而下利尚未全去”，说明腹泻还没消失。这时，换用了真武汤，治疗思路与方法又出现调整。从前面用人参汤而奏效这一点来看，病情应该是与六病位中的太阴病和少阴病相关联的，或许业精当时也是由此得到了启示而应用真武汤。

平马： 心下，也就是太阴部位，应用理中汤加味使得症状改善。不过，腹泻依然未好。“小腹微痛”的症状，从开始时就一直存在，或许是下焦原本也有问题吧。于是，业精接下来就针对少阴部位病症而试着采取了温阳的方法治疗。真武汤是治疗少阴病下利的良方。之前用温补太阴的理中汤加味缓解了心下部分的症状，但是泄泻依然未消，这或许就提示了需要从根本上对人体的阳气之本也就是肾阳加以温煦。

秋叶：这是用真武汤的理由吧！对此医案，比起匆匆过目的一般浏览，就每一节内容如果一边读一边思考其可能的原因或理由的话，收获就会大增。用了真武汤后，患者“下利止……小便快利”，日益好转。最后，再度转换处方，又用了参胡三白汤，这是为什么呢？从六病位而言，患者由之前的状态，又回到类似于少阳病的虚证状态了吗？

平马：是的，或许可以解释为患者又回到了属于参胡三白汤证的少阳病之虚证的状态了。

秋叶：我的老师藤平健先生，专以六病位解释各种病症。他认为诸病多始自太阳，经由少阳而至于阳明，或者转入太阴。而随着主症好转，其病证则会由当前阶段返回到之前的病位去。我1977—1978年在小儿科工作时，虽然当时已经有了麻疹疫苗，但是其因副作用的存在而难以广泛应用，结果麻疹蔓延，猖獗一时，病房里住了很多麻疹患者。仔细观察这些病人，发病过程中味觉丧失，皮疹密布，全身一阵阵出汗，正所谓潮热状态，而且有40度左右的持续高热。这一阶段过后，虽然还有发热，但是味觉开始恢复。其好转的过程，呈现为从阳明到少阳再返回太阳而愈。事后我才回味过来：原来藤平先生所说的是这样一回事！在本案例中，后期的用药返回到开始时用过的参胡三白汤，也是类似的情况。最终以柴胡养荣汤善后，从整个病程看，是为了补益病中消耗所致的虚弱状态吧。

平马：使用柴胡养荣汤的理由，应该是基于少阳经的蕴热仍有残留的判断。柴胡养荣汤是应对虚热的处方，其中含有柴胡、黄芩，是以小柴胡汤为基本的方剂。养荣汤的“荣”与营卫的“营”同义，是指营血，所以该方里含有地黄、当归、芍药等养血和血之药。此外，还配合了知母，这是清解虚热的一味良药。

秋叶：以知母清解余热，还配合了天花粉滋润生津。最后以此方善后，是很容易让人理解的。在今天日本常用的颗粒制剂里，似乎也有与柴胡养荣汤颇为相似的处方，诸如清暑益气汤与人参养荣汤，是否就很相似呢？

平马：是的。清暑益气汤也是针对气阴两虚的方剂，与柴胡养荣汤功效相近。如果以小柴胡汤合四物汤，那么这两方的颗粒制剂同用，也与柴胡养荣汤的组成接近。

秋叶：在重症缠绵之后的恢复期，应用所谓“调理之剂”的汉方药，是可以加快病人康复的，本例治验也是耐人回味的。

柴胡桂枝干姜汤最初用于治疗少阳病

2. 脐旁动悸案

本乡弓町西村有名贞庵者，年六十余。尝患感冒，治请于池田瑞伯。瑞伯与之一方，而腹左脐旁发动悸，恶寒反剧，心情不爽，便转用大黄剂。其症益甚，更增胸满不食之症，由是托余以治。余谓：盖发表过度，更与下剂，令肝气浮越所致也。

今若不投镇坠之剂，恐有发狂之虞。乃与柴胡姜桂加龙骨，以镇坠浮越之气，克服水饮冲动。与之数日，痊愈。

——近世汉方治验选集（13） 山田业广、山田业精《井见集附录》 名著出版 pp. 133—134

秋叶：这是一例应用柴胡姜桂汤加龙骨的验案。病人最初患感冒，请其他医生诊疗。服用某方之后，左侧腹部脐旁出现了动悸，并且影响到精神情绪。

平马：推测首先是由于过度解表而引发了动悸，前一位医生或许使用了葛根汤之类的发汗药吧。

秋叶：发汗过度，是在《伤寒论》中常可见到的误治之例。估计前一位医生看到发汗的结果时，也意识到“这下子糟糕了”，于是就换用了大黄剂。这是想施以攻下之法吗?

平马：见到左侧腹部脐旁出现了动悸，那位医生可能是认为邪已经入里，于是考虑用大黄攻里泻下吧。不过，症状反而加剧了，变得胸部满闷而不能食了。

秋叶：此时业精应诊，他判断最初的问题在于发汗过度。在太阳病阶段，如果过度使用了发汗解表的方法，就需要根据患者所表现出的病理状态而作相应的补救。例如有针对脱汗的茯苓甘草汤、桂枝加附子汤、四逆汤 3 方，藤平健先生曾明确地告诉我们，这些是在发汗过多时应用的处方，首先要纠正误治之弊，让患者能够稳定下来。

平马：患者被误用汗、下之法，导致体内阳气大损，其病内陷于少阴，在业精前去时表现出接近于休克的状态。当时虽然也有使用附子之剂以助尽早回阳的必要，不过业精的判断或许是少阳尚有邪郁，且因过用汗、下之法，虚阳已难内敛，而“令肝气浮越”。

秋叶：对此“肝气浮越”，愿闻其详。请平马先生通俗地解说一下吧。

平马：最初的发汗和泻下，恐怕已经使得少阳的经络之气无法通畅。由于少阳经与厥阴肝经二者是表里关系，少阳的失调就有可能导致厥阴肝经之气的循行紊乱。肝经气逆而上冲影响到横膈，就会出现胸满不食的症状。对此如果放任不理，则不仅仅是胸满不食的问题了，逆而上冲的肝气会进一步向上而浮越，所以业精说“恐有发狂之虞”。其含义是，预料并担心肝气冲逆旋即带来亢奋的精神症状出现。

秋叶：这一段推论让人感觉合情合理。业精或许就是据此而选用了柴胡桂枝干姜汤（柴胡姜桂汤）加龙骨，来作为对应之策的吧？

平马：业精当时应该是将患者的表现视为少阳病了。我们知道，少阳病的基本方是小柴胡汤。在其基础上，如有胃气壅实，就该用大柴胡汤；而若兼有脾气虚，柴胡桂枝干姜汤就成为不二之选。就本案例而言，先前的汗下过误导致了体内之气大虚，治疗需要一边补益中焦之气，一边调和少阳。而特意加味龙骨的用意是，让其与柴胡桂枝干姜汤里原本就有的牡蛎组合起来，加强重镇降逆以平潜肝气浮越的作用。而且，龙骨与牡蛎的组合还可以重镇宁心，可预防和解除发狂的危机。

秋叶：由此，“与之数日，痉愈”。结果正如业精的预想。不过，这里还有“克服水饮冲动”之语，但整个医案里并没有再触及水饮之处。

平马：这一点确实说不清楚。柴胡桂枝干姜汤对于水（饮），至今的认识是并没有太大的影响作用。相反，其中还配伍生津滋润的天花粉呢。

秋叶：也可能是因为叙述时出现了某种错误造成的吧。

平马：或许患者还有什么没有被记录在案的其他症状，这里的水饮是另有所指吧。

秋叶：过度发汗，更经大黄泻下，居然引发这样的肝气亢逆之证，想来很有意思。

平马：柴胡桂枝干姜汤，原本就是应用于发汗过度或误下之后的方药。在本案例中，或许也可以说是与其本来的用法相近的。中规中矩地考虑，如果忽视了肝气浮越的趋向而置之不理，继而就有可能会出现亢奋的精神错乱等症状。所以，业精也许认识到不仅要考虑少阳与肝脾而选用柴胡桂枝干姜汤，还必须考虑到加龙骨、牡蛎平镇肝逆、重镇宁心吧。

秋叶：一般而言，柴胡桂枝干姜汤是与加味逍遥散等方药并列而常用于更年期综合征以及哮喘之类的呼吸系统病症的，像对本例患者这样的应用让人读来还是很有新鲜感的呢。

平马：《伤寒论》第 96 条，在论述小柴胡汤的条文之后，提示了许多关于该方的加减应用。我感觉如果能对该条内容加以深入理解的话，也就容易搞清楚柴胡桂枝干姜汤的方意了。

秋叶：在该条里，确实出现了许多“或……，或……”的句式，提示了在小柴胡汤的基础上临机应变地加减变方的方法。

平马：第 96 条中，也有“若胸中烦而不呕者，去半夏、人参，加栝楼实一枚”的明确提示，这一加减法使得小柴胡汤变身为与柴胡桂枝干姜汤颇为相似的处方。尽管并非完全相似，但是“烦而不呕”的症状，却正是本案例的患者也具有的。或许也因为有这样的相同症状，业精才决定选择柴胡桂枝干姜汤作为基本方吧。

当归四逆加吴茱萸生姜汤调肝气，治下利

3. 下利案

一寡妇，患下利数月。或水泻，或下软便，或下如白脓状。其人时发寒热，如疟，气宇不爽。下利一昼夜五六行，且腹中拘挛，腰背引痛，其痛左侧有而右部无。腹中时雷鸣，头疼，身疼，渴欲冷水。食则无味，时出咳嗽，其脉洪迟，表无大热，舌上无苔。起即头眩，振振欲擗地。余以为疝兼外邪所致，与柴桂汤。寒热头痛皆去，渴亦全去，颇欲食。然则腹中拘挛与下利之症依然。于是转方以当归四逆加吴茱萸生姜，诸症顿去。

——近世汉方治验选集（13）　山田业广、山田业精《井见集附录》　名著出版　pp. 134—135

秋叶：这是一则有关下利的验案。某妇女已经下利持续数月，出现有白脓状的黏液。且时而恶寒，时而发热，如同疟疾一般。胸中不爽，心情郁闷。一昼夜腹泻5—6次，而且腹中拘挛，痛引腰背，其痛仅表现于左侧。腹中肠鸣亢进，头身疼痛，口渴而欲饮冷。饮食无味，时有咳嗽。脉象洪迟，表无大热，舌苔也不多。站立则头晕不稳，摇晃欲倒。业精根据这些临床征象，诊断为“疝兼外邪所致”。这里的“疝”，是一种什么样的病呢？

メ浮越セシムルノ所致ナリ今ニメ鎮墜ノ剤ヲ投ゼ
ズンバ恐クハ発狂ノ虞アラン乃チ柴胡姜桂加龍骨
ヲ与ヘテ以テ浮越ノ気ヲ鎮墜シ以テ水飲ノ衝動ヲ
摧キ之ヲ与フルヿ数日ニメ全治セリ
下利治験
一寡婦下利ヲ患フルヿ数月シ或ハ水瀉
シ或ハ軟便ヲ下シ或ハ白膿ノ如キモノヲ下ス其人
時ニ悪熱ヲ発スルヿ瘧ノ如ク気宇爽カナラズ下利
一晝夜ニ五六行而メ腹中拘攣腰背ニ引ヒテ痛ミ其
痛ミ左ニアツテ右部ニナシ腹中時ニ雷鳴シ頭疼身
疼渇シテ冷水ヲ欲ス飲食ニ味ヒナク時ニ咳嗽出デ其

山田業精 134

《井见集附录》(下利治验)

平马：“疝”在此应该是指腹部的痉挛性疼痛。“疝”有多种多样，想必业精从本例患者的疼痛部位而考虑为属于少阳经的问题。只是，从头痛等症状看，还残留有太阳经的表证。这或许是他选择柴胡桂枝汤的理由吧。

秋叶：柴胡桂枝汤非常奏效。进而，针对剩下的腹中拘挛和腹泻症状换用了当归四逆加吴茱萸生姜汤，这又是基于什么样的考虑呢？

平马：使用柴胡桂枝汤后寒热、头痛得以改善，口渴消失，食欲也恢复了，可以说与柴胡桂枝汤证相关的症状都治好了。不过，腹中拘急与腹泻的症状却依然如故，表明肝经尚有邪气阻滞。尽管这里对邪气的种类没有明确说明，但一般而言，寒邪的可能性最大。"寒主收引""寒盛则痛"，寒则易于导致水湿不化而流走大肠为泻。业精选用当归四逆加吴茱萸生姜汤，目的应该是为了疏通肝经的寒凝。当归四逆加吴茱萸生姜汤证，与身体内外俱寒的四逆汤证不同，本证常表现为肝经之气的循行障碍而导致腹部或手足末端发凉。所以该方能够改善肝经之气的循行，温散腹部因寒凝所引发的拘挛，从而达到止痛、止泻的目的。

秋叶：从今天的经验看，我们并不认为当归四逆加吴茱萸生姜汤与下利之间有什么关联。但是本案却提示了该方治疗腹泻也能见效。从柴胡桂枝汤到当归四逆加吴茱萸生姜汤的切换，非常干脆利索！

平马：剩下的症状是什么性质，他一下子就作出了判断。

秋叶：我读业精的其他医案也有相似的感受，他诊疗的着眼点总是非常巧妙、机敏和妥贴，我们如果多少也能够有所参考和仿效就太好了。

详观方药疗效，三天作出判断

4. 闪挫案

本乡弓町二丁目三十五番地，名田村义质者，行年三十余。一朝，临食而将俯身取箸之际，忽腰筋挛急而不能仰。其挛急竟延连胸胁，静居无苦，动则急痛。饮食、二便、气宇咸如故，其脉弦迟。时肠鸣而转矢气，脐上有动，按腹无痛，舌上微白苔。余以为乃因于闪挫之寒疝，投当归四逆加吴茱萸生姜汤，令水酒混煎。服之三日未效，乃转用当归建中汤加饴糖，立获大效。于是劝加按摩疗法，二日后痊愈。时明治十四年十二月。

——近世汉方治验选集（13） 山田业广、山田业精《井见集附录》 名著出版 pp. 140—141

秋叶：这是应用当归建中汤治疗闪挫的案例。身体急剧扭伸而导致肌腱或肌肉疼痛，称之为“闪伤”；因跌打而引发的软组织伤痛，则称之为“挫伤”。这二者相合，就被称为“闪挫”了。

平马：应该属于重度的急性腰扭伤（闪腰）。不仅是腰部，连胸胁部的肌肉都引起了疼痛。

秋叶：最初诊断为寒疝，处方以当归四逆加吴茱萸生姜汤。

平马：因为胸胁部也痛，所以用了疏调肝经之气并温通止痛的方法。

秋叶：“令水酒混煎”，是说在煎药时也加进了酒。

平马：关于当归四逆加吴茱萸生姜汤的煎法，《伤寒论》中原本提示的就是以水 6 升和酒 6 升，合而同煎至 5 升的方法。

秋叶：“服之三日未效”，3 天就对疗效有无作出了判断。

平马：没有达到预期的目标。

秋叶：随后换用了当归建中汤加饴糖，这是基于什么而换方的呢？

平马：对应肌肉拘挛而加味饴糖，其方药就相当于小建中汤加当归了。小建中汤能舒缓拘挛，而当归则改善血行并养血舒筋。业精或许是抱着改善疼痛的想法而选用了该方吧。

秋叶：从组成药物看，当归建中汤应该算得上是一张药效平稳、柔和的处方。而我感觉当归四逆加吴茱萸生姜汤对于腹痛等疼痛，其功效似乎要更强一些吧？

平马：其实，当归建中汤加饴糖这张方剂疏通经络之气的功效是更强的。它缓解肌肉紧张的作用，也应该是在当归四逆加吴茱萸生姜汤之上的。

秋叶：噢，是这样。在当归建中汤加饴糖这张方里，芍药的用量也相当多，它与当归四逆加吴茱萸生姜汤的显著不同是“立获大效”。其后，业精又为患者进行按摩治疗，2 日后就全都治好了。

像当归四逆加吴茱萸生姜汤和当归建中汤这样的方剂，至今仍然是我们大家都很熟悉的日常用药。读了本医案，我想自己今后也要加以注意了——有必要更密切地观察患者对于治疗的反应。要时常叮嘱病人：“过几天请您再来看看吧。”

平马：如果不管对什么样的患者都漫不经心地开出 1—2 周的药物处方，或许很难获得像本案例一样的速效吧。

即使治简单的病症，也应就诊疗详加记录

5. 风水案

本乡森川氏，剃剪商柏木氏之儿，半岁许。一日触冒外邪，咳嗽，吐乳，下利，腹满，每夜发热。察之面部浮肿，腹硬满，乃诊为风水。投以小青龙汤，小便大利，诸症霍然而去。时明治十五年四月。

——近世汉方治验选集（13） 山田业广、山田业精《井见集附录》 名著出版 pp. 143—144

秋叶：最后的医案很简短，诊断也是直截了当。“乃诊为风水”，也就是判断患儿得的是风水病。我们在日常的临床上，容易遇上与本案例相似的患者。那么，对这个“风水”，我们应该怎样认识和把握呢？

平马：简单地说，伴有诸多表证所见的浮肿，就被称为“风水”。在此，面部的浮肿、呕吐、腹泻等症状，提示水液的代谢存在问题。在治疗水液代谢异常的方法中，尽管五苓散非常容易被想到，但是本案例的病位还没有达到五苓散证的程度。或许，业精的判断是运用含有麻黄的方药宣肺发散、通调水道，改善水液代谢的效果会更为迅捷吧。

秋叶：麻黄剂在我们以往讨论过的医案中也经常出现。含有麻

黄的处方，就会具有解表的功效吧？

平马：中医学认为，麻黄是向外疏通太阴肺经的经络之气作用力最强的一味药。促进气的循行也就可以促进发汗，从而改善水液的代谢。也就是说，就功效而言，麻黄既可以发汗，也可以利水和利尿。

秋叶：向外疏通的发汗作用，也就是麻黄剂的发表功效。

平马：乳儿吐下之时，判断使用小青龙汤好还是使用五苓散好，是非常重要的事情。在此方面如果能够提高鉴别诊断能力，就会非常有利于临床的应用。

秋叶：对于普通的感冒，一般可以按太阳表证的诊断加以治疗。但是如果无效的话，就需要探寻其他的一些可能性。我常常向年轻的同道建议："切实地进行汉方的诊断，认真地做好诊疗的记录。"如能这样，在疗效不佳时有利于探讨新的对策；参阅其他同道的医案时，也不至于为"这是基于什么样的思考开出的方药"而过多费神。

译著缀语

谈谈《温疫论》与温病学的传日

本回的首则医案，涉及柴胡养荣汤，这是出自明末吴又可《温疫论》的一首名方。对温病学体系的形成和发展做出了巨大贡献的《温疫论》一书，最初于 1737 年传入东瀛，1770 年开始出现该书的日本刻本。因"戾气""膜原"等学说观点和达原饮、三消饮等 30 多首别出心裁的新方用药配伍，此书与《伤寒论》的内容有所差别，

《温疫论》在江户末期的岛国引起广泛关注。其后，日本先后出现了40多种该书的注释本或研究著作。

用于温病后期余热未尽而阴津亏虚证候的柴胡养荣汤，也在日本享有很高的知名度。以至于被称为吉益东洞铁杆弟子的纯粹古方派医家尾台榕堂，在经方之外使用不多的时方中，也每每爱用本方。

柴胡养荣汤的组成：柴胡、黄芩、当归、白芍、生地黄、天花粉、甘草、知母、陈皮。本方主治瘟疫解后，表有余热者；或伤寒经水适断，血室空虚，邪乘虚传入，邪胜正亏，经气不振，不能驱逐邪气者。功效是解肌清热，养营润燥。

在本回中登场的医家山田业广，于明治十二年十一月《温知医谈》第8期中，曾以"《温疫论》总论"为题，对该书作者及其内容发表评论。

其中谈到：主张温疫治疗的吴又可，堪称仲景之后划时代的人物，我们因此而对其心醉……吴氏好用滋阴之法，且不限于在下法之后。他的柴胡养荣汤与柴胡清燥汤等都是柴胡类方，且多与四物汤合方。由于仲景经方中滋阴者甚少，故吴氏之方可补其遗缺。

不过，山田业广认为，不同于《伤寒论》，《温疫论》的内容与方药过于偏激或难解。温疫或温病也都属于广义伤寒病的一部分，故而仲景经方不可轻视和偏废——这实际上也是江户后期日本医家对于吴又可之后清代叶天士与吴鞠通等温病医家学说的态度。《温疫论》之后的中国温病学说未能在日本产生大的影响，是与当时的日本医家更为重视伤寒学术，并因此与温病学说保持了一定距离的历史背景具有关联性的。

第17篇

竹田依方证用柴胡　半井据腹诊选理中

医家简介：下津春抱，江户中期摄津（现在的大阪中北部以及兵库县东南部地区）人，生年不详。号翠松轩。其著书《本邦名医类案》，是一部收载了许多日本近世名医的临床验案集。全书5卷，日本宝永六年(1709年)刊行，冈本一抱序。现代影印本被收录于《汉方治验选集》附录。春抱还是《小儿方汇》的编者下津寿泉之兄。

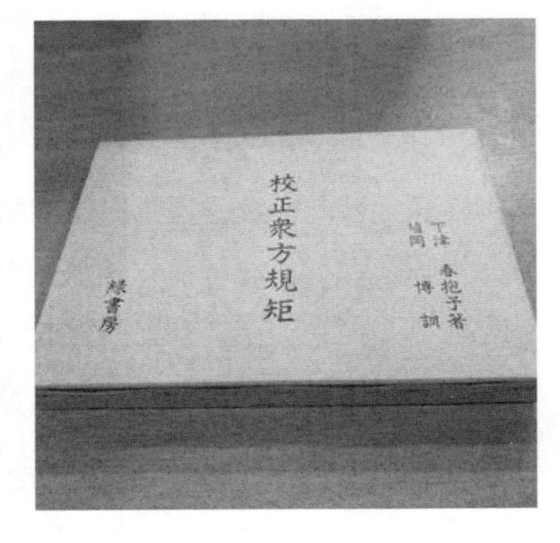

秋叶：本次，是我们江户医案赏析系列的第 17 回。之前，我们从一些名家医著里遴选出许多有趣的医案逐个进行了解读和研讨。从本次开始，我们将调整观点，按照日本汉方医学的历史进程对名医们的医案加以考察。特别是就距今 400 年的江户时代初期，或者江户时代之前的安土桃山时代（1573—1603）以来的汉方医学发展轨迹，通过具体医案的解析而加以系统的梳理与考察。

本次选择了下津春抱编纂的《本邦名医类案》中的医案。在此，我首先想对下津春抱做一简单介绍。他是活跃于江户时代中期的摄津人，号春抱、春抱子或翠松轩。他热心于搜编江户中期以前的名家医案，好像是当时的一位名人。但另一方面，其具体生卒年月不详，至今医界也缺少有关他的学术源流以及门派传承等的生平线索和资料。不过，从名医冈本一抱曾为《本邦名医类案》写序，以及其号中也用了与冈本一抱相同的“抱”字，可以联想到下津春抱与冈本一抱之间，很有可能存在着某种关联。另外，冈本一抱以善于解说复杂的医学理论，特别是以其通俗易懂地解说中国医学的成就而著称，而春抱的著作内容，也是关于病症诊疗的平易解说。由此而可以推测，他或许是冈本一抱的弟子。

本次我们选取的《本邦名医类案》，荟萃了从日本战国时代（15 世纪末至 16 世纪末）到江户初期（1603—1715）许多名医的验案，共计 21 名医家，像竹田定加、半井瑞策、今大路玄鉴（道三）、中山三柳等大名鼎鼎的医家都在其列（参见列表）。我们选取了即使是在现代的日常临床上也经常应用的一些方剂所相关的医案。

1. 伤寒案

壮男患伤寒。恶寒发热，头痛，舌干，胁痛。一医治之未愈，已及十二日。现衄血频出，盗汗，面红而一身壮热。用一方加三品，小柴胡汤加山栀子、生地、芍药。药用八帖而诸证安，但微热不食，与六君子汤。

定加先生曰：此症应知乃恰与小柴胡汤相适者，用八帖诸症愈。但有微热不食，则为六君子汤之擅场。伤寒外邪去，则正气必虚，谨记勿过剂也。六君子汤、补中益气汤、白术散、八珍、十全大补汤之类，宜用于此时保养。

小子问曰：小柴胡汤，原本气分之药。本例血病何以用之？定加翁曰：其方中柴胡、黄芩，专能调血。况所加三味均可解郁热而凉血。此病者，热稍久延而未解，其热迫血而衄。故以小柴胡汤加减。

——近世汉方治验选集（别册）　下津春抱《本邦名医类案》　名著出版 pp. 27—28

血分热与山栀子

秋叶：竹田定加是活跃于战国后期至江户前期的名医，曾经为织田信长和丰臣秀吉服务过。他获得了医界最高的法印叙位。竹田家的医案传世不多，本医案就显得弥足珍贵。壮年男子患伤寒，发病已经 12 天。现有频繁的鼻出血、盗汗、面赤而身热明显。那么，他在最初所表现出来的又是一种什么样的状态呢？

平马：从其最初患伤寒后所表现出来的“舌干”与“胁痛”症状看，当时已经是邪热郁于少阳经。曾有一位医生来看过，但是治疗未能奏效，病症迁延而引发至鼻出血。患者面赤而热以及上部的鼻出血症状，提示热邪已经累及血分，呈现为阳热上亢的状态。进而，把患者的盗汗与全身壮热、面部红赤等症状联系在一起考虑的话，也存在阴虚阳亢的可能性。

秋叶：医案中第 1 行的“头痛，舌干，胁痛”，与《伤寒论》的条文“少阳之为病，口苦，咽干，目眩也”的叙述风格以及内容都颇为相似。不过，前一位医生是如何治疗的呢？

平马：如果是后世派医家用药的话，可能使用荆防败毒散一类的处方吧。

秋叶：这是不考虑邪气已入少阳经，而依然使用解表剂以使之发汗的治法。此时竹田定加受邀诊疗，所选的处方是小柴胡汤加山栀子、生地黄、芍药。他认为患者的临床表现是正与小柴胡汤相契合的。

平马：在此阶段，邪气虽然依然郁阻于少阳经，但已经波及血分，阴分也有耗伤。患者盗汗多，就表明了阴分已经损伤。推测当时的脉象有可能是弦细的吧。为此，竹田定加以小柴胡汤祛少阳之邪，再加山栀子、生地黄、芍药，在清解血分之热的同时滋补阴血。

秋叶：所谓“血分”，听起来似乎还是个不太熟悉的名词。其意是血的范畴吗？

平马：有您所说的那样的含义。

秋叶：那就是说，此时的判断是邪气可能已经进入血的领域，这一点是具有参考意义的。因为有“衄血频出”的症状，能让人感到病情是比较重的。

表 17-1　《本邦名医类案》里出现的医家

医家	生年—卒年
坂净快	?
曲直濑道三	1507—1594
吉田宗桂	1512—1572
半井瑞策	1520—1596
施药院全宗	1526—1599
竹田定加	1546—1607
曲直濑玄朔	1549—1632
吉田宗恂	1558—1610
曲直濑正琳	1565—1611
施药院宗伯	1576—1663
今大路玄鉴	1577—1626
古林见宜	1579—1657
长泽道寿	? —1637
冈本玄冶	1587—1645
野间玄琢	1591—1646
井上玄彻	1602—1686

（续表）

医家	生年—卒年
森艸全	？
中山三柳	1614—1684
林市之进	？—1716
小川朔庵	？
名古屋玄医	1628—1696
〈参考〉吉益东洞	1702—1773

平马：出血的原因有多种。比如由于脾气不足不能摄血，血不循经，引起出血，被称为“脾不统血”，使用归脾汤有效。许多血小板减少性紫癜的患者就属于这一类型。而像本案例这样伴随着感染症的鼻出血，则属于“血热妄行”的类型，也就是血分蕴热，导致血流失常而溢出脉外的出血。

秋叶：原来如此！山栀子一药也存在于黄连解毒汤等清热方剂中，以其寒凉的药性而著称。所用的地黄并非熟地黄，特意选用的是生地黄，其目的也是为了增强清热之力吧？

平马：是的。生地黄清解血分之热的功效是最强的。我想，在此选用它的意义并不是为了补肾。而芍药，根据功效的不同，分为赤芍与白芍两种。本案例所处的时代，日本应该还未将芍药一分为二，当时所用的恐怕是属于赤芍的品种。赤芍药与牡丹皮的功效相似，都有清热凉血的效果。清解血分之热（也就是“凉血”），一般是以生地黄为主而以芍药为辅的。栀子则具有辅佐其他清热药而使之更充分地发挥出作用的功效。例如，在黄连解毒汤里，黄连、黄芩、黄柏分别具有清解上焦、中焦、下焦之热的作用。栀子也配合其中，以增强这 3 味药的功效。另外，加味逍遥散的所谓“加味”，指的就是增加牡丹皮和栀子这 2 味药。在清解肝之血热时，这 2 味药可以巧妙地助力增效。由此而言，栀子自身往往并不担当诸如君药这样的主角，但是它常常出现于需要清热的各种场合而善于充任配角。由于它具有良好的助力增效作用，我戏称之为“清热药中的八方美人（大好人）”。

秋叶：它的加入能使诸药调和，是非常了不起的配角。

平马：在此基础上，栀子还有疏达、通利三焦经的作用，是善于清解肝经、胆经与三焦经之热的良药。在本案例中，为协助生地黄和芍药而配合栀子，或许也含有如此蕴意吧。

秋叶：“帖”作为处方的单位量，1 帖也就是 1 剂，患者共服用了小柴胡汤的加味方 8 剂。竹田定加初诊时，患者发病已经 12 天。服用他的 8 帖药之后，少阳的血分之热得以改善。不过，“但有微热不食，则为六君子汤之擅场”。也就是看到患者还有低热未尽和食欲不振，为使之改善而调方为六君子汤。并且在此告诫后学：由于伤寒，全身会出现以发热为主的多种症状。即使其后邪退症减，被消耗了的正气却还未恢复，所以必须“谨记勿过剂也”。这是由于之前的方药一旦发挥出良好的效果，就容易继续使用下去，但是患者此时邪退正虚的状态已经与当初大有不同，原方再用就有可能会生出虚虚之弊。

平马：所谓“热病”，大家也都应有相关经验。虽然轻微的感冒可以立即恢复，但是重度的流感等大病之后，倦怠感以及食欲不振等症状的恢复就需要一段时间。这是由于在外感病，具体而言是在罹患流感之类的感染性及传染性病症的时候，我们体内的正气要与病邪发生激烈的抗争，在此过程中脾气非常容易受损。针对病后的“微热不食”而选用六君子汤，说明竹田定加将患者当时的状态视为邪正斗争之后的脾气已虚状态了吧。

秋叶：在此可以将六君子汤视为调理善后之剂吧？

平马：应该是的。所谓调理之剂，也根据具体情况而有不同选择。所以竹田定加列举了好几个处方呢。

秋叶：他提示了“六君子汤、补中益气汤、白术散、八珍、十全大补汤之类，宜用于此时保养”。比如在流感缠绵而身体的正气被消耗之后，使用诸如此类的方剂可以补充体力而促进康复。即使是今天，这样的理念和经验也足资我们借鉴。

平马：如果患者表现出以脾气虚为主的话，就可选用六君子汤或补中益气汤；如果表现出的是气血两虚的话，就应该选用八珍汤或十全大补汤了。

秋叶：这是立足于基本的理论和一般诊疗原则之上的最为稳妥的思路与方法，而并非靠什么灵光一闪的奇思妙想所得来的治法。

平马：在日常的临床中，如果按照这样的思路和方法诊治，就可以让患者更快地康复。

小柴胡汤也可用于血分病

秋叶：医案其后的内容是定加回应弟子的提问。与此类似的问答和解说，在《本邦名医类案》里时常可见，这也是该书中非常有趣的一个部分。

平马：可以感受到编著者致力于将医案解说得通俗易懂的良苦用心。

秋叶：这说明该书是以教学辅导、提掖后学为主要目标而编著的。“小子问曰：小柴胡汤，原本气分之药。本例血病何以用之?”这里提到的“气分”，正与方才平马先生解说过的“血分”形成对比。弟子在此对气分药应用于血分病提出了自己的疑问。

平马：要回答本为气分之药的小柴胡汤为什么可以用于血（分）病，其实我们回顾一下在《伤寒论》里多处出现的小柴胡汤，就可以明白它原本就是一首适用范围极为广泛的方剂。小柴胡汤既是柴胡剂的祖方，也是一首可以灵活加减变通的基本方。从《伤寒论》的原文中我们可以看出，为了适应各种不同的状况，书中提示了很多细致入微的有关小柴胡汤加减运用的具体方法。那些都是我们在该方基础上对其加以拓展应用的参考，可以说小柴胡汤是一首极具拓展空间的良方。定加为了清解少阳经的血热，在该方基础上通过滋阴凉血药的加味，就使得该方的适用范围从气分拓展到了血分。

秋叶：“定加翁曰：其方中柴胡、黄芩，专能调血。况所加三味均可解郁热而凉血。此病者，热稍久延而未解，其热迫血而衄。故以小柴胡汤加减。”他本人是如此解释自己加减运用小柴胡汤的理由的。

平马：定加本人强调了柴胡与黄芩原本就有调血功效，在此基础上配合清热凉血的3味药，就更能强化治疗血热的作用了。提到小柴胡汤的适应证，我们每每会想到少阳病、肝气郁结证、肝气不和证、三焦的通调不利证以及在感染性热病中的运用等等，但同时不应该忽视的还有热入血室证。

女性在经期罹患伤寒，月经忽止，该向下流出的血积结于子宫蕴而化热，这就是“热入血室”的状态。按照《伤寒论》的明确提示，小柴胡汤原本就是治疗这种血分病的方剂。所以，有的医家历来主张柴胡不仅能疏肝理气，也有着通调血分的作用。此外，养阴柔肝的白芍，与柴胡之间具有很好的相适性与协调性，作为常用药对和基本的配伍组合，两药合用在调整肝气与肝血方面功效拔群。这两味药的组合，还构成四逆散与加味逍遥散等重要方剂的核心。由此可知，小柴胡汤也可以作用到血分，具有清除血中热邪的作用。地黄、芍药、山栀子 3 味药的加入，更可以令该方清解血热的作用得以充分的强化。

秋叶：本案例起自感染性的热病，我们就其影响到气分以及血分的问题进行了分析。不过，从该病症的发展和演变过程来考虑，它是按照一个什么样的步骤而影响到了气分以及血分的呢？

平马：邪气最初侵犯的是患者的体表，这是由气所守护的部位。如果继续侵入到体内的话，就会从经络进入脏腑或者血脉。比如，在儿科常常会见到儿童的感染性或传染性病症，会伴发有红斑状的皮疹，这就是邪入于血脉而影响到了血分的一个例子。

秋叶：固护体表的正气的防线一旦被外邪突破，首先会表现出气分证。而邪气入里，就会侵害到脏腑和血脉，导致血分证的出现。这样的基本认识，对于选方用药来说，是非常重要的参考。

脾阳虚衰先用附子理中汤温补

2. 伤寒案

一男，岁半百。伤寒四五日，大热谵言。一医用大承气汤二三帖，大便泻下，热渐退。医又用大柴胡汤，热退谵言止。卒然腹疠痛，手足厥冷，脉沉紧。与附子理中汤。用右药二三帖，而腹痛有大验。与六君子汤。

翁曰：此症，他医因寒凉太过，而见中气伐伤，理中汤可也。翁又曰：伤寒之证善后，关系用药之事，人有云为秘中之秘也。假令伤寒里热，当下之症俱全，以承气汤类下之，则壮实之人下后，多用小柴胡汤之类安事。若中气弱者，又老人等下后，腹痛不止，不利，或上气目赤，晡时寒热，脉虚大或沉微，此时则需用补中益气汤。且益气汤补益脾胃，升提下陷之气，于此无它剂可出其右者。然就寒凉之药所伤中气者，仅云以补，手段不足也。须用理中汤，救寒之甚处。言及于此，理中汤之用，乃有秘诀。目标相违，卒尔漫用，旋即可误。云其着眼点，先在于下之后若腹痛，按病人腹之上下，如见小腹脐周有块且痛，此尚有热邪凝结，纵有微利亦须用小承气汤之类也。若用理中汤，则将误人也。又，按腹而上下左右无块，腹中虽缓而痛，咽不干，小水亦频，此用理中汤之目标也。尤当口授。

——近世汉方治验选集（别册）　下津春抱《本邦名医类案》　名著出版 pp. 29—30

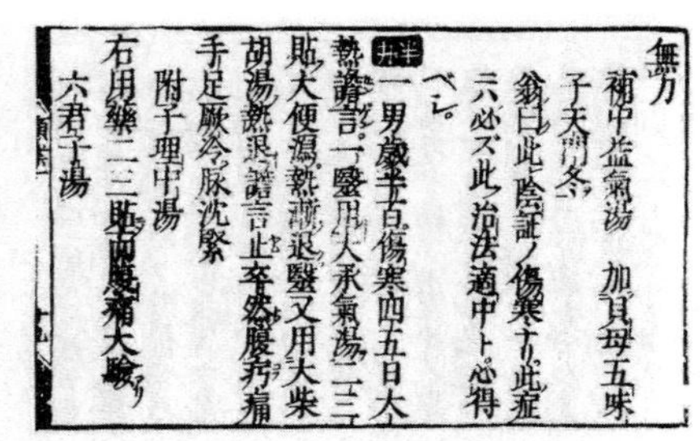
無力
補中益氣湯　加貝母五味
子天門冬ヲ
翁曰此陰證ノ傷寒ナリ此症
ニハ必ズ此ノ治法適中ト心得
ベシ。
半井 一男歳半百傷寒四五日大
熱譫語ス。一醫用ユ大承氣湯二三
貼ヲ大便瀉シ熱漸ク退ク醫又用大柴
胡湯熱退キ譫言止ム卒然トシテ腹疼痛
手足厥冷シ脉沈緊
附子理中湯
右用藥二三貼ニシテ腹痛大験アリ
六君子湯

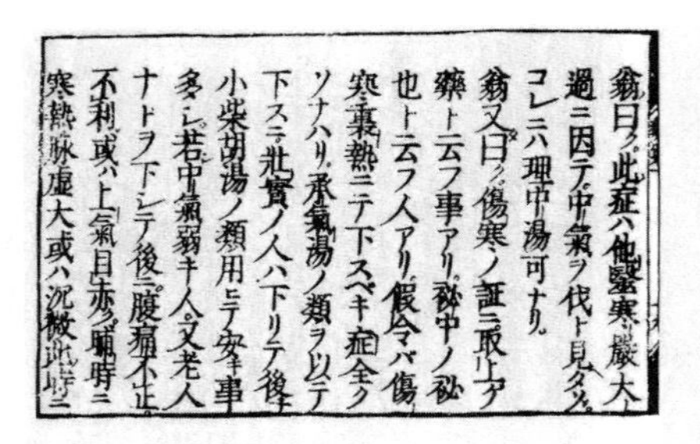
翁曰此症ハ他醫寒ヲ厳大ト
過ニ因テ中氣ヲ伐ト見タリ。
コレニハ理中湯可ナリ。
翁又曰傷寒ノ證ニ取上ア
藥ト云フ事アリ。秘中ノ秘
也ト云フ人アリ。假令ハ傷
寒裏熱ニテ下スベキ症全ク
ソナハリ承氣湯ノ類ヲ以テ
下シテ壯實ノ人ハ下リテ後キ
小柴胡湯ノ類用ヒテ安キ事
多シ。若中氣弱キ人。又老人
ナドヲ下シテ後ニ腹痛不止。
不利或ハ上氣目赤ク喘呼ニ
寒熱脉虚大或ハ沉微此時ニ

29　本邦名医類案 卷之一

《本邦名医类案》(附子理中汤治验)

秋叶：这是半井瑞策的医案。瑞策是活跃于室町时代到安土桃山时代的名医，因他从正亲町天皇处得赐《医心方》的最初传本与通仙院的名号而广为人知。

“岁半百”是指 50 岁。50 岁的男性，被认为患了伤寒病，先是高热谵语，之后猝然腹痛，手足厥冷，病情颇重。医生最初使用了两三帖大承气汤攻下，热随大便泻下而渐退，权且达到了泻法应用的目的，继而转用了大柴胡汤。这给人的感觉有些类似于其后出现的古方派“除恶务尽，斩草除根”的观点和做法，可能是为了彻底地祛邪吧。引起的变化是：谵语止了，发热也消失了。但是，又突发了腹痛，且手足发凉，脉象沉紧，呈现出令人感到有些危急的征象。

平马：最初患伤寒四五天时，见有大热和谵语症状，确实是阳明热结之证的特征。说不定当时也有脉洪大以及大便秘结的表现呢。如果那样的话，使用大承气汤就是妥当的。药用二三帖后，发热渐退而获效，或许当时的医生也感到不宜再用如此的持续强攻，而且经过数天的变化，邪气也已经从阳明波及少阳，所以换方而用了大柴胡汤，因之发热与谵语都消失了。只是，患者突然出现了强烈的腹痛与手足厥冷。其脉沉紧，则意味着里寒亢盛。可以令人联想到出现这种状态，应该是与过用大承气汤和大柴胡汤连续泻下而导致脾中阳气重创直接相关的。

秋叶：在本次的首则医案里，出现过“谨勿过剂”的告诫。如果回顾我们至今讨论过的医案，可以看出受吉益东洞流古方派影响的医家较多应用泻下等攻法。比如像尾台榕堂，就有连续数月一直使用泻下的案例。

平马：祛邪的治疗如果半途而废，确实有可能引发病症的死灰复燃。所以，有些医家强调除恶务尽的理念。今天，如果攻下之法施用过度，可用静脉点滴等多种手段加以纠正和挽回。但在以往，过用攻下的善后调理是一件复杂和麻烦的事情。

秋叶：或许，在此医案里也蕴含着编者下津春抱及他所师从的冈本一抱的学术观点吧？冈本一抱属于后世派的曲直濑道三一派的医家。

平马：很有可能是这样的。无论是竹田定加还是半井瑞策，他们所传承的都是早于曲直濑道三的室町时代（1336—1573）以来的学术传统。了解这一学派的医家在当时已经能够如此善用《伤寒论》的经方，对我们来说非常具有参考意义。

秋叶：也可以说是有些意外！这部《本邦名医类案》收载的内容是名古屋玄医之前的、处于16—17世纪的一些医家的医案资料，而早于这一年代的类似资料现今已经非常少见。诸如甲斐（现在的山梨县）的永田德本，虽然有名有姓地流传至今，但考察其相关内容，也仅仅只是一些传说而已。

回到本医案，我们已经清楚，最初大承气汤和大柴胡汤的连续过用而导致变证出现。对此需要引以为训，并在其后加以纠正和调理。

平马：可以看出，当时的医疗水准还是相当高的呢。

秋叶：很有可能当时的日本传统医学，在中国医学的熏陶下正在重视对于《伤寒论》的研究与应用。

平马：是的。可以看到他们对于伤寒就采用了《伤寒论》的方法加以对应。这理应是师法于中国明代医学的内容。由此，我们也要对引入中国金元医学的曲直濑一流以前的日本医学进行再评价。

秋叶：应邀诊察的半井瑞策，开出附子理中汤的处方。其后，“翁曰：此症，他医因寒凉太过，而见中气伐伤，理中汤可也”，说明了选用该方的理由。

平马：先前的医生过用寒凉的方药，因而戕伤了中焦之气。此气不仅仅是脾气，而是指范围更广的中焦阳气。

秋叶：使用附子理中汤两三帖，腹痛大验而消失，于是换方为六君子汤。说到附子理中汤与六君子汤，这两首方剂有颇多的相似之处。

平马：都是以人参为君药而补脾的方剂。在附子理中汤里，重视用干姜温补阳气。而在六君子汤中，用生姜以鼓舞脾气，但后者并非以温补脾阳为目的的。

秋叶：如此说来，区分脾气与脾阳的不同，是非常重要的。那么为什么最初不用六君子汤呢？

平马：对于脾阳虚衰，需要温补脾胃。由于六君子汤只具有补益脾气的功效，温补作用不足，就需要能温中补虚并缓急止痛的理中汤；还由于患者阳虚不仅引发了手足厥冷，也波及全身，这里为强化温补之力而应用了附子理中汤。

秋叶：因为是为了应急，所以仅用了两三帖。而这两三帖的用法让我很有感触，因为在如此的应用过程中如果不密切观察的话，两三帖过后是应该停止还是应该继续，或许就难以决定而进退维谷了。

平马：当时的医生是登门出诊。所以在病人危重之际，为了密切观察病情和随时应对急变，有时可能就会住到病人家中。

秋叶：可以体会到，当时遣方用药是多么小心谨慎！

平马：那时的医疗尚未普及到平民百姓，只是为一部分特权阶层服务，所以医家必须如履薄冰一样地慎重应对。某种意义上，可以说医生也是提心吊胆地去诊疗的。

以腹诊作为鉴别是否用补的秘诀

秋叶：“翁又曰：伤寒之证善后，关系用药之事，人有云为秘中之秘也。”这句话里的“人有云为秘中之秘也”，是指有非常重要的秘诀。不过，既然是像机密一样重要的秘诀，果真会记录在瑞策的验案里吗？

平马：最初应该是与其同时代的竹田家一样，通过口传心授方式而加以“秘传”的吧。这是只限于在其流派内的门人之间传授的一种形式，或许在经过数十年后，下津春抱获得了这些信息，并最终将它们公之于众了吧。

秋叶：口传的秘诀多为基于临床的经验之谈，十分具有参考价值，在门派之内很有可能发挥了类似于教材的作用吧。即使是今天的我们，读到后也常常会有所感触或受到一些启发。

平马：医案中提示了瑞策作为老师，向年轻门人就秘诀加以谆谆教诲的场景。

秋叶："假令伤寒里热，当下之症俱全，以承气汤类下之，则壮实之人下后，多用小柴胡汤之类安事。"此段话以及此段话之后的内容，说的都是用承气汤泻下之后，继以小柴胡汤等方药调理善后的做法。

平马：是的，在针对阳明热结证而运用承气汤类泻下之后，需要根据患者不同的情况分别施以不同的方法调理。对于壮实的病人，下之后可以选用小柴胡汤类和解善后。用承气汤攻下之后，若中焦未虚，就不必将补脾益气作为调理的重点。由于阳明之邪在经承气汤祛除之后，其余邪可能会退居于少阳经，所以此时使用小柴胡汤也是顺理成章的。不过，这里比起所谓"秘诀"的字面内容，瑞策更想要提示的，或许是小柴胡汤具有调气血与和胃气的功能，它用于承气汤攻下之后的脾胃调理也是行之有效的。

从小柴胡汤的组成来看，柴胡、黄芩确实具有清解肝胆郁热的作用，二药相配成为该方里祛除少阳经邪热的核心药物。方中还有人参、大枣、甘草等调整脾气，半夏、干姜调和胃气。小柴胡汤之中的人参，其使用目标并非补脾气。

秋叶：小柴胡汤中的人参，也可治胃。

平马：小柴胡汤具有调和脾与胃的作用。所以，对于经过承气汤类泻下之后依然壮实之人，使用小柴胡汤来加以调整就已经是足够的了。

秋叶：我的老师藤平健先生，在运用小柴胡汤时，配伍的是竹节人参，我本人也是同样的做法。我们的理解是：方中配用人参的用意只是为了调和脾胃，而并非以其补气作用为主的。

平马：是的，没有必要非选御种人参（高丽参）不可。

秋叶："若中气弱者，又老人等下后，腹痛不止，不利，或上气目赤，晡时寒热，脉虚大或沉微，此时则需用补中益气汤。且益气汤补益脾胃，升提下陷之气，于此无它剂可出其右者。然就寒凉之药所伤中气者，仅云以补，手段不足也。须用理中汤，救寒之甚处。"继"壮实之人"后，这里明确提示了部分体弱之人不用补中益气汤而选理中汤的理由。

平马：中气弱者，下之后腹痛不止、脉呈虚候而见有余热证候时，应该选用补中益气汤。补中益气汤原本就是适用于气虚发热的方剂，对此余热未清状态也正是合用之方。如果属于脾虚，补中益气汤可用；但若是脾胃阳气大伤，就需要温阳，轮到加入了干姜的理中汤，必须以人参和干姜相配，补中温里回阳。

秋叶："言及于此，理中汤之用，乃有秘诀。目标相违，卒尔漫用，旋即可误。"这段话是在强调使用理中汤的时机。接下来则像是掰开揉碎、通俗易懂的具体说明，腹诊在其中的应用也很引人注目。

"云其着眼点，先在于下之后若腹痛，按病人腹之上下，如见小腹脐周有块且痛，此尚有热邪凝结，纵有微利亦须用小承气汤之类也。若用理中汤，则将误人也。又，按腹而上下左右无块，腹中虽缓而痛，咽不干，小水亦频，此用理中汤之目标也。尤当口授。”解说细致详实而易明。

平马：当时已经有如此成熟的腹诊技术应用，着实令人吃惊。本医案传授了通过腹诊来鉴别是否该用补法的秘诀。我们从中看到，如果脐下有硬结和压痛，就提示有热邪的凝结。即使患者当时大便溏软，也应该以小承气汤泻下邪热。如果从腹候上再也看不到邪实之象，而且口渴、小便不利等余邪存在的证候也消失了，才可使用理中汤温补。这些都是非常合理的鉴别之处。

秋叶：确实是像您所说的这样。在今天对于腹诊的认识上，流传着腹诊似乎是到了 18 世纪 40 年代的吉益东洞时才突然横空出世的说法。本医案则提示我们，早在吉益东洞之前，腹诊已经在日本的临床上加以应用了。为此，我感觉本案例作为史料文献，也具有重要的参考价值。如果当时腹诊已经用于临床，那么日本的汉方医学史也必须要改写一笔。

平马：是的。我们本次的医案探讨所涉及的竹田氏、半井氏，都是以曲直濑道三为代表的后世派成为日本汉方医学主流之前的著名医家。与编纂了大量医著，通过办学和出版而发挥启蒙作用的曲直濑流派正好相反，竹田氏、半井氏则为固守家学、家传，不遗余力地保守着秘术。他们因此遭到曲直濑流派的许多抨击。因为这一缘故，医界至今对于他们的评价不高，这是有失公允的。我们通过对上述两则医案的赏析得悉，竹田氏与半井氏在古方派诞生的 150

年以前就已经在精熟地运用张仲景的经方，这实在是件非常令人惊叹的事情。由此我们也感到，那一时代的医学，还应该有许多值得我们借鉴和汲取的地方。

秋叶：刚才有关补中益气汤与理中汤鉴别的解说，简明而直指人心。如果我们能够进一步关注和研究那一时代的医疗情况，或许日本的汉方医学史也将有所改变。如此一来，其后许多医家的诊疗观点以及方法的来龙去脉或许也能得以澄清，我认为这是非常重要的事情。

译著缀语

日本的历史分期与中国不同

本篇的医案，均出自下津春抱的《本邦名医类案》。正如在开头的人物小传中所介绍的那样，《本邦名医类案》是一部收载了许多日本近世以来名医的临床医案集。不过，需要注意的是，日本的“近世”并非指近代，日本关于“近代”的含义，也与中国有所不同。

在欧洲和日本，历史分期一般分为古代、中世纪、近世、近代（现代）四个阶段。日本史学者将江户时代（又称德川时代，1603—1868）定义为近世，这是江户幕府（德川幕府）统治下的时期，从庆长八年（1603）德川家康被委任为征夷大将军而在江户（现在的东京）开设幕府时开始，到庆应四年（1868）大政奉还后结束，为期 265 年。这一时期，征夷大将军是实际上政权的控制者、国家的最高领导人，天皇不过是被幕府架空甚至被监控的象征性元首。

而日语中的近代，则指江户时代之后、明治维新以来到今天的历史时期，大致相当于中文里“近现代”的含义。日语中的近代化，在中文里是“现代化”的意思；而日语中的“近代都市”，在中文里的意思则是“现代城市”。

日语中也用“现代”一词，指1945年日本战败至今的年代。所以，在历史分期上，日本也有将明治时代的开始（1868）到1945年期间称为“近代”，而将1945年以来称为“现代”的说法。

第 18 篇

观览东瀛名医类案　考察古今诊疗思路

医家简介：下津春抱，详述见前文。

单味人参补益气阴

1. 伤寒案

一男，岁古稀，患伤寒。头痛，发热，身痛，恶风。一医用麻黄汤数剂而如汗浴，热犹盛，终日昏冒不省人事。虽有微言，却难分明。脉洪数。与复脉汤。

翁曰，初发见太阳之症，他医用麻黄汤数剂。此乃老人，汗下之法应舍而勿用也。予与独参汤二三帖，病者鼻梁微汗出，气力有复，亦张目识人。翌日起，渐可食少量稀粥。其后用补中益气汤加减，经数日而痊愈。

——近世汉方治验选集（别册） 下津春抱《本邦名医类案》 名著出版 pp. 30—31

秋叶：我们接着上一篇，继续就下津春抱汇编的《本邦名医类案》中的一些医案加以赏析。我们先来看半井瑞策的案例。70 岁的男性，患伤寒。一医投以麻黄汤之后，病情反而加重了。

平马：年至古稀，已是高龄，麻黄汤这样的辛温峻汗之剂本当慎用。当初患伤寒而有头痛、发热、身痛的症状，看似属于麻黄汤证。然而，病人并非恶寒，而是恶风；说不定那时其脉象也可能并非浮紧，而是浮缓。如若这样，就应该使用桂枝汤、参苏饮之类方药，麻黄汤会导致发汗过量。

秋叶：病人服用麻黄汤后汗出如浴，这正是《伤寒论》中明确告诫过的“不可令如水流离，病必不除”的发汗方法。

平马：如此发汗过误，导致邪气不解反而正气损伤，热盛入里，引发意识障碍，而且脉象洪数，貌似是邪入阳明之证。

秋叶：这里处方名虽是复脉汤，但是其后所述的却是独参汤。

平马：复脉汤一般是指炙甘草汤，但是在本案例里并未见到炙甘草汤的踪迹。由此推测，这里是以单味人参而复脉，也就是将独参汤视为复脉汤了吧。

秋叶：是这样。

平马：虽然此时脉洪数，但也有可能属于重按则无根的虚象洪脉。如果真是那样的话，可以理解为是因为使用了麻黄汤发汗过多而损伤了气阴，患者陷入气阴两虚的状态。对于气阴两虚证的治疗，代表方有人参、麦门冬、五味子组成的生脉散，以及别名为复脉汤的炙甘草汤。人参既是补气功效最强的药，也兼具滋补阴液的作用，如人参在白虎加人参汤以及麦门冬汤中的用法。而此处为了应对麻黄汤发汗过多而损伤气阴的紧急状态，权且选用了效专力宏的单味人参，而用以补救气阴。

秋叶：独参汤属于一种急救疗法。在读本案例的时候，我联想起新井白石的《折柴之记》，这是他的自传随笔。该书的序言里，作者谈到其父亲也曾经因病于伤寒而致人事不省。在束手无策的病情危急关头，有一位医生也是运用独参汤挽回了他父亲的性命，情节与本医案十分相似。

平马：用独参汤 2—3 帖后，半井瑞策密切观察病情的变化。医案中的鼻梁微汗出，或许是经过邪正斗争而正气获胜的一个征象。如此这般的动态观察，真可以说是细致入微！也正是经过这样的精心诊疗，患者按照预期的那样开始恢复意识和气力，第二天也渐渐地有了食欲。

秋叶：根据鼻梁汗出而判断正气得复，这也是一种经验的秘诀。上一篇我们讨论的医案中也有类似的秘诀存在，半井瑞策的临床常常关系到细微之处。

在使用独参汤的基础上，他换方以补中益气汤进行善后调理。

平马：比起人参汤（理中汤），用补中益气汤的目的大概是希望能够更温和、更平缓地调补身体吧。这样的步骤和方法，也很值得我们参考。

秋叶：本医案的观察与描述都非常细腻，我至今还未见过与其相似者。

平马：我也感觉像是第一次见。

秋叶：上次我们讨论过的半井瑞策医案，也是纠正误治的案例，那时是承气汤的泻下过度所致。本次则是使用麻黄汤而发汗过多的案例。“一医用麻黄汤数剂而如汗浴”，误治的结果使病人一时陷入危重的状态，所幸得益于恰当的挽救之法，病人最终化险为夷。误汗与误下，自古以来就是临床上常见的治疗失误，此医案堪为教材。

由耳前后肿而选用小柴胡汤

2. 伤寒案

一男，患伤寒。热甚而头痛项强，耳前后肿，筋脉拘急，身痛，胸膈痞满。一医用败毒散未效，汗出更多，心中咳逆，呕不欲食，脉七动微弦。与小柴胡汤。

上药用六帖，诸证愈大半。大便五六日不通，以小柴胡汤加大黄。

上药二帖大便通，诸证愈。但食而无味，微咳。转用六君子汤。

驴庵先生曰，此证虽大便不通，承气类不宜用。

——近世汉方治验选集（别册） 下津春抱《本邦名医类案》 名著出版 p. 31

秋叶：此例还是半井瑞策的医案。篇幅短小，但是内容丰富。败毒散经常出现，这是一首什么样的处方呢？

平马：这是一首出自宋代的《小儿药证直诀》或者《和剂局方》的处方，也被称为人参败毒散。后世派医家当时多用之治疗感冒以及伤寒一类的病症。

秋叶：医案中提到用败毒散后“汗出更多”，该方也有发汗作用吗？

平马：是的，而且该方剂里还配伍了益气的人参。可惜没能发挥作用。

秋叶：病情与该方不相符吧。这“脉七动”又是什么意思呢？

平马：医者的一息（一呼一吸）之中脉搏跳动 7 次的意思，5 次以上就为数脉，“脉七动”是相当明显的数脉了。

秋叶：哦，是这样。瑞策在此使用了小柴胡汤。

平马：患者最初表现为胸膈痞满，心中咳逆，呕不欲食，脉数而微弦等症状。不必多说，这些都是小柴胡汤证的依据。不过，我认为确定为小柴胡汤证的关键，应该是耳前后肿的表现。对此，我们可以参照《伤寒论》原文第 231 条的内容：“阳明中风，脉弦浮大而短气，腹都满，胁下及心痛，久按之气不通，鼻干不得汗，嗜卧，一身及目悉黄，小便难，有潮热，时时哕，耳前后肿，刺之小差，外不解，病过十日，脉续浮者，与小柴胡汤。”这里明确提示了小柴胡汤可用于耳前后肿。耳的前后是少阳经循行的部位，从这一症状可以想到邪气是郁于少阳胆经与少阳三焦经。尽管在耳的前侧也有阳明胃经的走行，但是耳之前后的病位，就成为一个极富有特征的诊断要点。

秋叶：由此而论，流行性腮腺炎也可以其发病部位为依据而可选用小柴胡汤了。在本医案中，使用小柴胡汤 6 帖后果然见效，几乎所有症状都消失了，唯余大便不通。

不用承气汤类方，而用小柴胡汤和胃气以调整排便

平马：邪热结于阳明，治用大承气汤，这是众所周知的。不过，在《伤寒论》第 230 条有如下内容："阳明病，胁下硬满，不大便而呕，舌上白苔者，可与小柴胡汤。"也就是说，治疗大便不通，还有可用小柴胡汤的情形。

接在本条文后面的内容还有"上焦得通，津液得下，胃气因和，身濈然汗出而解"。其义是：三焦经畅通而上焦顺遂，津液就可由中焦下行。由此胃气调和，邪气也随着身体的濈然汗出而得以消解，说的是小柴胡汤发挥功效的机理。由此而言，小柴胡汤原本就有通过和胃气而通便的作用。

进一步，我们还可以再来看看这之前的《伤寒论》第 229 条："阳明病，发潮热，大便溏，小便自可，胸胁满不去者，与小柴胡汤。"这段内容是说小柴胡汤通过调和肝胆与脾胃，也可治疗下利。与方才提到的第 230 条所说的该方用于便秘的情况，正好形成对照。其实，如今临床上经常运用加味逍遥散这样的柴胡剂治疗肠易激综合征。而且无论是便秘还是腹泻，加味逍遥散都能见效。其原理，应该与小柴胡汤是非常相似的。

秋叶：以往，曾有古方派医家就是以您刚才提到的《伤寒论》内容为依据，使用小柴胡汤治疗小儿的排便异常。

平马：所以，瑞策在此不用承气汤强力攻下，而以小柴胡汤加大黄调整排便。由此，大便得通，诸症得解。

秋叶："驴庵先生"是瑞策的别号。他所抱有的也应该是同样的想法。所以，他在医案里还特意叮嘱："此证虽大便不通，承气类不宜用。"最后的调理，则使用了六君子汤。

平马：诸证虽然平息，但是食而乏味，轻咳残存。对此需要补益脾肺之气而加以调理，选用六君子汤应该就是出于这一目的吧。

以防风通圣散清肝胆之热

3. 上焦痰火案

一男，岁三十。禀赋壮盛，常饮酒，嗜厚味。仲春，上气甚而面恰如朱。两耳鸣，聋而全不闻声音。脉弦且实。用防风通圣散。

玄鉴先生曰：此上焦痰火甚之症。总可别为少阳、厥阴热盛，通圣散可也。

道三先生又曰：予祖传，凡俄而耳聋，头郁冒，香苏散与小柴胡汤二方合用之，有百发百中之效。用药之心，委细可见诸医案杂记也。

春抱曰："俄"之一字，用药之眼也。

——近世汉方治验选集（别册）下津春抱《本邦名医类案》名著出版 pp. 164—165

平马：玄鉴，应该是指继承了曲直濑玄朔的第3代曲直濑传人今大路玄鉴。此医案中的患者，是强盛的壮年男性，且有常饮酒嗜美食的习惯。这提示患者的饮食习惯易造成痰饮内生。

秋叶：当时的所谓"厚味"美食，具体而言有哪些呢？

平马：那时候肉类食品不多，主体应该是鱼。在京都那边，高卡路里的鰤鱼应该是可以享用的吧。

秋叶：也就是说鱼可以归到厚味一类之中。此外，油炸食品在当时也应该时常可见了。

平马：搞不清患者耳部的症状最初是如何发生的。仲春，是指春季的3个月里中间那个月的时节，也就是阴历的2月，现在阳历的3—4月。此时是天之阳气易于上亢的时期，阳热上亢则可引发耳鸣、耳聋。患者的病症大概是突发性耳聋，或者是合并了中耳炎一类的感染性疾病。玄鉴将此诊断为上焦痰火亢盛之证。从耳的症状与脉的弦实而判断，患者处于厥阴经与少阳经的热盛状态。

秋叶：对此而选用了防风通圣散。

平马：用防风通圣散来清肝胆之热，这并非一般性的想法或做法。玄鉴自身在解说中提到："总可别为少阳、厥阴热盛，通圣散可也。"这可能是曲直濑门派独特的应用方法。防风通圣散，为表里双解之剂，常用于感受风热之邪所形成的表里俱实状态。在本案里则用于清除肝胆之热和痰火，这属于一种非常特殊的用法。取得满意的疗效，实在是难能可贵。

秋叶：其后，引用了曲直濑道三的口传秘诀：耳聋突发且见头重昏蒙时，香苏散与小柴胡汤合方有百发百中之效。小柴胡汤与香苏散的合方在曲直濑道三所著的《众方规矩》中也可以看到，这样的口诀是非常有趣的！

平马：是的。少阳经热邪亢盛而引起突发性耳聋的可能性是确实存在的。针对少阳的邪热上升于耳和头部所引发的听力减退以及头重昏蒙症状，小柴胡汤具有和解作用。香苏散则可更进一步疏达少阳经气，与小柴胡汤相配合而一起发挥协同功效。

秋叶：接下来有“春抱曰：‘俄’之一字，用药之眼也”。是说把握“俄”字所蕴含的突然、突发之意，理解适应证是突发性的病症，乃是选用香苏散与小柴胡汤的合方能够取效的关键所在。

刚才提到，本医案中防风通圣散的应用是与该方原本用法有所不同的。后世派的一贯堂门派的创立者森道伯先生，就以善于灵活地将防风通圣散用于多种病症的治疗而著称。

平马：防风通圣散是针对停滞于体内的邪气，通过发汗、利尿以及通便方法，祛邪外出的方药。如今，生活方式不当导致现代许多人的体内痰饮、瘀血以及湿热等诸邪丛生并相互混杂。要改善这种状态，防风通圣散也大有用武之地。

秋叶：森道伯先生将停滞于体内的各种邪气称为“脏毒”，而防风通圣散就是针对脏毒而应用的方剂。

平马：在应用之际，要注意到如果攻伐过度，有可能会损伤正气。

秋叶：防风通圣散里含有大黄和芒硝，与承气汤也有类似之处。所以不可贸然使用。从药物构成上看，它是以清热药为主的方剂。

平马：因有清热作用，所以阳虚有寒者不宜使用。近年来风行防风通圣散减肥法，许多人甚至把它视为一种减肥药，我想还必须要把握其恰当的用法与适应证。

秋叶：防风通圣散是日常用药，希望各位同道在应用时加以留心。

由脉象判断邪正斗争起于体内

4. 疟疾、痿痹、疮疖案

一壮夫，患疟，半载手足痿痹。足最甚，步履不能。又，右膝上生一疮疖，其痛难忍。十余日后，肿约三寸余，已溃而脓出向愈。又，膝下亦生疮疖，肿痛，脓出而久不愈。右脚之痿痹益甚，筋痛难动，枯瘦羸弱。晚间发热，自汗，盗汗，饮食不进。一医，用补中益气汤、十全大补汤、六味丸等药。前证未灭，左足膝上又生疮疖。脉沉细且迟，肾命门反似有力。与大防风汤。

上方，附子减半，十余帖。用之饮食进，自汗、盗汗止。服二十余帖，热退，疮疖尽愈。服至百二三十帖，痿痹去，手足如常。后又同六味丸相间而服，全瘳。

春抱按之，大防风汤乃治气血两虚而兼挟风湿、以至痿躄不能行者之圣药。今华阳子疗病男，其脉沉细且迟，肾命门反似有力者，此气血俱虚，下焦湿热之候，大防风汤为最中的之法。先医用药，唯气血两补，未兼用泻邪。此其无效之缘由，毁程明祐之处也。

凡庸医施治，多隔靴搔痒之类。

——近世汉方治验选集（别册）　下津春抱《本邦名医类案》　名著出版 pp. 219—220

秋叶：这是中山三柳的医案。患者的病情缠绵，经过多种治疗而难愈。梳理其病变经过，最初的病情应该是一种什么状态呢？

平马：壮年男性而“患疕”，提示他最初患有某种感染性的疾病。病情迁延半年后，手足肌力减退，出现麻痹以至于步行困难。而且从膝上开始在膝盖周围生疮化脓，出现反复痛剧而溃脓的难以治愈状态。

中山
一壯夫患疕半載手足痿痺
足尤甚而不能步履又右膝上
生一癰瘍痛不可忍十餘日後
腫大方三寸餘已潰膿出愈又
膝下生癰瘍腫痛膿出久不愈
右腳痿痺增甚筋痛難動枯瘦
羸弱晩間發熱自汗盜汗飲食
不進一醫用補中益氣湯十全
大補湯六味丸等藥前証未減
左足膝上又生癰瘍脉沉細而
遲腎命門却似有力
　大防風湯
右方附子減半十餘貼用之飲
食進自汗盜汗止二十餘貼而

熱退瘡瘍盡愈百二三十貼而
痿痺去手足如常後又六味丸
相間服全瘳
　春抱案スルニ大防風湯ハ氣血兩
虛シ風濕ヲ挾ミ痿躄トナリ不
能行者ヲ治スルノ聖藥也今華
陽子療スル病男其脉沉細ニシテ
遲腎命門却テ有力ニ似タリト
此氣血共ニ虛シ濕熱下焦ニアルノ
候大防風湯尤的中ノ治法ナルベ
シ先醫ノ用藥氣血兩補而已ニテ
瀉邪ヲ兼ル事ナシ此其効ナキ
所以ニシテ程明祐ノ所毀ナリ凡ソ
庸醫ノ施治手隔靴搔癢ノ類ナリ

219　本邦名医類案　卷之五

《本邦名医类案》（大防风汤治验）

在此过程中，患者越发枯瘦并衰弱，表现出夜晚发热、自汗、盗汗、食欲不振等症状。因为在糖尿病患者的病情进展时常常能够见到这些症状，所以我不由得高度怀疑本例患者也具有糖尿病史。

秋叶：的确，我们站在现代医学的角度，很自然地就会联想到该患者或许有糖尿病史，因此才不断引发诸多的症状。

平马：在中山三柳接手之前，某医生一直致力于补虚拯衰。但是尽管用过补中益气汤、十全大补汤、六味丸等方药，却依然是“前证未灭”的状态，未能见效。

秋叶：医案里的“肾命门反似有力”，说的是脉象吧？

平马：中山先生诊察发现，虽然各部脉沉细迟，但是肾之命门也就是右侧尺脉部位却意外地感到有力。“肾命门反似有力”，亦即前医由于患者体衰而使用了六味丸等补药，这自然是认为病人存在肾虚。但是，显示命门也就是肾阳的脉象现在反而是有力的，这一点让中山先生感到了可疑。我推测，当时中山先生或许觉得患者体内的邪正斗争已经波及肾脏了吧。

秋叶：选择用大防风汤，就是基于这样的判断吗？

平马：大防风汤是用于痹证的常用方药，其在补益气血和肝肾的同时，还具有祛除经络之风寒湿邪而止痛的功效。皮肤的疮疖溃脓是令人痛苦的症状，不过本患者的主要症状则是之前就存在着的痿躄、手足肌力减退与麻痹。对于这样慢性迁延病症，运用补气血、强肝肾之法图本缓补，一步步地引导患者走向好转。与此同时，原本顽固而难治的皮肤疮疖，也逐渐消失。

考察大防风汤的组成，有人参、黄芪、当归、川芎等药。在此基础上如果再加桔梗，此方就会与千金内托散的组成十分相近了。也就是说，大防风汤中含有类似于千金内托散的方意，同样也蕴含“内托”疗法的功效。所谓“内托”，原本是外科或皮肤科运用的促使溃脓以及排脓，并促进肉芽再生、溃疡修复的一种疗法。

秋叶：如此说来，选择本方时，他同时兼顾了改善疮疖化脓的问题。

平马：或许他也考虑到了要利用方里的黄芪和当归，达到托疮生肌的目的。

运用大防风汤，在补气血的同时祛风湿

秋叶：医案的最后部分，是春抱自身的详细解说。

“春抱按之，大防风汤乃治气血两虚而兼挟风湿、以至痿躄不能行者之圣药。今华阳子疗病男，其脉沉细且迟，肾命门反似有力者，此气血俱虚，下焦湿热之候，大防风汤为最中的之法。先医用药，唯气血两补，未兼用泻邪。此其无效之缘由，毁程明祐之处也。”最后，他还对此前并非恰当的治疗进行了痛切的批判。不过，您认为他的见解如何呢？

平马：正如春抱所言，“大防风汤乃治气血两虚而兼挟风湿、以至痿躄不能行者之圣药”。在今天的临床上，我们依然在这样使用。其后提到的“华阳子”，指的是中山三柳。春抱继续评述：“其脉沉细且迟，肾命门反似有力者，此气血俱虚，下焦湿热之候。”正像我

们刚才推想的那样，他是从命门之脉反而显得有力这一征象，判断出邪正相争有可能发生于肾。为此，他认为选用补益气血和肝肾，同时还具有祛风湿作用的大防风汤才是最合适的方剂，这也是其最终取效的缘由。

秋叶：刚才提到的祛风湿，也就是祛邪吧。相形之下，纯补无泻的补中益气汤以及十全大补汤等为什么无效，也就清楚了。这样一来，具有祛风湿作用的防风在大防风汤中的重要性，以及大防风汤之方名的由来，我们也都能体会到了。接下来，他提到了一位名叫程明祐的中国先人，这是一位什么样的人物呢？

平马：程明祐其人，生平不详。不过，在明代李梴的《医学入门》首卷收载名医及其相关言论的“历代医学姓氏”部分，可读到程明祐关于阴阳补泻之理的如下一段论述：“人皆知补之为补，而不知泻之为补；知泻之为泻，而不知补之为泻。阴阳迭用，刚柔互体，故补血以营荣，非顺气则血凝；补气以助卫，非活血则气滞。”

根据《医学入门》的提示，程明祐字良吉，号岩泉，是明代安徽歙县的医师。当时与歙县邻近的新安地区文化水准很高，尽管深处于偏僻的黄山南麓，但却是进士、举人以及名医辈出之地。

说到新安的名医，有《石山医案》的作者汪机（1463—1540），《赤水玄珠》的作者孙一奎（1522—1619），《名医类案》的作者江瓘（1503—1565），《伤寒论条辨》的作者方有执（1523—?），《医方考》的作者吴崑（1552—1620?），《医方集解》与《本草备要》的作者汪昂（1615—1695?），《医学心悟》的作者程钟龄（1679—?）等等，不胜枚举。其中也有很多被招入宫廷而担当御医者，担任过清朝太医院的院判并受敕命而任太医院医学教材《医宗金鉴》核心编纂人物的吴谦（乾隆年间）也是来自那里。

程明祐的前述医论因《医学入门》的收载而得以流传。《医学入门》在江户时代的日本曾被多次刊行，是一部广为人知的中医著作。所以，上面提到的程明祐的医论，或许也被许多医家奉为格言了吧。

秋叶：医论的内容富于概括性和启发性，给人以学习教科书的感觉。

平马：即使是今天，读来也是很容易理解的。冈本一抱是一位善于将中国医学的各种理论，按照日本人的习惯进行通俗解说的人。他是近松门左卫门的弟弟，被称为近世最知名的畅销书作家。下津春抱则被视为他弟子系的人物，说不定春抱也是以将事物加以深入浅出的解说为生的人吧。

秋叶：从他写了很多书这件事来看，确实有您所说的那种可能性。下津春抱总结了大量的医案，我们若能仔细分析其内容，有可能会得到相当多的富于启发性的资料。

平马：当时，各藩的藩医子弟们纷纷前往京都修行，进入医学塾学习。说不定春抱当时也有可能担当了医学塾教育的经营者之类的工作。

秋叶：是的，那应该是有可能的。所谓医学塾，应该是如同今天的高考补习班一类的机构。我们想象在江户时代的这一时期，有如此这般的社会需求，真是件有意思的事情。对于下津春抱《本邦名医类案》所涉及的先哲业绩，我感觉有必要继续进行挖掘和探究，并加以更客观的评价。

译著缀语

1. 驴庵先生考

据说，半井瑞策曾经到中国的明朝留学。其间，因为治好了皇亲的病，得到了中国皇帝的赏识，得赐一匹毛驴。他由此自号“驴庵”，并为此自鸣得意。这一奇闻，在日本成为逸话。半井瑞策回到日本后，做了宫廷御医，而且获得了最高的医阶法印之位。

关于半井瑞策与驴庵，更详细的内容可以参照本系列丛书之一《日本汉方医学与中医学——主要流派及诊疗特点》中“汉方医学形成以前的‘证’与‘治’”部分。

2. 平马先生对于新安医学的考察

在本篇的医案讨论中，读者或许会感受到：平马先生对于安徽新安医学流派的名医事迹颇为熟悉，介绍起来可谓如数家珍。平马先生渊博的中医学知识并非仅仅来源于文献，许多是通过他多次远赴中国各地访问，在与中国众多的中医专家交流以及在各地亲身的考察中逐步获得和积累起来的。

译著者戴昭宇曾在日本东洋学术出版社日文版《中医临床》杂志编辑部任职，1995—2003 年期间，曾经每年一度与平马先生、东洋学术出版社的山本胜司社长、东京临床中医学临床研究会事务局长加藤久幸先生等一起，作为日本东洋学术出版社与东京临床中医学研究会联合交流团的成员，在南京中医药大学黄煌教授的亲自指引和安排下，先后前往南京、江阴、苏州、常熟、孟河、芜湖、合肥等江南各地采访和交流。其中芜湖与合肥之行，目的就是为了考察新安医学的源流与现状，并向日本医学界加以报道。以下两幅图即为在安徽芜湖与江苏南京采访交流时所拍摄。

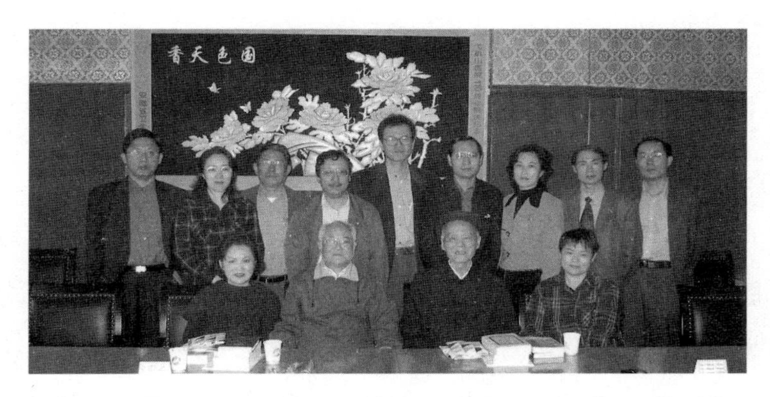

图中人物：李济仁（前排左二）、尚志钧（前排左三）、黄煌（后排左一）郭秀梅（后排左二）、山本胜司（后排左三）、平马直树（后排左四）、加藤久幸（后排左五）、戴昭宇（后排右一）

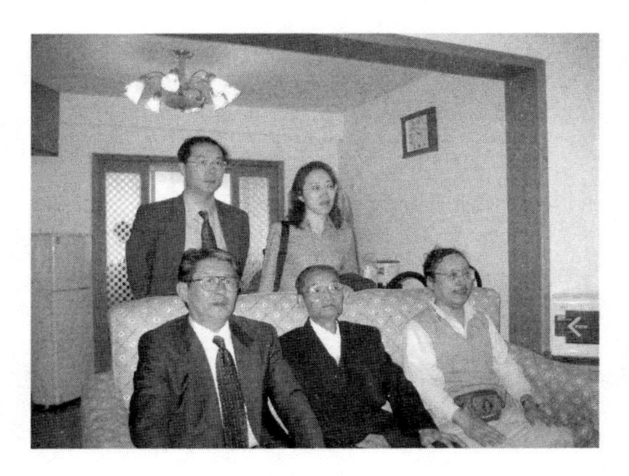

图中人物：许济群（前排左二）、山本胜司（前排左一）、平马直树（前排右一）、戴昭宇（后排左一）、郭秀梅（后排左二）

第19篇

后世派探源曲直濑　察证与辨证本一脉

医家简介：曲直濑道三，1507年（日本永正四年）生于京都。名正盛或正庆。字一溪、虽知苦斋、盍静翁，号宁固，院号翠竹院，后改称亨德院。10岁入江州（滋贺县）守山的天光寺，13岁转入相国寺为喝食。22岁时入下野（栃木县）的足利学校。1531年（享禄四年）与田代三喜相逢，入其门下。1545年（日本天文十四年）回到京都，专心于医术。创设启迪院，致力于培养医学人才。代表作有《启迪集》，以及《切纸》《药性能毒》《出证配剂》《遐龄小儿方》《泪墨纸》《云阵夜话》等多部。1594年（日本文禄三年）殁。

曲直濑玄朔，1549年（日本天文十八年）生于京都。名正绍，通称玄朔，后被袭名为第二代道三。号东井，院号延命院、延寿院。第一代道三的妹妹之子（外甥）。自幼失去双亲而受道三养育，1581年（日本天正九年），迎娶道三的孙女而成为养嗣子，继承曲直濑家的门户。1595年（日本文禄四年），因将军丰臣秀次剖腹自杀而受牵连被流放于水户（茨城县）。1598 年（日本庆长三年），因为治疗后阳成天皇而被赦免返回京都。1608 年（日本庆长十三年），受召为将军德川秀忠治疗而赴江户，受赐邸宅与药园地，自此在江户与京都间往来。1632 年（日本宽永八年）殁于江户。代表作有根据他从 28 岁至 58 岁的 30 年间的诊疗记录而整理的《医学天正记》，此外还有《延寿撮要》《十五指南篇》等等。

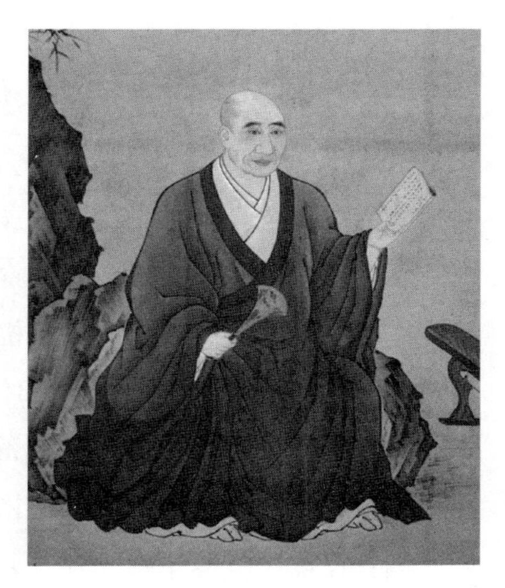

曲直濑道三肖像
1577 年（道三 70 岁），狩野永德绘，
武田科学振兴财团杏雨书屋所藏

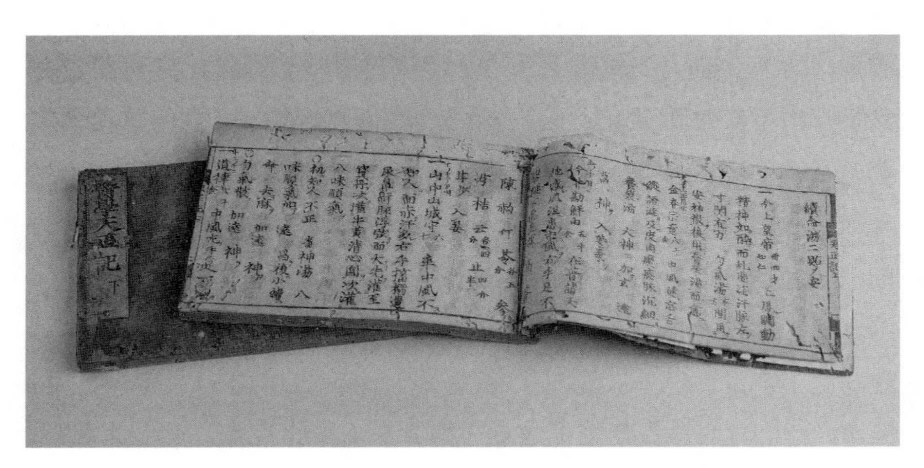

《医学天正记》上下 2 卷，庆长十二年（1607 年）成书，日本宽永四年（1627 年）刊行

现代汉方医学的源流

秋叶：如今，说到平成时代（1989—2019）所运用的现代汉方医疗，其原点无疑主要是来自江户时代。其实，源头还可以更进一步地向前回溯，直到日本的安土桃山、室町以及战国时代。据说在1498年，赴中国留学了12年的田代三喜，将当时最为先进的明代医学带回日本。对于岛国来说，他的学术观点新颖，也非常有价值。只是，由于当时日本的政治与文化中心在关西的京都，那之前发生的“应仁之乱”导致京都一片荒弊，田代三喜回国后的最先落脚之地选择了关东的镰仓。其后他辗转于下总国的古河（现在的茨城县古河市）以及武藏野国（现在的东京都、埼玉县、神奈川县的一部分），在关东一带行医。在田代三喜博得德高望重的医名之后，曲直濑道三作为他的弟子而投于其门下。道三尽得三喜医术的真传，并且是青出于蓝而胜于蓝。他追随在三喜身边学习了10多年后返回京都，开设了旨在进行医疗教育的启迪院，培养出大批医生，成为继田代三喜之后将中国金元时期以来的医学加以日本化的日本后世派的核心代表。与此同时，曲直濑道三与许多大名、小名以及将军家族（藩据诸侯）等当时的风云人物，甚至与天皇家族等等都结交并建立起了广泛的联系。道三得享高寿，他一边周旋于时政与权贵，一边筑立起在日本医学史上堪称为第一个流派的山头。

平马：曲直濑道三回到京都后，在当时以竹田家系为代表而群雄林立的医学名家中，之所以能够脱颖而出并跃升为日本医界的泰斗，所倚靠的不仅是他在医学专业领域的才能和学识，还有他卓越的人品与辩才，以及与当时的上流阶级、武士、巨商等各方周旋的高超的社交能力。正因如此，社会上对他医学水平的评价也是不断地水涨船高，无论是堺地（现在的大阪）还是京都，他深得巨贾、天皇家族以及武将诸侯们的认可，手边也得以能汇聚大量从中国输入来的昂贵医书，最终以他汇编的著作《启迪集》为标志的曲直瀬流医学流派的形成，也就是水到渠成的事情了。

秋叶：曲直瀬道三身后的接班人有曲直瀬玄朔、冈本玄冶等，他们一门的用药形式以及用药量，都与我们今天颇为相近。尽管他们以金元时期以来的时方应用为特点，但是也运用小柴胡汤等经方（古方），对于今天的我们来说内容上也是容易理解的。今天从曲直瀬道三的《出证配剂》与曲直瀬玄朔的《医学天正记》中择取数例医案，在此加以探讨。

1. 阴虚咳嗽案

咳嗽久而不愈，午后必甚。阴虚微热，上气，声嘶，喉燥，痰涎带血，盗汗多出，羸瘦，饮食无味，二便微秘。咳则胁痛。

脉弦细、沉涩而五动。

十六味。紫苑中，牡丹皮中，柴胡中，当归中，芍药中，黄柏中，贝母中，阿胶中，瓜蒌根中，麦门冬中，肉桂中，玄参小，龙胆小，青黛小，藿香中，地黄中。

——近世汉方治验选集（1）　曲直瀬道三《出证配剂》　名著出版 pp. 195—196

秋叶：在原文里，药名有时会像旁注一样以小字添写到其所要针对的证候的旁边，读来非常有趣。处方部分的中或小，是指药量吗？

平马：中或小，我想应该是指调剂时所用药匙（药匕）的大小吧。

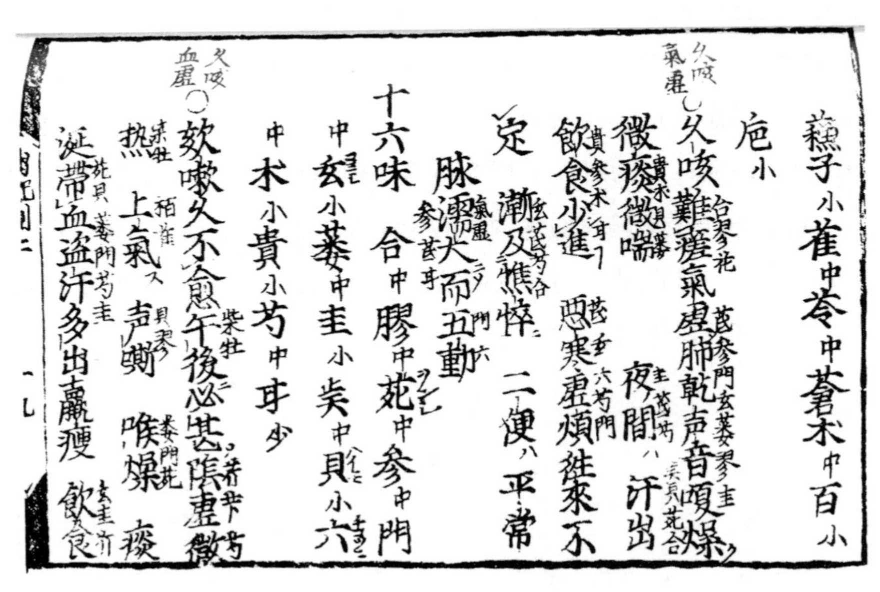
久咳氣虛
蕤子小 雀中 苓中 蒼朮中 百小
危小
久咳難瘥氣虛肺乾声音嗄燥
微痰微喘 夜間汗出
飲食少進 悪寒虛煩往來不
定 潮及憔悴 二便平常
脉濡大而五動
十六味 合中 膠中 菀中 參中 門
中 玄小 蔞中 圭小 蒺中 貝小 六
中 朮小 貴小 芎中 芽少
久咳血虛
欬嗽久不愈午後必甚脈虛微
熱 上氣 声嘶 喉燥 痰
涎帯血盗汗多出羸痩 飲食

《近世汉方治验选集》(1) 曲直濑道三《出证配剂》 名著出版

秋叶：那就是指中匕、小匕了。另外，我记得安井广迪先生曾经在学会上介绍过曲直濑道三“察证辨治”的诊疗方法论，认为其内容与现在中医学所强调的“辨证论治”是一线贯穿的，这一点也非常引人注目。

平马：曲直濑道三在向正亲町天皇进上的《启迪集》序文里也曾写到，他将自己的诊疗体系用“察证辨治”四字加以表述。这是他将中国明代医学的精华巧妙地加以提炼和概括的结论，他的“察证辨治”体系与当时的中国医学是相通的。而现代中医学强调和重视的诊疗体系，与那时依然是一脉相承的，中文用“辨证论治”四字表达。我觉得，我们可以将曲直濑道三的“察证辨治”与中国的“辨证论治”视为同义语。不过，应该指出的是，尽管察证辨治与今天的辨证论治属于同一体系，但这是道三在中年以后深入钻研大量的中国医籍的基础之上总结出来的。这一诊疗形式或许与之前他年轻时跟随田代三喜时所学的方法是有所差异的。

秋叶：您的这番话，让人对曲直濑道三的老师田代三喜的诊疗方式也要感兴趣了。

平马：我们看本医案，整体上被诊断为肺阴虚，这就是察证。而与此相应的下一步操作，就应该是选择相应的方药进行治疗了。这里针对各个症状而分别选药加以对应的方式以及书写方法，就与田代三喜完全一致了。

秋叶：在田代三喜所著的《三归回翁医书》等书中，我们确实可以看到有将患者的临床表现与所选的用药以线相连而加以对应的写法。

平马：曲直濑道三应该是从年轻时代开始就接受了这样的训练，并将这一方法沿袭和保持下来。

秋叶：这种做法的前提是，需要切实地把握好各种药物的药性，据此才能针对患者的临床表现而选药组方。医案中由16味药组成的处方显得相当复杂，与今天我们所常用的148种日本医疗用汉方制剂相比，使用了许多似乎是现在日本汉方界并不太常用的药物。

平马：虽然与他处方相近的现代常用成方一时难以找到对应者，但是在可以说是曲直濑流的处方集《医疗众方规矩》的咳嗽门中，我们能举出其第一个处方“清肺汤”来与本医案里的处方加以比较。在此还要说明的是，曲直濑流的“清肺汤”，与今天我们所常用的出自《万病回春》的清肺汤，组成上有所不同。前者方中的当归、芍药、地黄、麦门冬、紫苑（菀）、阿胶等药，与本案例所用处方中的药物相同。以此“清肺汤”作为治疗咳嗽的原方和基本方，依据患者还有阴虚微热与盗汗的特点，为强化原方清虚热之力而加用了牡丹皮、黄柏、玄参、龙胆、青黛等药，组成了16味的方剂。不过，在原方或基本方的基础上进行药物加减而组方的做法，并不是唯一的。对于道三来说，他更通常的做法是，根据患者的各种临床表现而选用不同的药物加以对应，并由此组成处方。具体到本医案，对应咳嗽“午后必甚”而用柴胡、牡丹皮；对应“阴虚微热”而用当归、地黄、芍药、牡丹皮；对应“上气”而用黄柏、藿香；对应“声嘶”而用贝母、阿胶；对应“喉燥”而用瓜蒌根、麦门冬；对应“痰涎带血”而用紫苑（菀）、贝母；对应“盗汗”而用瓜蒌根、麦门冬、芍药、肉桂；对应“饮食无味”而用玄参、肉桂、当归；对应“二便微秘”而用当归、牡丹皮、芍药、麦门冬、藿香；对应“胁痛”而用柴胡。其药物与症状一一对应的细致程度，简直有些令人吃惊！

秋叶：翻检曲直濑道三所编的《众方规矩》感冒门，其中有如下内容：“香苏散（香附、紫苏各6，陈皮3，甘草1.5，入生姜、葱白煎用），治四时之伤寒、感冒、头痛、发热、恶寒以及内外两感之证。春月宜用本方探病，香附、紫苏各6，陈皮3，甘草1.5。右药中入生姜、葱白水煎服。”其后，该书还提示了“头痛加川芎、白芷（芎芷香苏散）”，“头痛如裂加石膏、葱白”，“偏正头痛加细辛、薄荷、石膏”等许多加味的用例。这表明，他也运用按照原方或基本方进行加减的方法。虽说他的察证辨治与今天的辨证论治几乎是相同的，但是受到时代或地域等因素的制约，他仍需要发挥个人的卓越才能，才能使中国的诊疗理念和方法得以实现日本化吧。

平马：道三留下了丰富的案例，我们有必要加以更全面的分析。或许，考察一下他的学术观点以及诊疗方法是否随着年代的推移有所变化，也应该是一个有意思的课题！

秋叶：这的确是今后的课题。

茯苓四逆汤纠正误治

2. 伤寒案

天正十七年四月，八条殿（六宫，八岁，式部卿亲王）患感冒发热。其初，由通仙瑞策驴庵、瑞庆父子诊疗，未效。及竹田定加法印诊时，发斑出而热尚甚。后又有盛芳院净庆、牧庵两人协商处方进上，早朝服药，至晡时八条殿恶寒、身冷、脉绝、鼻息变凉，时诸医技已尽。民部卿法印召予，命尽述此病证之缘由及诊疗方略。予曰：“所见乃伤寒四逆之证也。但其寒毒之甚，实不如药毒之甚为故也。须用四逆汤。”诸医唯唯。

予取药箱中所携《医林集要》四卷逐一示与竹田、驴庵、祐乘、上池，且经民部法印确认，进言：“应与茯苓四逆汤。”民部法印冷斥众医曰：“无一人有用。皆须候而静观，有变即报”。遂亲自煎药与服。一服之后御脉微显；二服之后脉之神气全调，四肢变温；翌日平安。其后，再呈调养之药，经十余日而复原。时关白大相公秀吉公，感动之余，以御马赠予。

——近世汉方治验选集（2）　曲直濑玄朔《医学天正记》　名著出版 p. 7

秋叶：曲直濑玄朔在其著作《医学天正记》里，收录了很多自己的医案，其中许多都具有研究价值。本案例被选辑于“伤寒之部”，载录于天正十七年（1589年）4月，“八条殿”亲王时年8岁。

平马：玄朔是承袭了曲直濑道三门派的第二代传人，此时的曲直濑医学已经成为日本的主流。不过，有资格担当天皇家族亲王等人治疗之职的医生，从室町时代以来一直都是医界的名家，有着法印或法眼等头衔。因伤寒而感冒发热的童子亲王，召来大名鼎鼎的名医轮番诊疗，早晨服过药，到了黄昏时分，却“恶寒，身冷，脉绝，鼻息变凉”，至此各位医生都感到无计可施了。

秋叶：众人们感到这下子可糟糕了，这种变化是治疗不力还是疾病本身所导致的呢？

平马：这一医案是玄朔亲自总结的，我们从中可以读出他似乎有些愤怒的情绪。虽然其中提到的“民部卿法印”具体是何人难以详细考定，但是极有可能就是竹田定加。此人召唤玄朔，以命令的口气说："你来把有关这一病证的来龙去脉和应该如何诊疗，向大家直截了当地解释一下！"其态度是相当傲慢的。尽管如此，玄朔当时还是直言以对："这应该是伤寒的四逆之证。"从恶寒、身冷、脉微细、呼气变凉等症状，我们确实可以看到患者呈现了阳衰寒极的状态。不过，对于出现这一状态的原因，玄朔也毫不客气地尖锐指出："但其寒毒之甚，实不如药毒之甚为故也。"其意是说，走到阳气衰微的这一步，并非病邪本身所为，主要原因还在于因治疗失误所引发的药毒，令伤寒陷入四逆之证。进而，他明确提出，唯有四逆汤才是对证之方。聚集在那里的几位医生除了不得不说"应该如此"之外，也别无他言。

秋叶：如同戏剧一般，很有场面感！

平马：他的文章写得就像是精彩的故事。接下来他还从所携带的药箱里取出《医林集要》一书，翻检到相关部分而让在场的御医对其中的内容一一过目。

秋叶：他让大家看的，对于那些御医来说是容易理解的内容吗？

平马：他的目的主要还是为了展示自己处方的依据，让各位名医明白在中国权威性的医书上是有着如此记载的。因为就曲直濑流派而言，《医林集要》是一部重要的看家医书。我们如果分析一下曲直濑道三所著的《启迪集》，就能够看到该书引用刘纯《玉机微义》的次数最多，其次是虞抟的《医学正传》，而引用王玺《医林集要》的次数之多也达到了第三位。可以说，该书是构成曲直濑医学流派基本框架的一部重要著作。

秋叶：如此一来，他开处方就有了充分的依据。

平马：是的，这一举动应该是包含了“如果有谁敢说茯苓四逆汤不合适，就请马上说出来”的意思，以及回避自我责任的用意。于是，地位最高的法印亲自按玄朔的处方煎药，并举行向亲王进呈药物的仪式。其结果是“一服之后御脉微显”，也就是阳气开始有所恢复；“二服之后脉之神气全调”，阳气一下子就恢复过来了。因为患者是个孩子，所以恢复得很快。“脉之神气全调，四肢变温”，“翌日平安”。好起来也是势如破竹，危机大致就此烟消云散了。在此急救中发挥了力挽狂澜作用的是茯苓四逆汤。不过为什么在四逆汤类中，特意要选用茯苓四逆汤呢？玄朔没有提示其依据，有些难以推测。玄朔熟悉《伤寒论》的许多经方，他也经常向弟子们强调“伤寒法仲景”。只是，我们可以推想的是，他对于《伤寒论》的研究并非直接学习原著，而是间接地通过明代各种医著之中的“伤寒门”而钻研仲景心法的。为此，恐怕他是翻开了《医林集要》的伤寒门里关于四逆汤的内容，并以之作为依据而展示给众御医看的。然而，该处对于运用四逆而温阳救逆的方法仅仅写有“用四逆之辈”，并没有提到茯苓四逆汤。

秋叶：如此说来，决定用茯苓四逆汤，是玄朔基于自身学术经验的考虑？

平马：少阴病阳虚至极时，应该使用四逆汤。以四逆汤加茯苓和人参构成的茯苓四逆汤，其特点主要在于茯苓与人参具有什么样的作用这一点上。从《伤寒论》茯苓四逆汤的条文来看，其要点应该是在于“烦躁”症状的有无。

秋叶：日本的古方派也强调，如有“烦躁”，则属于茯苓四逆汤证。

平马：如果追究引起烦躁的原因，应该是误治或者邪盛导致的阳气衰微。与此同时，误汗或误下也导致津液亏虚，也就是阴虚状态的出现。中医学认为，烦躁常常作为阴液损伤的一个信号。而阴与阳双方俱虚的衰微至极状态，就是茯苓四逆汤证。因为茯苓具有养心安神的作用，能直接解除烦躁，所以才加用了它。那么为什么又选用了人参呢？有观点认为，在此时用人参，并不是为了让其发挥大补元气或补中益气的功效。而是像在白虎加人参汤或者生脉散、麦门冬汤里的人参那样，主要目的应该是为了滋补和固守津液。

如果按照患者病重时所表现出的“恶寒，身冷，脉绝，鼻息变凉”，选用四逆汤也算是合理的。所以，作为一种推测，本医案里或许疏漏而未记茯苓四逆汤的使用依据。还有一种可能性是，最初担当治疗的御医，说不定为了退热而曾经过用了发汗或泻下的方法。

秋叶：御医们最初使用了什么不恰当的方法以至于病情如此严重，这一点是很令人感兴趣的。

平马：一般而言，寒毒很重的状态正是四逆汤的主要适应证。然而，过度的发汗或泻下又导致阴液损伤，我推测这才是选用茯苓四逆汤的主要理由。

秋叶：由此而言，玄朔的选方并不是随意的。在四逆汤的类方中挑选出茯苓四逆汤，有着非其莫属的相应理由。

针对阳明与少阳合病而用大柴胡汤

3. 阳明少阳合病案

天正十七年夏，伏见殿（中务卿亲王）患伤寒。始三日祐乘坊、其后三日驴庵、再后三日竹田定加法印轮番诊治。发热不止已过八日，舌焦唇裂，谵言撮空，大便五日未通，诸医皆辞退。予与之大柴胡三帖。出黑粪数丸，谵言止。继以小柴胡加减与之，三日而精神渐回，十日则气朗惺惺。

——近世汉方治验选集（2） 曲直濑玄朔《医学天正记》 名著出版 p. 7

秋叶：接下来的案例还是伤寒。天正十七年夏的诊疗，内容非常简洁。

平马：患者还是亲王，自室町时代成名的御医们，祐乘坊、半井驴庵、竹田定加等等像走马灯一样轮番登场来治。与前例的诊疗相同，天正十七年的时候竹田定加好像是在御医中排在首位的。他们本来是各自值班3天，轮流担当诊疗。但因为都没有治好亲王的病，于是对接下来的诊疗就纷纷退缩，无人再愿出面了。在这种情况下，玄朔被召唤去了。

秋叶：医案中所提到的御医，个个都是大名鼎鼎的名医。推想他们当时用过的治疗方法，是一件很有趣的事情呢。

平马：发热持续，舌唇焦裂，这些都是燥热亢盛的表现。还有，谵语与精神异常，提示着热邪侵犯了阳明经。加上大便不通，这些就具备了阳明病的特点。于是玄朔就使用了大柴胡汤3帖。如果光看上面的症状，似乎更容易让人想到要用承气汤，但是接下来看到其后选用的是以小柴胡汤进行善后调理，这就提示患者兼有少阳病的征象。有关大柴胡汤的适应证，诸如少阳与阳明的合病或并病等等，至今医界有各种各样的见解。如果我们分析一下该方的药物组成就会清楚，该方的治疗重心是在少阳与阳明之间偏近于阳明的。具体的理由是：大柴胡汤是由少阳病的基本方小柴胡汤，减去健脾益气与和解少阳的人参、甘草，加入通过泻下而清热和胃的大黄、枳实、大枣、芍药而组成的。为此，在阳明热盛同时还残留少量的少阳证候时，选用大柴胡汤才是最为恰当的。

秋叶：也就是说，在该方的配伍当中，柴胡、黄芩这一对还是不可缺少的。听您方才的解说，我想起了藤平健先生对于《伤寒论》里柴胡剂的讲义内容。先生将柴胡剂称为少阳病的药，例如大柴胡汤、柴胡加龙骨牡蛎汤、小柴胡汤、柴胡桂枝汤、柴胡桂枝干姜汤等等，认为它们在功效与职守上各有微妙的差异。其中大柴胡汤的适用范围是以阳明为主的，也就是以阳明为主而兼有少量少阳病的状态；柴胡桂枝汤则是以太阳病为主而兼有少量少阳病的状态；小柴胡汤则是少阳病的正方。

平马：在构成柴胡剂核心的药物中去掉补脾气的人参、甘草，代之以泻降阳明热邪的承气汤成分大黄与枳实，这样大柴胡汤的功效与特性，与原来的小柴胡汤相比就大有不同了。

秋叶：这一例的治疗是直截了当而痛快酣畅的，玄朔也是通过这样的成功案例积累，而逐步走向巅峰的。

依据脉象准确地言中预后

4. 疟疾案

蜂屋兵库助（号为后升殿出羽之侍从）患疟疾，已发三次。初驴庵门弟友竹治之。召予，予与以柴、桂、槟、青、陈、朴。翌日乃发作日，诊其脉。昨晨脉沉濡，今朝浮脉也。病人曰，今日疟发将甚。友竹亦诊脉而曰，今将最甚。予曰，今日应安稳。若问如何，间日之脉，或其前发病日之晨脉，乃沉濡也。今朝之脉反见浮滑。病内伏于里，遇时而发。今既病浅而脉浮，大略知其安稳而可言也。其日未见发作，自此病情平复。

——近世汉方治验选集（2）　曲直濑玄朔《医学天正记》　名著出版　p. 15

秋叶：这是一例有关疟疾的医案。从脉象而言预后，结果正如所料，很有意思。此处所说的“疟疾”，与西医所称的应是相同的吧？

平马：我觉得应该是相同的。当时海外商贸已经活跃，日本与吕宋（今菲律宾）、泰国、安南（今越南）等东南亚各地的贸易纷纷展开，所以从南方也带回了许多传染病。而疟疾作为日本的地方性流行病之一，发病也增多了。

秋叶：的确，在我们读到的当时的医案里，疟疾时常出现。在我刚刚成为医师的昭和五十年（1975）前后，我供职的病院就遇到一位患了疟疾的复员兵。此外，我也诊疗过从海外来日本的工人，他们在海外得了疟疾并把它带到了日本，病情表现出周期性的发作。

平马：如今日本的商务人员大量前往东南亚等地，由于当地的卫生状况较以往有了很大的改善，所以近年来带回疟疾的人数也已经大为减少了。

秋叶：却说本案，一位疟疾第 3 次发作的患者，最初是由其他医生治疗的，可能是因为没有见效，就请来玄朔。处方以柴桂槟青陈朴之后，翌日玄朔又去诊察。

平马：患者当时已经能够判断自身的发作规律，所以说："今天将是恶寒与发热厉害的日子。"但是因为脉诊所见是浮脉，玄朔则说今天应该不发热。原因是昨天（发作前一天）脉为沉濡，提示了邪气内伏的状态。关于这第二天早晨脉象浮上来的机制，解释其实可以各种各样。因为脉浮上来了，或许有人会将此考虑为即将开始发热的征兆。不过，那样的话，脉象应该是浮而见弦脉，表现为邪正剧争的亢进有力之脉。然而，现今并非那样有力的脉象，所以玄朔的感觉或许是邪正之争高峰已过吧。于是他将患者当时表现出的浮脉，解释为正是里邪出表、邪正之间的争斗缓和而欲相安无事的征象。所以他才能够预言病情已经缓和，今天应该不会再发热了。

秋叶：疟疾的治疗，称之为“截疟”；彻底治愈，则被称为“断根”。医案中没有详细解说当时脉诊的情况，那时的脉诊在临床上是如何进行的呢？

平马：我想应该是仿效中国诊法吧。

秋叶：也就是重按与轻按，以及三部九候的脉诊法吗？

平马：我想大致应该是那样的吧。

秋叶：那么也要将寸关尺的不同脉位，与脏腑联系起来而论脉吗？

平马：也会有那样的做法。不过，就伤寒之类的外感病而言，就不一定处处与脏腑相联系而论。而是主要将整体的脉象与病位是在表或在里联系起来加以诊断。

瘧疾九

一陽光院殿、御年近四旬瘧疾三發、二日ニ一發、召予依殿下之命在大坂、備前宰相公御内儀煩依テ也、故半井通仙軒御葯進上、服葯之後又三發、々日之朝、通仙截葯ヲ進上、色散葯也、服藥之後、半時許而心中惕々而精神如醉、一身班紋出、吐血數婉、而經二時許而忽薨玉フ、通仙色ヲ變ノ、山科葯ハ誰モ所持ナキヤト云、傍ノ人ノ曰、サテハ今朝ノ截葯砒霜ノ入タルナルヘシ、惣別半井ノ家ニ瘧ノ截葯ノ秘傳ニ、砒霜ノ入タル丸藥アリ、是ハ粉葯也、丸藥無之故俄ニ粉藥進上ノ如此、半井流ヲ傳受シタル人語ラル、

一蜂屋兵庫助、後升殿號出羽侍從患瘧疾、既三發、初驢菴門弟友竹治、召予、予柴桂梹青陳朴ヲ與テ、翌日發日之其旦脉ヲ診ルニ、昨日ノ朝脉ハ沉濡、今朝浮脉也、病人ノ曰、今日瘧甚シカラント、友竹モ亦脉ヲ診メ尤甚シカラント、予曰、今日落ヘシト、如何トナレハ、間日ノ脉、又其前之發日ノ朝脉ニハ沉濡也、今朝ノ脉常ニ反メ浮滑也、病裡ニ伏メ時ニ發スルニ、今既ニ病淺ノ脉浮、大略落ヘシト知テ言、其日不發作而即平復、

一河島佐右衛門、患瘧既三發、二日一發、々則寒戰甚、後大熱悶亂躁擾、時八月中旬、新採常山製七寳飲如法、酒水各半煎、露呈下一宿、發日ノ早冷服、至午後少進冷粥、即落平安、

一是菴、二十餘歳瘧三發、寒熱汗出、七寳飲　如法冷服即落、

《近世汉方治验选集》(2)
曲直濑玄朔《医学天正记》
名著出版

秋叶：是表是里，是弦是滑，或者是洪大等等，临床上要如此

加以区分和判断。由此而言，玄朔在诊察中是非常细致地进行脉诊的。在本案例里，他主要是依据脉诊而对预后作出了非常准确的判断，这一点很令人赞叹。

运用白虎汤加味和补中益气汤治疗中暑

5. 中暑案

二十余岁男子，暑热头痛。发热汗出，衄血，尿赤，便泻，烦躁，脉虚数，先与白虎加术芍。烦闷不止，夜热甚，尿色稍薄，便泻，再与医王而瘥。

——近世汉方治验选集（2）　曲直濑玄朔《医学天正记》　名著出版 p. 63

秋叶：这是个中暑的案例，内容非常简洁。中暑是由于不耐夏日的高温而引起的病症。

平马：是的。广义而言，夏季的多种感染症也常常被视为中暑或暑病。暑邪有暑热与暑湿的不同，一般的治疗原则是祛除邪气，也就是“祛暑”。比如曲直濑流的处方集《医疗众方规矩》中暑门里，首先推荐使用的是像十味香薷饮、李东垣的清暑益气汤这样以气阴双补和清热利湿并行的方剂。不过，我们看本案的患者，其中暑的临床表现是头痛、发热、汗出、鼻血、尿赤、便泻，而且呈现出烦躁以及脉虚数的症状，暑中之热的特点非常明显，而暑中之湿几乎未见。

秋叶：从其症状来看，并非单纯的物理性原因造成的中暑，而是一例具有感染性特点的外感病案例。

平马：如果从患者的头痛、发热、大汗出、尿赤和烦躁等症状判断，其正是与白虎汤证相合的。但是病人还有衄血、泄泻症状，其证从整体上看与白虎汤证还是有所不同的。所以，单用白虎汤原方不能解决问题，这应该就是加味使用术、芍的理由吧。白术可缓急而止泻，而当时所用的芍药是赤芍还是白芍并不清楚，不过应该是赤芍的可能性大。如果使用的是赤芍，则会有清热凉血的作用；如果使用白芍的话，则可能发挥和血止血的功效。由此而言，可以说白虎汤加术芍这一处方能够基本对应患者的大多症状。不过，我们必须注意到，该方与患者的病症之间，还存在并不相合之处——那就是脉的“虚数”。脉“数”所提示的应该是发热不退，而脉“虚”则是与白虎汤证相抵牾之处了。

秋叶：如果不是洪大一类的脉象，那么从本质上而言，其证与白虎汤并非相合吧。

平马：玄朔最终选用的处方是“医王”，也就是补中益气汤。从治疗经过看，患者服过白虎加术芍后，表现出“烦闷不止，夜热甚，尿色稍薄，便泻”的症状。其中的腹泻是之前就有的，而尿色则从红赤变得浅淡，说明里热有所减退；夜热明显，则提示虽然还有表热，但里热较之前有所减轻，所以小便也色淡一些了。而泄泻表明脾气虚，由此也提示本例患者并不是白虎汤所适用的阳明实热证，而应该是脾气虚所导致的气虚发热证。我推测，导致玄朔最终诊疗的判断思路，大致应该是这样的吧。他因此用补中益气汤加以治疗，果然取得了良效。

秋叶：分析他的诊疗过程与思路，对于我们的临床来说非常具有参考意义！

平马：是的。这是比日本的古方派登场要早大约 200 年的事情，表明当时已经对仲景的经方有广泛应用了。

秋叶：这是一例非常具有说服力的医案。曲直濑玄朔的《医学天正记》，实在是一部易读而有趣的医案集。

译著缀语

1. 察证辨治与辨证论治

日本接受中国中医学的诊疗原则并主张于诊疗时确立“证”的观点者，一般认为最早是田代三喜及他的弟子曲直濑道三。前者被视为后世派（日本金元医派或“李朱医派”）的鼻祖，后者则被称为后世派的“中兴之祖”。不过，说到论“证”，有三喜之师月湖所著的《类证辨异全九集》，其后三喜著有《辨证配剂》，曲直濑道三则著有《察证辨治启迪集》。

由三喜和道三确立起来的日本后世派，所重视的学术核心之“证”，源于《黄帝内经》，而选方用药则多吸收金元医学思想，特别是李东垣与朱丹溪的学说。

说到曲直濑道三，虽然他有著作多种，但内容基本上是对各种中国医籍内容的摘编或汇编。据统计,《启迪集》一书广泛引用中国医籍近 200 种。另外，据译著者考证，曲直濑道三的“察证辨治”的提出，比明代周之干在《慎斋遗书》中“辨证施治”的提出，仅仅晚了一年。

2. 日本汉方的药证相对与方证相对源头

译著者考证,“药证相对”首先是由朱丹溪提出的。这里的药，指方药，应该也包含“方”的概念，亦即“药证相对”与“方证相对”是同义语。

在症状旁边加注对应药物的做法，从日本的可见文献考察，似乎是由田代三喜首创。

第20篇

玄冶得效继承发扬　抚今思昔山高水长

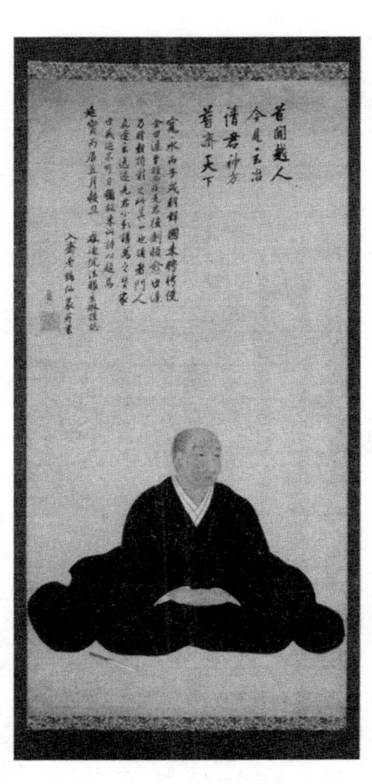

冈本玄冶肖像　武田科学振兴财团杏雨书屋所藏

医家简介：冈本玄冶，1587年（日本天正十五年）生于京都，名宗什，后改名诸品。字陶室，号启迪庵或启迪院，玄冶是其通称。年少时始习典籍，及长，入门于曲直濑玄朔掌管的启迪院，逐渐崭露头角。娶玄朔之女，并继承其医学。1614年（日本庆长十九年），拜谒德川家康。1618年（日本元和四年），得叙授法眼医位。1623年（日本元和九年），应第3代将军德川家光之召而赴江户。1628年（日本宽永五年），得叙授最高医位法印，其时也被正式赐授启迪院的院号。之后隔年在江户与京都轮住，作为家光的侍医而被重用的同时，也深得朝廷的信赖。此外，他作为启迪院的主宰者而勤于教育，培养出众多弟子。其著作有门人笔录的《玄冶药方解》《玄冶方考》《家传预药集》等。1645 年（日本正保二年）殁。

深受《万病回春》影响的日本

秋叶：本次我们来讨论冈本玄冶《玄冶得效配剂》中的医案。著者冈本玄冶是上次讨论过的曲直濑玄朔的高徒，也是他的女婿。玄冶作为第 3 代将军德川家光的侍医的经历也是广为人知的。

平马：正像秋叶先生刚才介绍过的那样，冈本玄冶深得德川家光的信赖与重用，他在现在的东京日本桥人形町玄冶店周围获得家光赏赐的土地。玄冶在那里建起联排的长屋并用于出租，这片有着玄冶店铺的区域由此就被称为“玄冶店”了。冈本家好像连续数代都在当地维持那片产业。冈本玄冶原本出身于医学世家，年轻时进入玄朔所主宰的启迪院后，不久便崭露头角。玄朔门下有众多优秀的弟子，而玄冶是其中最为杰出者，所以他才能够成为主流学派的核心人物与继承人。

秋叶：作为后世派的代表人物，田代三喜、曲直濑道三、曲直濑玄朔与冈本玄冶，可以说在源流上一脉相承。

平马：在曲直濑玄朔所处的时代，不断有新的医著从中国输入日本。于是玄朔就选择其中的重要著作，让自己的门生各自分工研究。比如他让长泽道寿研究《医方考》，让古林见宜研究《医学入门》，让冈本玄冶研究《万病回春》。

冈本玄冶本人除了对《万病回春》有深入研究之外，他在医学其他领域也还有广泛的造诣。说他的学术受《万病回春》的影响很大，也是千真万确的。他的弟子甲贺通元所著的《古今方汇》成为后世派的标准处方集，其中收录了大量出自《万病回春》的方剂。此外，在现代日本汉方常用的处方中，《伤寒论》和《金匮要略》的经方数量居于首位，其次便是源自《和剂局方》与《万病回春》的处方。

秋叶：您提到的这些很耐人寻味。中国的《万病回春》传入后，日本就开始受到其作者龚廷贤学术观点的影响。那么，在《万病回春》所处的明代，与其之前的时代相比，中国医学又有哪些不同的特点呢？

平马：明代之前，是金元时期。中国医界以"金元四大家"的名医辈出为标志，出现了一场医学的革新运动。"金元四大家"里的朱丹溪是最晚出的一位，他的学术思想直至明初依然在中国医界占据主流。丹溪学说传入日本后，也给予曲直濑一门以极大的影响。

秋叶：说到朱丹溪的学术观点，最有名的是关于"阳有余，阴不足"的学说吗？

平马：是的。不过，到了明代中叶之后，又出现了以薛己和张景岳为核心人物的"温补学派"。该学派与朱丹溪注重滋阴的观点有所不同，他们更重视培补阳气，善用人参、地黄、附子等药。龚廷贤也应该属于"温补学派"，只是其观点并没有明显的偏颇，而是基于当时的时代背景在内容上兼收并蓄。

秋叶：由此说来，《万病回春》的观点和内容就非常容易让人接受了。在日本进入江户时代之后不久，中国的明朝覆灭而进入清代。当时有许多中国医生来到日本，他们带来了大量的医籍文献。或许《万病回春》也是这样传到日本的吧？

平马：在中国明清鼎革之际，日本也开始闭关锁国。清朝时两国之间的交流急剧减少。而在那之前，日本同明朝的贸易曾经是非常繁盛的。其中，不仅仅是医书，中国的各种书籍都能在日本卖出高价，这在中国看来是非常重要的出口商品，而从日本看来也是十分珍贵的进口货物。当时，中国的出版中心在江南地区，经由那里的大运河将书籍运到北京或者经由宁波运到日本，两者的成本是差不多的。不过，运到日本的话，卖价就可以比在中国国内高数倍。基于这一理由，优质的中国医书就源源不断地被输送到了日本。对于书籍的进口，当时江户幕府为了杜绝基督教的输入和传播，专门在长崎港设立了一个海关审查部门“验书处”。身为儒者和医生的向井元升，被委任了这个职务。而且向井家的后人曾代代继任。有什么样的书输入日本，向井元升都会详尽地一一记录在案。如果查看那时的档案，就可以搞清楚《万病回春》是什么时期被舶来日本的了。

秋叶：原来如此！我也了解到向井元升受江户幕府之命而赴长崎县的出岛就任，其间他还到当地的荷兰商馆，听取开设商馆的荷兰人医生讲解兰方医学的课程呢。

运用六经辨证的思路和方法

1. 伤寒案

一男，三月之间患伤寒。恶寒，发热，小便淋涩，大便不通。初发之时，茎中出清血片，如枣核之大，由是众医皆谓房事之所致。终作虚证而治之，用补中益气等之剂七八日。以后热益甚，大渴引饮，胃中满闷，谵言错乱。予诊六脉洪数，右三部长而沉滑，左手亦沉实而长。予曰，此大实大满之证，属阳明之经。众皆惊曰：先生误！予不听，作大剂之大承气汤。用二帖而热退气和，愈。

——近世汉方治验选集（3）　冈本玄冶《玄冶得效配剂》　名著出版 pp. 324—325

秋叶：这则医案，病人患病已经有3个月。

平马：医案中没有具体提示这位男性患者的年龄，他显示出的是伤寒之邪尚盛，小便淋涩、大便不通，热及于里的状态。发病之初曾有“清血片”随尿排出，关于这“清血片”的详细信息我们不太清楚，只能推测清为浊的反义词，在这里或许是指颜色比较鲜红的血块从阴茎伴随着小便排出，其大小有如枣核。因为这一特殊症状的出现，多位医生认定患者病症为房事所致之虚，于是使用补中益气汤治疗了七八天。我们分析该方，其中的人参如果是与柴胡和黄芩相配，有可能会发挥出清热的效果；不过，人参如果是与甘温的黄芪和当归同用的话，益气温中的效果就会像是火上浇油了。因此，患者使用了补中益气汤之后，热象越发加剧，出现了“大渴引饮，胃中满闷，谵言错乱”等症状，都提示阳明病证已经清楚地表现出来了。当初为什么选用补中益气汤，还有待考证，但可以说是偏离了目标的治疗。

秋叶：接下来冈本玄冶开始出面诊疗。

一男三月之間患傷寒〻悪寒〻発热小便淋渋
大便不通初発之時茎中出清血片如棗〻
核之大由是衆医皆謂房事之所致終〻作
虚証而治之用於補中益気等之剤七八
日以後热愈甚大渇引飲胃中満悶譫言
錯乱予診六脉洪数右三部長而沉滑左
手亦沉実而長予曰此大実大満之証属
陽明之経衆皆驚曰先生誤予田不聴作大

《近世汉方治验选集》(3)　冈本玄冶《玄冶得效配剂》　名著出版

平马：“六脉洪数”，这是在白虎汤证中也可以见到的脉，属于阳明实热亢盛的征象；“右三部长”是阳盛热甚的一种表现，“沉滑”则说明邪正剧争于体内；“左手亦沉实而长”，同样表明有内热亢盛存在。玄冶在此使用了“此大实大满之证，属阳明之经”的用语。这与现代中医学在解释《伤寒论》的内容时，把阳明病分为经证和腑证的考虑和表述其实是一致的，阳明经证即白虎汤证，阳明腑证即承气汤证。

秋叶：这里的所谓“经”，是指经络之经吗？

平马：意思是指邪气并非在阳明之腑亦即胃或大肠之中，而是在其相关的经络（足阳明胃经与手阳明大肠经）中。这里最终使用的处方是大承气汤，所针对的是属于阳明腑证的患者。不过，玄冶当时说“属于阳明之经”，这一表述表明他运用了六经辨证的思维方法，这一点是非常有意思的。其后的日本古方派在解释伤寒时，从“太阳经之病”里去掉了“经”字，而直称为“太阳病”。这样一来，有关伤寒及其分期的方法，其中与经络的相关性就被完全无视并淡忘了。

秋叶：从这一意义上来说，要重新对“六经”的概念加以认识。

平马：我想也是如此。从患者的临床表现作出恰当的治疗方药判断，玄冶的思路是顺理成章、与病因“针锋相对”的。尽管周围有人惊呼“先生，您的想法错啦”而欲制止他，但是，玄冶却是满怀自信而罔顾反对之声，特意开出大剂量的大承气汤，2 帖药就治好了病人。其场面描述，如同一出戏剧，其情其景跃然纸上。

秋叶：有悬念，有转折，有意思！平马先生刚才提到尚不清楚最初为什么选用了补中益气汤，我想这或许是大家都认为“房事之所致”，带着房劳致虚这样一种先入观点所导致的吧。不过，患者并非虚证，这被玄冶巧妙地识破了。

平马：医案里提到的枣核大的“清血片”，也还有含混不清之处。我推测患者应该是有过尿道出血。或许它与里热亢盛而导致小便淋涩，进而导致膀胱黏膜发炎而引起的出血相关吧。

桃核承气汤治疗疼痛所致的精神错乱

2. 胃脘痛欲狂案

一三十余男，胃脘作痛久矣。人形黄瘦，食少而胸中常如饱状。与加味枳术丸而不效。日渐大痛，叫号闻四邻。别父母、妻子，付嘱后事，欲自杀。予用一方，作大剂与之连二。稀粥少食，渐将理而安也。桃仁承气汤。

——近世汉方治验选集（3） 冈本玄冶《玄冶得效配剂》 名著出版 pp. 367—368

秋叶：30岁左右的男性，长期苦于胃痛，甚至有“欲自杀”这样不常见的记述。平马先生，您对此怎样看呢？

平马：患者“人形黄瘦”，容易让人联想到脾胃虚弱的营养不良状态。医生最初使用了消补之法并用了加味枳术丸却未见效，诊察患者胸腹部，发现“胸中常如饱状”，这也是常见的消化不良一类的症状吧。

秋叶：见到此类症状，我们一般都会这样考虑。

平马：这里所用的加味枳术丸，其具体组成不明，大概是帮助消化的药。只是该药非但未效，患者的胃痛反而越发严重了，以至于达到痛不欲生的状态。

秋叶：“日渐大痛，叫号闻四邻”，是说患者因痛剧难忍，哭号得令周围邻居都可以听到。

平马：对此，玄冶选用了一个处方，收到了立竿见影的良效。而该方就是桃仁承气汤（桃核承气汤）！读到这里，或许您会出现诸如“原来如此”的反应或感叹。最初按健脾和胃助消化的思路用药，没能改善疼痛等症状。这应该是体内有病邪阻滞并成为导致疼痛的主要原因。于是，就要考虑如何才能袪除邪气，玄冶选用了桃核承气汤。这是一首承气汤的类方，具有通导胃肠而祛除阳明的郁热或瘀热之邪并使之从大便排出的功效。

秋叶：患者所谓“欲自杀”的情绪，是否也可以看作一种“如狂”或“欲狂”的状态呢？

平马：或许是那样吧。对于患者当时的精神情绪状态，我们确实难以清晰地界定和把握，“欲自杀”所描述的可能是患者因剧痛而焦躁得“如狂”或“欲狂”的意思吧。我们从其后记述的患者能中规中矩地向自己的双亲告别，并能向家人嘱托后事等状况推测，他的理性尚存，没有真正发狂。

秋叶：看来他还是有理性意识的。

平马：桃核承气汤的适应证是阳明的里热之邪波及血分，因此使患者表现出精神异常或者出血等症状。不过，此处并没有记述这样的相关表现。具体的细节不太清楚，但是作为一种推论我们或许可以考虑：玄冶当时所重视的不仅仅是患者苦于剧痛，还有由于疼痛而诱发的近乎于精神错乱的问题。所以，他才选用了桃核承气汤吧。

秋叶：这是非常贴近临床的一种思路。由此我们可以看出，玄冶是以一种非常灵活的诊疗思维而面对病人的。名医和田东郭曾经评价吉益东洞流派的诊疗方法——仅仅凭借几个简单的症状就决定其所对应的方剂，而不去考虑构成该方剂的各种药物的功效特点就加以运用，揶揄其为“拼接的学问”或“生搬硬套的学问”。玄冶的诊疗思路和方法与之大有不同，而且，与后来的古方派所强调的“有是证（症状、临床表现），用是方”如同检索关键词一样去选择对应方剂的做法也是有着显著区别的。在玄冶的诊疗背后，有如刚才平马先生分析的那样，是有系统的理论和富于条理的诊疗思维支撑的。所以，他的治疗就让人感到果断而干脆。

用泻下以外的方法通便

3. 便秘案

一井上河内守殿之女，五岁。大便秘结，无别证。诸医用药而不效，已及二十余日。

启公诊之，谓按诸医多用通药，故元气愈陷而大便愈不通也。

医王加爱与五六帖，即通。

——近世汉方治验选集（3） 冈本玄冶《玄冶得效配剂》 名著出版 p. 373

秋叶：本次最后的医案，记述得既简洁又有趣。

平马：5岁的女孩大便秘结，没有什么其他特别的症状。几位医生原本都以为用泻下的方法就可以解决了，却无功而返。医案里明确地写着“诸医多用通药”，由此我推测他们所用的或许是大、小承气汤，或者是调胃承气汤之类的方剂吧。

秋叶：都是含有大黄等泻药而用以通便的方剂。

平马：便秘的问题持续了 20 余天还没有得到解决，于是请来了“启公”。启公之称应该源于冈本玄冶晋升法印之际，又得到了启迪院的院号，所以被时人以启迪院之“启”而尊称。他的见解是，因为此前只用了泻下通便的药，元气因之不断下陷，大便也由此而越发不通了。

秋叶：“医王加爱”，医王即医王汤，也就是补中益气汤。而“爱”字是曲直濑门派内的暗语，指代的是麦门冬。

平马：如此应用了补中益气汤加麦门冬 5—6 帖，大便就通畅了。如今对于老年人便秘，仅仅使用大黄甘草汤等方，其效果往往并不能令人满意。运用大建中汤温中暖腹，或者加用具有促进肠蠕动功效的补中益气汤，则常能收到良好的疗效。本例患者是一个 5 岁的女孩，因泻下剂的连用而损伤了脾气。在此应用补中益气汤，既能补脾，也可以促进其肠道的蠕动。而且，加上可以益胃生津并有润肠作用的麦门冬，该方的通便效果就会进一步增强。

秋叶：我们在日常诊疗中所遇到的高龄者便秘，有许多都是与此相类似的。您刚才提到不用泻药而治疗便秘的经验，是需要在诊疗中不断积累并加以体会的。因为大便不通，就随意地使用一些通便药，诸如含有大黄的制剂或处方，对高龄者来说，虽然令其排出了大便，但可能会带来便失禁等不好的后果。甚至还可能会让一些病人对汉方畏而远之。正如平马先生所言，大建中汤凭借其温里作用也可通便。虽然这是一段简单的趣话，但是我感觉它体现了汉方的实质。平马先生，除了大黄，还有哪些可以用于通便的药物呢？

平马：当归、杏仁、桃仁等可润肠通便，芍药可缓解肠痉挛从而调整肠蠕动而改善便秘，如芍药甘草汤。

秋叶：如此贴近临床的视点是非常重要的。由此我们也会感觉到冈本玄冶其实是离我们很近的。

平马：如果医家能将这些不用泻药的通便方法也运用到自己的临床之中，那就太令人欣慰了！

通过门生流传下来的冈本玄冶医术

平马：刚才提到曲直濑门派将麦门冬以“爱”字作为代号。而读者若想一览曲直濑门派的代号，是可以在道三的《医疗众方规矩》里看到的。

秋叶：道三以代号指代药名，使用的都是已有的汉字，具有几种固定的形式。不过，他的老师田代三喜所用的代号就非常复杂，往往与原药名没有一丝的关联，犹如天书。所以后人读《三归回翁医书》，翻开最初的几页，大多也就读不下去了。不过，这师生二人之间，还是具有相似性的。田代三喜得到了曲直濑道三这样出类拔萃的弟子，其学术才得以传承。其他有些门派的秘传则是半途而废，甚至于彻底消失了。

平马：曲直濑道三在晚年开设学校而从事医学教育，向弟子们公开了自己的学术。不过，直至晚年他也只是在自己的门派内向弟子进行秘传。所以他的处方药名代号，也只有自己的门人才能明白。

冈本玄冶穿梭于京都与江户之间，一边进行诊疗、一边忙于门生教育。因为繁忙，他无暇自己写书。有关玄冶的著述，都是他的弟子随诊而记录下来的内容，但是大多没有出版，流传至今的几乎都是抄本。不过，他的《伤寒众方规矩》的确是成书了。因为有迹可循，针对冈本玄冶而进行体系化的研究也是可能的，建议感兴趣的人进行相关研究。

冈本玄冶与其老师曲直濑玄朔的墓地，位于东京的北里大学东洋医学综合研究所附近的广尾祥云寺。从这一点来说，他们师生二人与同在北里大学东洋医学综合研究所学习过的秋叶先生和我，是十分有缘分的。

秋叶：确实可以说是有缘！非常感谢平马先生深入浅出的有趣介绍。我们本次追溯了对于现在的日本汉方历史来讲，可以说是与最早出现的流派代表人物相关的案例。而且这些医案的诊疗观点与方法，让我们至今依然有可能继续参考和运用。前辈医家的音容，有时在医案的阅读之中令人感到呼之欲出。

为了利用日本汉方的遗产

秋叶：今天是江户医案纵横谈这一系列的最后一次。在这一连载将要告一段落的时候，我有许多感慨。

1976年（昭和五十一年）以来，汉方浸膏制剂（颗粒剂）开始被大量收载于政府的药价基准之中，进入日本国家的医疗保险体系，开启了今天的汉方时代。不过，我们也面临着重大的课题——不可回避地回答今后的日本汉方医学发展目标和方向。明治维新以来，众多前辈为了汉方医学的复兴而前赴后继，现在可以说已经如愿以偿了。不过，今天所达到的，还只是停留于普及的阶段。至于对品质的追求和水平的提高，则是我们今后的重任。其中有一条重要的线索和轨迹，我认为那就是从汉方流派的开山、后世派的鼻祖田代三喜，到江户幕府末期的名医浅田宗伯等先贤们所铺就的汉方学术之路。对于活跃于其间的临床大家的学术事迹加以回顾研究，我认为应该是汉方界当前头等重要的大事。如果说平马先生与我的本系列对谈能成为这一工程建设的嚆矢，那我会为此而感到无上的荣光。

平马：有幸与秋叶先生一起对谈，我们两人开启的探讨江户名医医案之旅，持续地走到了今天。在此过程中我也学到了很多东西，受到了许多启发，进一步加深了对过往各位名医的崇敬与缅怀之情。

江户时代，由于日本采取了闭关锁国的政策，当时对外的医学交流受到了很大限制，汉方医学在日本进入一个独自发展的时期。18世纪以后，由于古方派的兴起，传统的医学学术遭到了批判，兴起了“方证相对”的治疗体系，其后这被评价为一场医学的革新。昭和时代复兴的日本汉方医学，以“方证相对”的古方派诊疗方法为主流，故与中医学有时就被强调为不同的医学体系。不过，我们如果在中日两国之间加以纵横的考察，就可以发现，在中国，比起“方证相对”式的诊疗，《伤寒论》更被尊为辨证论治的圣典。日本古方派最初应该是受到中国的程应旄、喻昌等医家的强烈影响。医界将仲景之方奉为经方而强调尊经复古，这不能说是一次日本独自的探索之旅。正像在本系列中我们所涉猎的《本邦名医类案》里的几则医案所提示的那样，早在 400 年前的江户时代开始以前，以及江户时代的初期，日本医界已经重视应用仲景方。此外，在本次所探讨的冈本玄冶医案里，我们同样可以看到属于后世派的曲直濑学派的医家，也非常重视在临床中应用仲景方。比如针对急性病，于江户中期兴起的古方派常爱用承气汤类方以救急。而类似的例证，在古方派之前的冈本玄冶的诊疗录里也早已有之了。

日本古方派，如同吉益东洞的"万病一毒"说所代表的那样，其做法是试图舍弃中国医学的理论架构，而独创出自己新的体系。由此，日本的古方派与中国的中医学派之间，产生了相当大的隔阂。不依据寒热、虚实等中医学的基本诊疗原则而进行单刀直入式的"方证相对"治疗，可以说是古方派最突出的特点。考察吉益东洞、尾台榕堂等人的医案，我们就可以看出他们非常重视病邪（毒）的所在部位，并将注意力集中于祛邪的路径与方法上。我本人认为，这些方法未必与中医学的方法截然对立或与之难以相容，可以将其视为中医学的一类特殊运用法，它们尚未游离于中医学的体系之外。如果能够站在中医学的视角，对日本古方派的医案加以解释，我确信应该还会从中发现一些有用的具有普遍性价值的观点或方法。

本系列的讨论我们撷取了活跃于古方派兴盛时代及其后的津田玄仙、原南阳、本间枣轩、山田业广与山田业精等医家的宝贵医案，从中我们可以看到这些医家所共有的一些特点：他们既受古方派的影响，同时又固守着中医理论的框架而进行诊疗。对于这些医家的临床诊籍，我们如果也能从中医学的视角加以整理，就可能进一步提高它们的普遍性价值，使之作为日本汉方的伟大遗产，在现代临床上能够继续发挥参考作用并得到更高的评价。“江户医案纵横谈”这一系列至今已有20篇的探索，如果各位读者能够理解我们的这一初衷，我本人也会感到无比的欣慰。

江户时期印刷技术的发展及出版业的繁荣，使得当时众多的珍贵文献能够流传至今。发掘这一时期的汉方遗产，可以说是我们每位汉方医家的历史使命。我本人以运用中医理论来解释和整理这些文献作为自身的责任和义务，今后依然想继续推进这一工作。当此之际我会想到，有秋叶先生作为搭档是一件多么幸运的事！所以，秋叶先生，今后还要继续请您多多关照！

借此机会，我还想对一直为我们提供宝贵资料与图片的北里大学东洋医学综合研究所的小曾户洋先生，表示衷心的感谢！

秋叶：之前多次提到，我认为今天的日本汉方医学正处于一个重大的转折点。西医学在日本已经发达到如此地步，这样一个时代，汉方医学在日本是否还会有社会需求？汉方是否是一种安慰性的或者仅仅是让医生与患者能获得自我心理上满足式的医疗？它是否是一个具有真正的实际效果的医学体系？诸如此类的许多严峻问题都在等待着我们回答，因为其中也包含必须正视的医学伦理问题。为此，我们如果还是像以往一样，仅仅狂热地尊崇所谓的“古方派的方法论”，这是否还能行得通？现在可以说正是需要我们每一位研究汉方的医师都扪心自问的时期。所以，当此之际，从田代三喜、曲直濑道三，到江户中期之后以至于江户幕府末期、明治时代中期的浅田宗伯等，我们追寻名医们的足迹，考察江户时期先贤们的成就以温故知新，从中我们也得到了许许多多的启示。

平马先生与我有不同的学术背景及学术观点，与这位卓越同道一起探讨江户医案至今，如果这些内容对于学习汉方医学的各位读者来说能够提供些许启示的话，我将会再高兴不过了。

作为在《传统医学》(后改名为《汉方与诊疗》) 杂志上刊载的一个对谈连载系列，按照预定计划，本次内容将成为最后一篇。我想，我们还会以其他形式再和各位同道见面，后会有期！

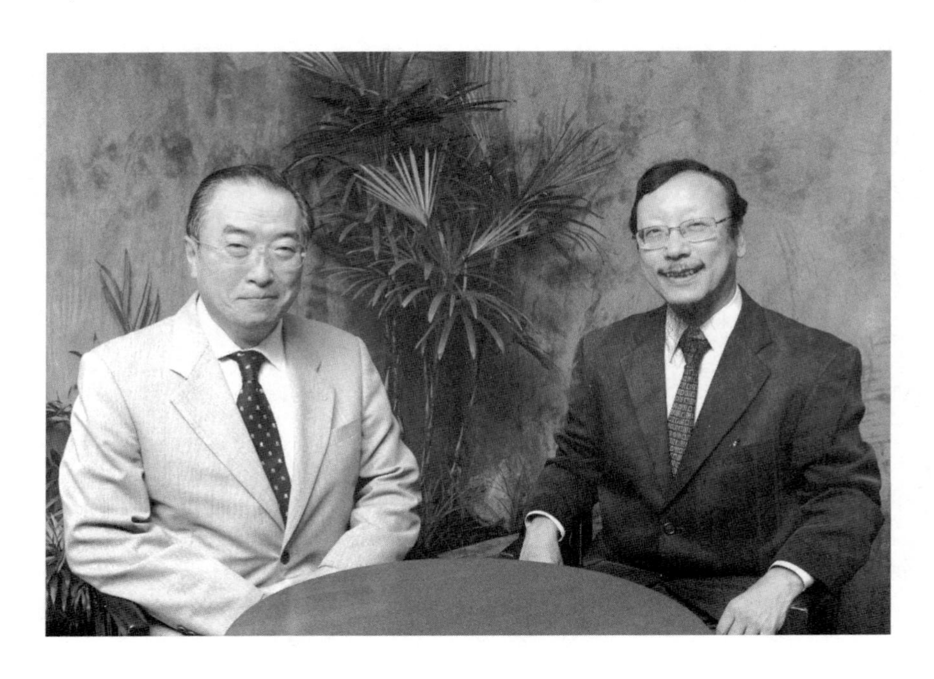

译著缀语

桃核承气汤与血府逐瘀汤的应用比较

两方都有化瘀通络止痛的作用，同时也都有改善精神症状的功效。

前者常用于血瘀下焦胞络并且郁而化热，伴有“其人如狂”之精神症状的病症；后者多用于胸中或胸腹部的疼痛并伴有精神异常者。

译著者认为，从病位与病性而言，本篇案二的患者应该更适用血府逐瘀汤。不过，在玄冶诊治病人时，王清任与血府逐瘀汤尚未出现。

附表 1

中日两国医学简史对照

中国		日本	
时代	主要医著和事件	时代	主要医著和事件
秦—西汉（公元前 221—公元 25）	《黄帝内经》《神农本草经》成书，中医理论体系确立；《史记》中收载医案	绳文—弥生时代（—250 年）	神话传说中的医疗活动时期
东　汉（25—220）	《伤寒杂病论》出现，奠定中医临床体系；华佗首创药物麻醉手术和五禽戏		
晋—南北朝（265—589）	《针灸甲乙经》《脉经》《肘后方》《小品方》《本草经集注》《名医别录》	古坟—飞鸟时代（250—710）	413 年朝鲜医师赴日；538 年佛教传日；552 年《针经》传日；562 年知聪携医书赴日；600 年最初的遣隋使
隋　朝（581—618）	《太素》《明堂图》《诸病源候论》编成		

（续表）

<table>
<tr><th colspan="2">中国</th><th colspan="2">日本</th></tr>
<tr><th>时代</th><th>主要医著和事件</th><th>时代</th><th>主要医著和事件</th></tr>
<tr><td rowspan="2">唐　朝
（618—907）</td><td rowspan="2">《千金要方》《千金翼方》《新修本草》《外台秘要》《食疗本草》《本草拾遗》《日华子诸家本草》《产宝》《食医心镜》《重广补注黄帝内经素问》等成书</td><td>奈良时代
（710—794）</td><td>佛教医学与隋唐医学传日；遣唐使留学中国，《大宝律令》规定医疗制度，中医书成为教材；鉴真赴日</td></tr>
<tr><td rowspan="2">平安时代
（794—1192）</td><td rowspan="2">《大同类聚方》《金兰方》《医心方》《本草和名》问世；《日本国见在书目》收载大量中国医籍；《延喜式》规定《黄帝内经太素》《新修本草》《小品方》《明堂经》《难经》为医学教材</td></tr>
<tr><td>北　宋
（960—1127）</td><td>《太平圣惠方》《铜人腧穴针灸图经》《类证活人书》《证类本草》《和剂局方》《圣济总录》《小儿药证直诀》，校正医书局的整理与翻印</td></tr>
<tr><td>南　宋
（1127—1279）
金　元
（1115—1368）</td><td>《三因极一病证方论》《注解伤寒论》《素问玄机原病式》《儒门事亲》《脾胃论》《格致余论》《医经溯洄集》《十四经发挥》等</td><td rowspan="2">镰仓时代
（1192—1333）
南北朝时代
（1336—1392）
室町时代
（1336—1573）</td><td rowspan="2">《顿医抄》《万安方》《福田方》问世，“局方流”盛行；竹田昌庆、和气明亲、吉田宗桂等赴中国留学回日；师从田代三喜的曲直濑道三1545年回到京都，创立启迪院，开始宣扬金元医学</td></tr>
<tr><td rowspan="2">明　朝
（1368—1644）</td><td rowspan="2">《医经溯洄集》《医学正传》《医学入门》《本草纲目》《医方考》《万病回春》《伤寒论条辨》《寿世保元》《类经》《景岳全书》《温疫论》等刊行；《名医类案》《石山医案》等医案专著出现</td></tr>
<tr><td>安土桃山时代
（1573—1603）</td><td>1574年曲直濑道三著《启迪集》；朝鲜活版印刷术传日，推动了日本医学的普及</td></tr>
</table>

（续表）

<table>
<tr><th colspan="2">中国</th><th colspan="2">日本</th></tr>
<tr><th>时代</th><th>主要医著和事件</th><th>时代</th><th>主要医著和事件</th></tr>
<tr><td rowspan="2">清　朝
（1616—1911）</td><td rowspan="2">《伤寒来苏集》《医方集解》《金匮要略心典》《医宗金鉴》《温热论》《医林改错》《植物名实图考》《温热经纬》《时病论》《血证论》《华洋脏象约纂》《中西汇通医书五种》等书问世；《寓意草》《临证指南医案》《洄溪医案》《续名医类案》《古今医案按》等医案专著大量出现</td><td>江户初期
（1603—1715）
江户中期
（1716—1788）
江户后期
（1789—1868）</td><td>道三父子系列医著刊行，后世派活跃，口诀汉方渐兴；西洋外科与解剖学传日；后藤良山、吉益东洞等形成古方派，倡兴《伤寒论》和腹诊；江户医学馆的教育与考证派、折衷派的活跃；汉兰折衷派出现</td></tr>
<tr><td>明治时代
（1868—1912）</td><td>对汉方正统地位被西医取代的抗争，《医界之铁椎》的问世</td></tr>
<tr><td rowspan="2">中华民国
（1912—1949）</td><td rowspan="2">《灵素商兑》《中国医学大辞典》《医学衷中参西录》等出现；对于“废止中医案”的抗争运动；中医学校教育的发展</td><td>大正时代
（1912—1926）</td><td>濒临毁灭险境和黑暗之中的汉方医界</td></tr>
<tr><td rowspan="2">昭和时代
（1926—1989）</td><td rowspan="2">前期（1926—1945）《皇汉医学》刊行；
中期（1945—1970）日本东洋医学会等成立，西医药局限性呈现；
后期（1970—1989）汉方医保与现代汉方的发展，中日交流剧增</td></tr>
<tr><td rowspan="2">中华人民
共和国成立后
（1949—）</td><td rowspan="2">中医高教与研究机构的建立；中西医的社会平等，相互学习共同发展的国策；对于“证”以及“辨证论治”的再强调，“证”的客观化、规范化研究；中医现代化与中西医结合研究的展开</td></tr>
<tr><td>平成时代
（1989—2019）
令和时代
（2019—）</td><td>中日交流的深化与汉方多元发展；传统医学社会需求越发高涨</td></tr>
</table>

出处：日本《传统医学》杂志创刊号，1998，日本东洋学术出版社编辑制作。（略有改动）

附表 2

本书医案基本内容统计

篇次	医家	流派	病症	方药
1	尾台榕堂	古方	腹痛	桃核承气汤、当归建中汤 当归四逆加吴茱萸生姜汤
2	尾台榕堂	古方	1. 蛔痛 2. 痔与淋证 3. 中风 4. 腹胀	鹧鸪菜汤 调胃承气汤、大承气汤 大黄牡丹汤加七宝丸、伯州散 越婢加术附汤、泻心汤，同时针刺尺泽、委中以放血 大承气汤，随证兼用当归芍药散、真武汤
特别篇	尾台榕堂	古方	1. 腰脚痛 2. 鼻渊、腹痛	乌头汤，兼用七宝承气丸 芍药甘草大黄汤 葛根加术附汤，兼用七宝承气汤 腹痛作，则转用当归四逆加吴茱萸生姜汤；若下白物多，淋漓而痛甚，则兼用大黄牡丹汤

（续表）

篇次	医家	流派	病症	方药
3	本间枣轩	折衷	1. 奔豚、噎膈、惊痫 2. 惊痫、噎膈	半夏泻心汤 抑肝散加黄连、羚羊角，半夏泻心汤加茯苓，麦门冬汤
4	和田东郭	折衷	1. 腹部拘挛 2. 疝痢	柴桂汤合芍药甘草汤加广参 真武汤加甘草
5	和田东郭	折衷	1. 右膝肿痛兼右腹拘挛 2. 吐泻厥逆	大黄附子汤加甘草，四逆散加良姜、牡蛎、刘寄奴 理中安蛔汤
6	山田业广	考证	1. 谷疸 2. 自汗、盗汗	大柴胡汤 小柴胡汤加牡蛎治验
7	山田业精	考证	1. 右胁胸痛 2. 胃痛、脚肿 3. 崩漏 4. 恶心、吐酸、淋痛	苓桂甘枣汤 半夏泻心汤 越婢汤加苍术 大柴胡汤 安中散
8	山田父子	考证	1. 脚气病 2. 产后厥逆、腹痛 3. 霍乱 4. 崩漏、疝痛	附子理中汤加茯苓，猪苓汤加车前子，逐瘀饮，真武汤加吴茱萸、桑白皮 十全大补汤加附子，当归建中汤加乳没，逐瘀饮 理中汤加茯苓、小半夏加茯苓汤 当归四逆加吴茱萸生姜汤
9	津田玄仙	后世	真寒假热	桂枝加术附汤、附子理中汤（加黄芪）
10	津田玄仙	后世	1. 真头痛 2. 水逆	吴茱萸汤加沉香，桂枝加龙骨牡蛎汤 柴胡桂枝加瓜蒌汤，五苓散，六君子汤，调胃承气汤，柴胡养荣汤

（续表）

篇次	医家	流派	病症	方药
11	津田玄仙	后世	百合病	炙甘草汤，人参养荣汤
12	原南阳	古方	1. 肠痈 2. 肠痈	甲字汤加大黄、薏苡仁，弄玉汤 甲字汤加大黄 大黄牡丹汤
13	山田父子	考证	1. 呕吐 2. 膝痛 3. 痰饮 4. 心下痞	吴茱萸汤 五苓散 苓桂术甘汤 二陈汤
14	山田父子	考证	1. 蓄血证 2. 伤食霍乱 3. 产后右足不仁 4. 感冒、瘰疬 5. 脑痛、心下痞 6. 心腹及腰脚痛	桃核承气汤 黄连汤加茯苓，大甘丸 五积散 小柴胡汤 抑肝散，半夏厚朴汤加川芎 当归四逆加吴茱萸生姜汤
15	山田父子	考证	1. 呕吐 2. 全身浮肿 3. 蛔虫症 4. 疟疾 5. 左手痛	四逆散加羚羊角、钩藤 小青龙汤加槟榔，苏杏防己汤 大建中汤，黄连汤加椒梅，甘草泻心汤加椒梅，外敷绿袍散 四逆散加羚羊角、钩藤、大黄 小柴胡汤加杏、桑
16	山田父子	考证	1. 疫病 2. 脐旁动悸 3. 下利 4. 闪挫 5. 风水	参胡三白汤加麦门冬，升阳散火汤加附子，理中汤加茯苓倍甘草，真武汤，参胡三白汤，柴胡养荣汤 柴胡桂枝干姜汤加龙骨 柴胡桂枝汤，当归四逆加吴茱萸生姜汤 当归建中汤 小青龙汤

（续表）

篇次	医家	流派	病症	方药
17	竹田定加 半井瑞策	家传及局方派	1. 伤寒 2. 伤寒	小柴胡汤加山栀子、生地、芍药，六君子汤 大承气汤，大柴胡汤，附子理中汤，六君子汤
18	半井瑞策 半井瑞策 今大路玄鉴 中山三柳	同上 同上 后世 后世	1. 伤寒 2. 伤寒 3. 上焦痰火 4. 疟疾、痿痹、疮疖	麻黄汤，独参汤，补中益气汤 小柴胡汤（加大黄），六君子汤 防风通圣散，香苏散合小柴胡汤 大防风汤，六味丸相间而服
19	曲直濑道三 曲直濑玄朔	后世 后世	1. 阴虚咳嗽 2. 伤寒 3. 阳明少阳合病 4. 疟疾 5. 中暑	十六味（清肺汤加减） 茯苓四逆汤 大柴胡汤，小柴胡汤加减 柴、桂、槟、青、陈、朴 白虎汤加术芍，补中益气汤
20	冈本玄冶	后世	1. 伤寒 2. 胃脘痛欲狂 3. 便秘	大承气汤 加味枳术丸，桃仁承气汤 补中益气汤加麦门冬

计 14 位医家，63 则医案，60 多种病症，80 多种方剂。

译著后记

本书所汇集的系列医案纵横谈，内容丰富多彩，涉及话题广泛，不仅仅停留于对相关医家生平与临床特点的介绍，也不仅仅停留于对具体诊疗思路、方法以及相关方药的分析，还涉及日本汉方医学的学术源流史与发展现状介绍，特别是反映了日本医家在中国医学的滋养下如何勤于实践而因地制宜地使中医学走向日本本土化的历程和心得。可以说这是一部海外临床版的中医各家学说、一部汉方医学与中医学比较研究的启示录。

日本医家在东瀛的临床实践案例，是伟大的中医学宝库里不容忽视的一部分。两位医案解说者从古到今、从日本汉方医学到中国中医学的生动分析和纵横比较，有助于我们获得对于日本汉方医学更为具体、深入和全面、客观的认识，有助于我们推动和发展今后的中医学理论和临床研究。

另外，古代医案在格式与内容上常有不备之处，或者语焉不详，因此在将其用于自学或者教育以及交流时，我们就需要充分地加以考察。本书中两位日本专家有鉴于此，在对医案加以解剖与赏析时，着重就诊疗思路和方法进行了细致入微的解说。他们深入浅出、通俗易懂的表达，使得无论是汉方医学还是中医学的初学者抑或是资深学者，都能从本书中获得相应的参考和借鉴。

正是基于对本书以上特点的推崇，加上对两位著者的熟知与长期以来对他们所怀有的理解和敬意，以及对著者汇聚本系列内容之志趣的赞赏，我们在 2013 年决定对本书加以译著，以推介给中国的中医学界。

译著者中的戴昭宇，尽管从中学时代开始学习日语，又有赴日留学经历，但在翻译江户时期诸多日本名医的医案过程中，对风格迥异的医案原文在译文表述上如何做到“信、达、雅”，译著者依然感到是一场富有难度的挑战。兼之因译著者的精力所限，本书的译著断断续续，历时 9 年。对于两位日本著者以及中、日两国相关的出版社所寄予的期待，译著者一直深怀歉意！

在此，我们首先谨向授予译著者以中文译著权的秋叶哲生先生与平马直树先生表示诚挚的谢意！向日本东洋学术出版社表示诚挚的谢意！同时谨向日本东洋学术出版社的山本胜司会长和井上匠社长表示诚挚的谢意！他们为本书内容的版权及图片使用权方面提供了大力支持。

向百忙中为本书赐序的北京中医药大学原副校长、国医大师王庆国教授表示衷心感谢！

最后，还想提示一点：本书中两位著者对于江户名医案例的考察之旅尚未完结。书中所集，不过是他们于2007年6月至2012年10月期间，在日本《传统医学》(后改名为《汉方与诊疗》) 杂志上的连载部分。杂志连载结束之后，二位著者的本系列内容连同其续集的文字版和音频版，2014年起都可在网页“汉方SQUARE”之上查阅或收听。续集已经更新到2019年，其相关医案所涉及的医家有古方派的名古屋玄医、后藤艮山、香川修庵、吉益东洞、吉益南涯、贺屋恭安，后世派的北山友松子、北尾春圃、津田玄仙，以及折衷派的和田东郭、中神琴溪、片仓鹤陵、原南阳、华冈青洲等等，内容同样是精彩纷呈。只是，从2021年4月开始，上述网络版内容的利用有了新的权限要求，目前仅限于持有会员ID的日本医疗工作者可以检索。

但愿今后还有机会，能就续集的内容再为各位读者提供中文的译著！

译著者一同

2022年5月15日初稿

2023年3月25日修讫

译著者简介

戴昭宇

1985年，北京中医药大学中医系本科毕业后，师从董建华教授攻读脾胃病专业硕士研究生。1988—1989年，在北京中医药大学附属东直门医院消化内科工作。1989—1993年，赴日留学，在千叶大学专攻临床心理学并结业。1993—2004年，在东洋学术出版社日文版《中医临床》编辑部工作。2000—2003年，在中国中医科学院医史文献研究所郑金生教授、王致谱教授、陶广正教授指导下，以日本汉方医学“证”的学术史研究取得医学博士学位。2001年至今，担任特定非营利活动法人日中健康科学会理事长。2008—2013年，受聘为东京有明医疗大学保健医疗学部针灸学科副教授。2013年至今，任香港浸会大学中医药学院主任中医师，中医内科学教学主任。

在理论上，长期致力于对中日两国的汉方医学与中医学于诊疗领域的思路、方法、法则等临床思维的比较研究；在临床上，主攻脾胃病与心身病的中医学诊疗。于胃肠系统心身病、睡眠障碍、焦虑障碍、抑郁障碍以及多种皮肤病、口腔黏膜病等的中医药和针灸治疗方面，勤于对自身融汇有中日两国学术特点和独到的探索经验加以应用发挥。多年来，还注重运用叙事医学方法，对临床医案加以解析和总结，并不断将成果反馈于中医学的教学以及科普。

目前，兼任世界中医药学会联合会心身医学专业委员会副会长、世界中医药学会联合会亚健康专业委员会副会长、世界中医药学会联合会经方专业委员会副会长、香港注册中医师学会神志病分会副会长、日本中医药学会国际交流委员会委员长、《中医杂志》(中文版）编委、《香港中医杂志》编委。

主编《日本传统医药学现状与趋势》(1998）以及《2000 日本传统医药学现状与趋势》(2000)，译著《中国保健食品指南》(日文，2005)，编著《经穴名辞考》(日文，2009)，监译《经方医学》(中文，1—2 卷，2010)，著《日本汉方医学与中医学——主要流派及诊疗特点》(2023)。至今在海内外发表医学专业论文近 100 篇，专业文稿近 300 余篇。

王凤英

出身于医学世家，理学博士。1985 年毕业于北京师范大学物理系，获得理学学士学位。1996 年毕业于日本国立千叶大学研究生院，获得硕士学位。2001 年毕业于日本国立御茶之水女子大学研究生院，获得理学博士学位。

1996 年，在日本国立千叶大学的专题研究荣获日本“池田重纪念奖”；1999—2000 年间，因在日本国立御茶之水女子大学研究生院的专题研究成绩突出而连续两次荣获“Leica 研究奖励奖”；2001 年，荣获“御茶之水女子大学人间文化研究科奖”。

1985—2006 年，执教于北京邮电大学理学院，先后担任助教、讲师、副教授；2006 年至今，担任日本特定非营利活动法人日中健康科学会理事、事务局主任；2009 年至今，受聘为东京有明医疗大学非常勤讲师；2019—2020 年间，兼任北京语言大学东京校非常勤讲师。

至今发表物理学专业论文 10 余篇，合著有《大学物理分类习题精选与解答》一书。